刘尚义

"引·疡·入·瘤"·理·论·与·临·床

主　审　刘尚义

主　编　唐东昕　杨　柱

副主编　吴文宇　吴　曦　郭伟伟　谢　甦　李珍武　杨　兵

编　委（以姓氏笔画为序）

王　佳	王　倩	王定雪	王镜辉	牛小杰	牛静明
邓　茜	古　松	叶光泽	田婷婷	冉光辉	毕占阳
伍谨林	刘　薰	刘欣欣	李　丹	李　军	李　高
李　娟	李应杰	李明珠	李珍武	杨　兵	杨　静
吴　慧	吴　曦	吴文宇	余　婷	张　震	陈　杰
陈　果	陈启坤	陈启亮	欧阳思露	岳　静	金露露
柯龙珠	姜惠中	聂　新	郭　斌	郭伟伟	黄　石
黄雯琪	龚秋菊	琚皇进	彭　琰	程　雪	税会利
谢　甦	蔡海波	燕虹婷	魏显鳗		

人民卫生出版社

·北　京·

图书在版编目（CIP）数据

刘尚义"引疡入瘤"理论与临床/唐东昕，杨柱主编. —北京：人民卫生出版社，2023.12

ISBN 978-7-117-35730-2

Ⅰ. ①刘… Ⅱ. ①唐… ②杨… Ⅲ. ①肿瘤－中医治疗法 Ⅳ. ①R273

中国国家版本馆 CIP 数据核字（2024）第 005098 号

人卫智网	www.ipmph.com	医学教育、学术、考试、健康，购书智慧智能综合服务平台
人卫官网	www.pmph.com	人卫官方资讯发布平台

刘尚义"引疡入瘤"理论与临床
Liu Shangyi "Yinyangruliu" Lilun yu Linchuang

主　　编：唐东昕　杨　柱
出版发行：人民卫生出版社（中继线 010-59780011）
地　　址：北京市朝阳区潘家园南里 19 号
邮　　编：100021
E - mail：pmph @ pmph.com
购书热线：010-59787592　010-59787584　010-65264830
印　　刷：中煤（北京）印务有限公司
经　　销：新华书店
开　　本：710×1000　1/16　印张：14　插页：4
字　　数：222 千字
版　　次：2023 年 12 月第 1 版
印　　次：2024 年 2 月第 1 次印刷
标准书号：ISBN 978-7-117-35730-2
定　　价：89.00 元

打击盗版举报电话：010-59787491　E-mail：WQ @ pmph.com
质量问题联系电话：010-59787234　E-mail：zhiliang @ pmph.com
数字融合服务电话：4001118166　E-mail：zengzhi @ pmph.com

刘尚义简介

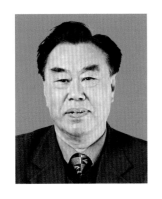

刘尚义，1942年12月生，教授、主任医师、师承博士研究生导师、师承博士后合作导师，第二届"国医大师"，贵州省四化建设标兵、五一劳动奖章获得者，全国卫生健康系统先进工作者，享受国务院政府特殊津贴专家，第三、四、五、六、七批全国老中医药专家学术经验继承工作指导老师，中华中医药学会第二、三、四届理事，国家中药品种保护审评委员会第一、二届委员。曾应邀赴俄罗斯、奥地利讲学，应邀赴韩国从事医疗工作，中央电视台《中华医药》栏目曾向国内外介绍刘尚义教授事迹。

刘尚义教授1962年拜贵州名医葛氏疡科第七代传人赵韵芬为师，学习疡科疾病的诊治和丸、散、膏、丹等的炼制，善用丹药、药线治疗疡科疾病，外疡科治疗特色在他这里得到了发扬光大。刘尚义教授在长期的临床实践中，逐渐将葛氏疡科对"九子疡"的治疗理念融会贯通，推陈出新，提出了"从膜论治""引疡入瘤"的学术观点。他秉承仲景"勤求古训，博采众方"之训，以"抗志以希古人，虚心而师百氏"为旨，主张兼收并蓄，倡导"中西既济""引西润中"，与时俱进，发展中医，擅长中医内科杂病的诊治，对皮肤、肾、脾胃疾病及肿瘤等有较多的诊疗经验。

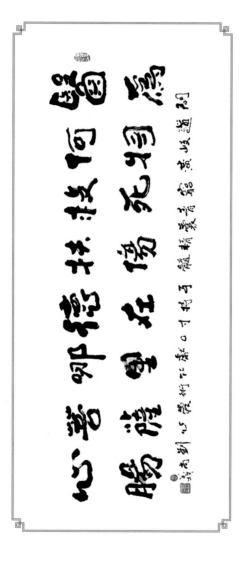

心善邻德林技何医
肠随望在俭死物儒

医为何物　救死扶伤　德在哪里　菩萨心肠
问道岐黄　穷青囊精髓　手持寸口　献仁术爱心

刘尚义

主编简介

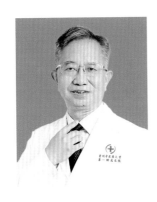

杨柱，男，1964年生，二级教授，主任医师、博士研究生导师，享受国务院政府特殊津贴专家。科技部国家重点研发计划项目首席科学家，贵州省省管专家，贵州省优秀硕士生导师，贵州省一流建设学科中医学学科带头人，国家级一流专业中医学专业负责人。现任贵州中医药大学党委书记，兼任世界中医药学会联合会常务理事、贵州省中医药学会会长。

致力于传统医药防治肿瘤的基础及临床转化研究。青年时代即师从"国医大师"刘尚义，凝练出"从膜论治""引疡入瘤"的学术思想，探讨膜病概念及其辨证特色，总结其临床用药规律，深入阐述膜病学"在内之膜，如在外之肤""在外之肤，如在内之膜""肤膜同位，从膜论治"的学术内涵，术道互参，道术结合，丰富发展了中医学术思想。率先提出"酒伤"理论，优化解酒方药，运用"葛花解醒方"等经典名方防治酒精性肝病，临床疗效显著。

主持科技部国家重点研发计划"十五个少数民族医防治常见病特色诊疗技术、方法、方药整理与示范研究"，挖掘整理苗药抗肿瘤、苗医弩药针治癌痛、水药鸡胚地龙膏治骨性关节痛、布依爆灯火疗法治小儿腹泻等特色诊疗技法方药并推广运用。

主持科研项目15项，其中国家重点研发计划项目1项，国家自然科学基金项目2项；主持省协同创新中心、省院士工作站、省科技创新团队、省研究生导师工作室等各1项。获贵州省科学技术进步奖三等奖2项，贵阳市科学技术进步奖三等奖1项；获专利11项，出版专著2部；发表学术论文100余篇。

主编简介

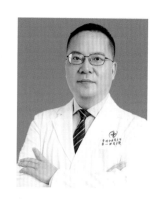

　　唐东昕，男，1977 年生，三级教授、主任医师，博士，北京大学临床医学肿瘤方向博士后、中国中医科学院中西医结合博士后，博士研究生导师，博士后合作导师，国医大师刘尚义教授学术经验继承人。系国家卫生健康突出贡献中青年专家，青年岐黄学者，贵州省省管专家、科技创新团队及基地负责人、百层次人才、优秀硕士生导师，享受贵州省政府特殊津贴，获贵州省青年科技奖、省优秀科技个人奖等。现任贵州中医药大学第一附属医院院长，兼任中国抗癌协会中西整合膀胱癌专业委员会主任委员、贵州省中医药学会肿瘤专业委员会主任委员等职。

　　主要学术成就：利用数据挖掘总结国医大师刘尚义教授临证经验，多角度阐释"从膜论治、引疡入瘤"学术思想的内涵和外延，验证和开发国医大师经验方等临床有效方剂，形成理论挖掘、科学验证、新药开发、推广应用的研究体系；以癌性疼痛、癌性疲乏、恶性胸腹水等恶性肿瘤常见症状为切入点，以全面康复为目标，在中医康复"整体观、辨证观、功能观"指导下，从治疗副作用、营养、心理、护理等方面制定最优中西医整合康复方案，探索中西医整合肿瘤多学科一体化康复的新模式。

　　主持省部级以上科研项目 33 项，其中国家重点研发计划项目 1 项、国家自然科学基金项目 4 项；发表论文 97 篇，其中 SCI 收录 26 篇，最高 IF = 11.492；主编著作 5 部，其中《苗族抗肿瘤药物集》获"2021 年中国民族医药学会学术著作奖"二等奖，参编国家规划教材 1 部（任副主编）；获批专利 22 项，其中发明专利 10 项；获批院内制剂 5 个、软件著作权 20 项；获贵州省科学技术进步奖三等奖 3 项；作为重要参与人获得教育部教学成果奖一等奖 1 项，获省级研究生教学成果奖特等奖、一等奖、三等奖各 1 项，省高等教育教学成果奖特等奖、三等奖各 1 项。

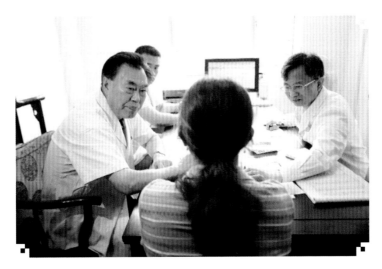

杨柱教授在门诊跟师国医大师刘尚义教授

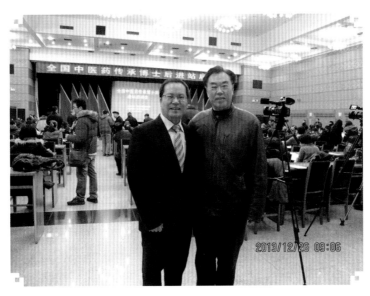

唐东昕教授与刘尚义教授参加全国中医药传承博士后进站启动会

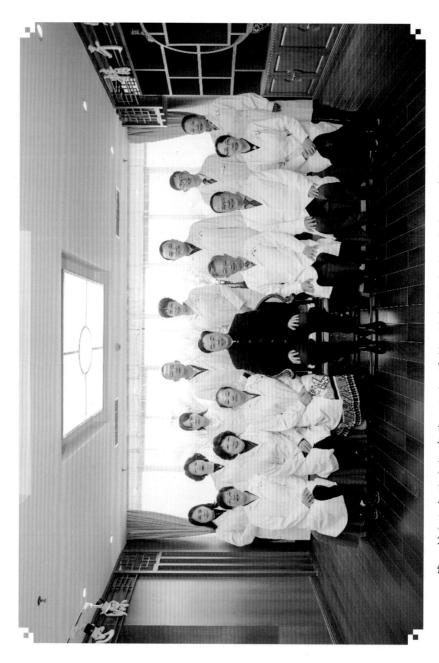

第一排（从左至右）：李燕、孙波、贾敏、刘尚义、杨柱、唐东昕、李兰

第二排（从左至右）：吴曦、叶瑜、刘华蓉、苏学旭、卫蓉、邱兴磊、吴文宇、代芳

周仲瑛序

习近平同志在致中国中医科学院成立60周年的贺信中指出:"中医药学是中国古代科学的瑰宝,也是打开中华文明宝库的钥匙。"当前,全国中医事业迎来了前所未有的发展机遇,百花齐放,学术繁荣,在传承创新方面取得了新的突破,其中,国医大师刘尚义教授在肿瘤的中医药防治方面做出了显著的成绩,其"引疡入瘤"的学术观点具有极高的理论价值和临床指导价值。

刘尚义教授深悟外疡科疾病的诊治从阴从阳之大法,提出肿瘤与疡病的诊治有异曲同工之妙的创见,独辟蹊径,构建了"引疡入瘤"的学术理论,灵活运用"疡理诊瘤、疡法治瘤、疡方医瘤、疡药疗瘤",将外疡科特色诊疗技术应用于肿瘤内科疾病的防治,尤其是在食管癌、胃癌、结直肠癌、子宫内膜癌、膀胱癌等富含黏膜的空腔脏器部位的恶性肿瘤方面收效显著。

刘尚义教授指出,正气不足,脏腑虚弱,痰瘀成块,邪毒内生;认为"虚损不足"是肿瘤病因的发病关键,"瘀湿痰郁热毒"是肿瘤病机的病理基础。我临证六十余载,提出从"癌毒"辨治恶性肿瘤,治疗大法为"消癌解毒、扶正补邪",与刘尚义教授的学术观点高度一致,不谋而合。

20世纪80年代初,我赴贵阳中医学院交流学习时,和尚义教授就如何做一名合格的中医师进行了探讨,他一句"医为何物?救死扶伤。德在哪里?菩萨心肠"给我留下了深刻的印象。其弟子唐东昕、杨柱主攻中医肿瘤防治,孜孜不倦,刻苦好学,将刘尚义教授"引疡入瘤"的学术思想整理成册,嘱余作序,欣然为之。

国医大师 周仲瑛

2022年12月3日

前　言

在中国西南有一座被誉为避暑之都的城市——爽爽的贵阳。这座城市里有一位在业界德高望重，在坊间家喻户晓，病患赞其回春妙手的老中医——刘尚义。

他创造性地提出"从膜论治""引疡入瘤"的诊疗观念。认为"在内之膜，如在外之肤""在外之肤，如在内之膜"，提出"肤膜同位""肤药治膜"的诊疗理念，主张"从膜论治"肿瘤疾病，独辟蹊径，形成了"疡理诊瘤、疡法治瘤、疡方医瘤、疡药疗瘤"的学术观点，取得了良好的临床疗效，极大地丰富了中医的学术思想和治疗理念。

他通读药学专著，处方药少力专，常用药不超过九味，价格低廉，却药性灵活。每遇病人觉得自己病情重，要求下药重一点，他总是风趣地说："这叫作四两拨千斤，我们今天开七剂，旗（七）开得胜怎么样？"只言片语缓解了病人情绪，拉近了医患距离。

他虽已年逾八旬，仍坚持每周出诊四次，慕名而来者络绎不绝。对没挂上号的患者，他总是有求必应，经常是水也顾不上喝一口。他常对弟子说，"病人远道而来花这么多时间排队，如果我止步于此，哪里对得起病人？"

他亦医亦儒，酷爱读书，博采众长，勤求古训，幼时喜好文、史、哲类书籍，从医后系统学习中医经典，多年从事中医基础教学，使他对中医理论系统有了更加深刻的理解。他对《程杏轩医案》《王孟英医案》《张聿青医案》等研究较深，力图在辨证施治上，承接古人遗绪，还多方收集全国各地中医名家医案，揣测领悟。

他对儒学、易学、书法、国画颇有研究，尤其书法，自成一家，浑然大气。他常教导弟子"学习中医，功夫在书外，要研习国学，感悟国学"。首届国医大师张学文评价他"博学多才，书法一流"。2007 年在广西南宁举办的全国中医临床优秀人才研修班上，他讲授了中医与《易经》、京剧、国画、书法、音乐等国学在哲学思维上的共通性，学员无不佩服他国医、国学功底深厚。

他执教 50 余载，孜孜不倦，培养人才数以千计。在学术上对学生毫无保留、无私奉献，在生活中对学生平易谦和、关怀备至。他的学生遍布海内外，许多都已成为中医药事业的栋梁和骨干。2010 年国家中医药管理局批准建设"刘尚义名老中医药专家传承工作室"，2014 年刘尚义教授获得第二届"国医大师"称号，跟师徒弟皆学有所成，有的享受国务院政府特殊津贴，有的被评为岐黄学者，有的入选青年岐黄学者，有的已被评为贵州省名中医。

笔者有幸拜入刘老门下，除了日常门诊跟师学习以外，主要归纳整理师父既往学术成果，记录平时所言所讲，开展专题学术访谈，这些工作为我们提炼刘尚义教授的学术思想打下了很好的基础。无奈笔者才疏学浅，仅学到皮毛，只能将个人所学所悟总结成册，以飨读者，以报师恩。

唐东昕　杨　柱

2023 年 4 月

目 录

第一章　引疡入瘤理论

一、引疡入瘤理论溯源

"引疡入瘤"是指在"从膜论治"理论的指导下，刘尚义教授创新性地将疡科的"理、法、方、药"引用到肿瘤疾病防治中的一种学术思想。

刘尚义教授早年从师于葛氏疡科第七代传人赵韵芬，对疡科疾患形成了独特的治疗理念，临床善于治疗各种疡科以及内科疾病。在注重继承的同时又敢于大胆创新，传承于疡科而又不拘泥于疡科，逐渐将疡科理论及治则治法运用到肿瘤的治疗中，并形成了"引疡入瘤"的学术思想，总结出了"疡理诊瘤""疡法治瘤""疡方医瘤""疡药疗瘤"的学术观点，即在疡科理论的指导下，运用疡科的治疗方法及采用疡科药物对肿瘤疾病进行诊治。

（一）疡理诊瘤的理论基础

疡科疾病即指发生于体表的一切疾患，一般来说可直接为肉眼所见，相对内科疾病而言，更易根据其表现出的症候对其进行诊治。《黄帝内经太素》有云："肉肓者，皮下肉上之膜也，量与肌肤同类。"清代心得派代表医家高锦庭在《疡科心得集》亦有云："夫外疡之发也，不外乎阴阳、寒热、表里、虚实、气血、标本，与内证异流而同源者也。"即认为疡科之症与内科疾病在辨证上是一致的，也反映出疡科疾病与内科疾病具有一定相通性。据此，刘尚义教授提出"在内之膜，如在外之肤，肤膜同位"的膜病治疗理念，对于在内如胃、肠、子宫等含黏膜的空腔脏器所产生的肿瘤，想象着将其内"皮"翻过来，使得瘤体暴露在视野之下，再结合疡科的治则治法及方药对其进行治疗，同时也阐明了引疡入瘤的理论基础。

（二）疡法治瘤的依据

疡法治瘤即将疡科平衡阴阳及内外兼修的治则治法引入到肿瘤的治疗中。疡科阴阳辨证，《外科正宗》云，"发于阳者，为痈、为热、为实、为疼……发于阴者，为疽、为冷、为硬、为虚""痈疽不论上中下，惟在阴阳二症推"，《疡医大全》："凡诊视痈疽，施治，必须先审阴阳，乃医道之纲领，阴阳无谬，治焉有差。"均强调阴阳辨证在疡科疾病辨治中的重要性。陈世铎在《洞天奥旨》中提到："外科治病，贵识阴阳；阴阳既明，则变阴变阳之异，何难辨别？"并且在治疗上提到"苟不用温暖之药，则阴不能退，而阳不能回也"，即通过辨其阴阳，以温热之药治疗阴证，阴平则阳自安[1]。

同时随着疡科的发展，内治法的地位日益彰显，各医家在提倡外治法时也不忘阐明内治法的重要性。疡科治法中最早提及内治之法始见于《黄帝内经》，正如《灵枢·寒热》篇载："鼠瘘之本，皆在于脏，其末上出于颈腋之间……请从其本引其末，可使衰去而绝其寒热。"即认为瘰疬之疾，虽发于体表颈部及腋下，但其病变根源在于毒气稽留于内，故治疗上需内外结合，标本兼治。《周礼·天官》也提到："凡疗疡……药以酸养骨，以辛养筋，以咸养脉，以苦养气，以甘养肉，以滑养窍。凡有疡者，受其药焉。"具体指疡科疾病治疗中可采用性味不同中草药以养气血，舒筋骨。明代薛己在《外科枢要》中载有："疮疡之作……当审其经络受证，标本缓急以治之。"并详细论述"若肿高痛者，先用仙方活命饮解之，后用托里消毒散。漫肿微痛者，用托里散；如不应，加姜、桂……"等不同表现遣方用药原则。陈实功亦提出在疡科疾病的治疗中，需内外并重，内治时遵循消、托、补的治疗原则[2]。由此可见，疡科立论于局部辨证与整体辨证相结合，倡导内外标本同治之法[3]。

综上所述，阴阳辨证及内外同治之法在疡科发展历史中有着不可小觑的地位，而刘尚义教授正是将这两大理念参悟之后加以创新，引入到肿瘤的治疗当中。提出在肿瘤的治疗中需根据机体阴阳的偏颇辨证用药，以使机体的阴阳、正邪维持相对平衡的状态，以达到"阴阳自和"的目的；同时倡

---

[1] 胡晓峰. 中医外科伤科名著集成 [M]. 北京：华夏出版社，1997.
[2] 邓卫芳，裴晓华.《外科正宗》学术思想总结 [J]. 中华中医药学刊，2013（9）：2064-2066.
[3] 左艇，颜帅，曾莉，等. 浅析中医外科治法的科学性及创新性 [J]. 中医学报，2013，28（11）：1664-1666.

导内治与外治并举,内外兼顾,优势互补,切勿仅从一法。

(三)疡方疡药疗瘤的借鉴

用药方面,刘尚义教授临床常用治疗肿瘤的药物有清热解毒药、活血化瘀药、补虚类药等,而这些药物在疡科中均被广泛应用。按疡科内治消、托、补三大治疗总则,其中清热解毒及活血化瘀之法属"消"法,常用于疮疡初起之时。正如《疡科心得集》:"凡治痈疽,初觉则宣热拔毒。"《外科正宗》认为,"诸疮原因气血凝滞而成",可见疮疡初起,或因热毒之邪侵袭,而又可导致气血瘀结,故在遣方用药上需使用清热解毒及活血化瘀类药。补益法常用于疮疡溃脓之后,此时毒势已去,气血皆衰,故需予补益之药以恢复正气,促使疮口早日愈合。正如陈实功在乳岩发展后期,提出:"只可清肝解郁汤或益气养荣汤,再加清心静养。"同样刘尚义教授认为,在肿瘤的治疗过程中,亦需把握住其所处的不同发展阶段辨证用药,如患者瘤块较为明显时,在使用清热解毒药物的同时配伍养阴散结、通络化瘀之品;中晚期肿瘤患者则强调扶正补虚,调整阴阳。此外,在肿瘤的治疗中,刘尚义教授亦善于采用疡科常用动物类药、小毒药,而鳖甲、全蝎、蜈蚣等均是刘尚义教授临证常用之品。

二、引疡入瘤

(一)思想起源

1. 师从"葛氏疡科"的经历 刘尚义教授 1961 年考入贵阳医学院祖国医学系,之后转入新成立的贵阳中医学院中医系,在校读书期间系统学习了中医理论和现代医学知识。得到了黄树曾、李彦师、方以正等医学名家的指点,全面学习了《黄帝内经》《伤寒论》《金匮要略》《温病条辨》等中医经典著作,善于收集医案,多年来收集了程杏轩、王孟英、张聿青等古今名家医案集,揣摩领悟。1962 年拜师贵州名医葛氏疡科第七代传人赵韵芬老人,跟随其学习。赵韵芬老人善治"九子疡",善用丹药、药线治疗疡科疾病。由于其认真好学,深得赵韵芬老人家喜欢,赵韵芬老前辈将其倾尽毕生心力所著的《疡科浅说》手稿赠与刘尚义。据刘尚义教授学术访谈中提到:"我治疗肿瘤的经验应该说是从疡科开始启蒙的,很多治疗肿瘤的经验方法和跟师学习赵韵芬老人的经历是分不开的,我在诊治肿瘤患者的时候,就在想,很多肿瘤都是长在咽、食管、胃、肠、膀胱、子宫等体腔部位,我们可以想象把这些体腔内'皮'翻过来,这些部位的肿瘤其实就暴露在肉眼下了,然后我们就可以从疡科角度来思考辨治。这就是'引疡入瘤'最初的由来吧。"数十年来,刘尚义教授一直将疡科治疗肿瘤的理念用于临床诊治,外疡科治疗特色在他这里得到了发扬光大。

2. 扎实的中医经典功底 刘尚义教授秉承仲景"勤求古训,博采众方"之训,以"抗志以希古人,虚心而师百氏"为旨,潜心于岐黄之术,遍览群籍,学贯古今,上自《内经》《难经》《伤寒论》《金匮要略》等经典医籍,下及明、清诸家和近现代名家之著述,无不尝阅。他胸襟开阔,治学谦逊严谨,主张兼收并蓄,一贯重视学习西医知识,力求中西医之间的沟通与结合,倡导"中西既济""引西润中",旨在与时俱进,发展中医。十分推崇"衷中参西"之先驱张锡纯,精研《医学衷中参西录》,赞其革新精神。

刘尚义教授强调,学习中医应"读经典,多临床,拜名师",关键在"悟"。他常引用明代医家李中梓之言来教导中医后辈,"广征医籍,博访先知,思维与问学交参,精气与《灵》《素》相遇,将默通有熊氏于灵兰之室"。学医亦如佛法,"始于戒律,精于定慧,证于心源,妙于了悟"。悟,即心悟,是一个冥思苦想,艰苦思考,宁静致远,厚积薄发的过程。要完成这一过程,尚需一个"诚"字为助。"诚者,物之终始,不诚无物",自古有言"心不诚,道不精""精诚所至,金石为开",保持一份"执着"、一份"虔诚",方能"慧然独悟""昭然独明"。数十年如一日,其门诊之余手不释卷,搜罗古今医籍,研精覃思,日积月累,厚积薄发,正如吴鞠通所言"十阅春秋,然后有得"。其笑称自己每遇临床疑难重疾,亦与扁鹊、仲景、丹溪、叶桂等名家交流请教,并篆刻闲章"三指笑拍扁鹊肩""仲景门徒""心血为炉,熔铸古今"以自许。这些扎实的中医功底与"引疡入瘤"学术思想的由来是分不开的。

3. "从膜论治"学术思想的提出 六十余载的临床实践中,刘尚义教授悟出"体腔疾患如咽、食管、胃、肠、膀胱、子宫等处疾患,想象把内'皮'翻过来,其溃疡、肿瘤、炎症等疾患,均犹如体外肤膜疮疡、溃烂、流脓流水一样,均可按照疡科理论来辨证施治",故至此为"从膜论治"打下理论基础,并根据症状及病理特性,分为了膜痒、膜疮、膜热、膜烂出血。在治疗上,因

"肤膜同病"，对于在外肌肤，通常采用"宣散之法"，故对于"膜原"之病，亦通常采用"宣透之法"以利邪气外出，此与肌肤之病有异曲同工之妙，临床疗效显著，逐渐形成了"从膜论治"学术思想，"引疡入瘤"的学术思想也应此而生[1]。

（二）形成过程

在继承赵韵芬老前辈葛氏疡科的基础上，刘尚义教授勤读经典，博览群书，善"悟"临床，"引西润中"，在长期的临证实践中，逐渐将葛氏疡科对"九子疡"的治疗理念融会贯通，推陈出新，在"从膜论治"学术思想的指导下，大胆运用于肿瘤诊治，形成了"引疡入瘤"即"疡理诊瘤，疡法治瘤，疡方医瘤，疡药疗瘤"的学术思想，取得了良好的临床疗效，此时"引疡入瘤"理论有所雏形。随着诊治的肿瘤患者越来越多，临床经验逐步积累，"引疡入瘤"的学术思想逐渐形成。后经过笔者团队挖掘、整理、探究并总结推广，"引疡入瘤"学术思想日趋完善[2]。

（三）核心要义

刘尚义教授提出"在内之膜，如在外之肤""在外之肤，如在内之膜""肤膜同位""肤方医膜""肤药治膜"的诊疗理念，主张"从膜论治"肿瘤疾病，其核心要义就是根据中医"异病同治"之理，可以想象把体腔疾患的"皮"翻过来，犹如咽、食管、胃、肠等黏膜暴露在视野下，"在内之膜，如在外之肤"，其炎症、溃疡、肿瘤等均可按疡科理论来辨证施治，将疡科的"理、法、方、药"应用到临床肿瘤患者中，尤其是发生于空腔脏器的肿瘤，如结直肠癌、食管癌、胃癌、膀胱癌、子宫癌等。

三、疡科理论

疮疡，广义上泛指发生于体表的一切外科疾患；狭义上即因各种致病

---

[1] 唐东昕，杨柱，刘尚义. 刘尚义"引疡入瘤、从膜论治"学术观点在肿瘤诊治中的应用 [J]. 中医杂志，2016（20）：1732-1734.

[2] 邓茜，杨柱，龙奉玺，等. 基于疡科理论与肿瘤关系探析刘尚义教授"引疡入瘤"学术思想 [J]. 南京中医药大学学报，2018，34（3）：236-238.

因素侵袭人体后所引起的化脓性疾病，一般来说包括急性和慢性两大类。

（一）疬科渊源

根据殷商时期出土的甲骨文考证，约在公元前 14 世纪我国就已有外科病名的记载。至周朝根据《周礼·天官》记载的"疬医"，即指外科医生，主治溃疬、肿疬、折疬等，说明当时外科成为一门独立的专科。《黄帝内经》的出现为中医外科学建立了系统的理论基础，不但涉及人体多种、多部位的外科疾患，还系统阐述痈疽疮疬等外科疾病的病因病机。正如《素问·生气通天论》载"高粱之变，足生大丁"，即阐述了因饮食因素而导致外科疾患。东汉末年著名医学家张机在其所著《伤寒杂病论》中提出辨证论治的思想，对外科疾病的证治具有重要的指导意义，并且对肠痈等外科病证的诊治做了详细的论述，所记载的大黄牡丹汤等，仍为现代临床所用。南齐医家龚庆宣重新修改订立的《刘涓子鬼遗方》，是我国目前发现最早的一部外科著作。该书最早记载了通过皮肤病变局部有无"波动感"来辨别是否有脓，并指出破脓的时候，切口应该选择下方。宋代王怀隐所著《太平圣惠方》完善了外科疾病转归的判断以及预后的"五善七恶"学说思想，并且提出内治法则，即扶正祛邪、内消托里。金元时期，医学思想百家争鸣，齐德之所著《外科精义》影响较大，他首次将 26 部脉象变化和外科临床相结合，并指出阴阳不和，气血凝滞可致外科疾病的产生，为外科整体观思想的建立奠定了基础。

至明清时期中医外科学的发展进入了自身的黄金阶段，这一时期涌现出大量的外科学专著，名医辈出，流派众多，而最具代表性的有正宗派、全生派和心得派，成为中医疬科历史上最具影响力的学术流派。

1. 正宗派及学术特点 明代陈实功是正宗派的代表医家，其晚年撰写刊行的《外科正宗》内容丰富，条理清晰，颇受后世医家的重视。《外科正宗》在继承明代以前疬科理论成就的基础上，结合自身长期临床实践经验，对疬科疾病的理法方药进一步丰富完善，是一部中医外科学集大成之作。以脏腑经络气血为辨证纲要，提倡内外并重的治疗理念。内治以消、托、补三法为主，外治则以刀针、药蚀等为主。《四库全书总目提要》评该书是为"列证最详，论治最精"之中医外科学专著，对后世中医外科学发展具有深远影响[1]。

---

[1] 邓卫芳，裴晓华.《外科正宗》学术思想总结 [J]. 中华中医药学刊，2013（9）：2064-2066.

（1）首辨阴阳：陈氏主张"痈疽不论上中下，惟在阴阳二症推"，即强调辨阴阳是为外科病诊断的首要。正如《外科正宗》所言："纯阳初起必焮肿，更兼身热有微寒，顶如尖字高突起，肿似弯弓根有盘""纯阴初起不知疮，粟米之形疙瘩僵，不红不肿不知痛，少热少焮少提防。七朝之后身体倦，疮根平大喜浇汤，顶不高兮根不活，色不光兮腐不穰。"由此可以看出陈氏通过辨疮肿与肉肿之间的关系，以判别阴阳顺逆，是为其独到之处。疮肿而肉不肿者为肿，属阳，为顺；肉肿疮不肿者为漫肿，属阴，为逆。《外科正宗》载一病案："一年少妇，颧下生疔，疙瘩作痒，予欲针之，彼家不信，辞后自灸。次日，四边渐肿，疮渐软陷。又三日，头面大肿，复请治之。予观原疮灸上已结黑靥，干陷无脓。此毒气内陷，外肉已死……虽治亦不效，后必终死。彼家方悔自误之说，后延半月，果然归寝。"对于痈疽疮疡之病首辨阴阳之法，是为陈氏长期的经验总结。

（2）审证求因，内外并重：陈氏认为内因、外因、不内外因三种病因可以导致疮疡，《外科正宗·痈疽原委论第一》载："七情六欲者，皆盗人元气之贼也……诸病诸疮，尽皆出于此等之情欲也。"七情六欲若太过，则将耗伤人体元气，是为内因也。"六淫者，皆从外而入之……又有感之不发，邪气客于脏腑、经络、关节之内，积袭日久，或待内伤，或因外感，邪气触而发之。"机体感受外来六淫邪气，则可损伤人体正气，进而导致疮疡的产生，是为外因也。又如《外科正宗·病有三因受病主治不同论第十二》："内无七情干内，外无六淫伤外，何由来也？其病得之于饥饱劳役，喜怒不常，饮食者冷热不调，动作者勤劳不惜，以致脏腑不和，荣卫不顺，脾胃受伤，经络凝滞。故为疾者，外无六经形症，内无便溺阻隔，其病多生于膜外肉里肌肤之间，似瘰疬、痰注、气痞、瘿瘤之属。"饮食不节、情志不调以及劳逸无度等归属为不内外因，可致脏腑气血失和，津液输布失常，进而致使机体产生相应病理产物，继发为疮疡[1]。

陈氏认为"疮疡之为病，毒邪由表入里，流窜经隧，深伏脏腑之故"，因此就须内外同治，方可相得益彰。内治，即使毒内通之法。而"外之症必根于其内"就需要调理脏腑气血以培后天脾胃之本。正如《外科正宗》所言："发痈疽者，未有不先伤五脏而后发之""五脏不和则六腑不通，六腑不通则

---

[1] 王霄，柳越冬. 中医疡科主要学术流派及思想探析 [J]. 长春中医药大学学报，2016, 32（5）: 884-886.

九窍瘀癃，九窍瘀癃则留结为痈""诸疮原因气血凝滞而成"。所以，从内而治，可使气血通畅，脏腑安定，关窍宣通，故毒气有内消之路。因外科病具有"易肿、易脓、易腐"的特性，故陈氏提出"医之别内外也，治外较难于治内"的思想，须达到治标病"令脓毒外发"之目的，就需在疮疡的初期及中期，配合清洗、外敷、腐蚀等方法，方可让病情向善转归。但若没有及时将毒泄之于外，则有可能造成邪毒内陷之虑。不难看出，陈氏在对于外科疾病的治疗中内外并重，不偏倚其中一法[1]。

（3）重视脾胃，善养气血：陈氏主张"外病内治""治内重脾胃"的治疗理念。因为患者的气血盛衰与疾病的治疗、预后以及转归有着相当紧密的关系，故陈氏在对疾病的辨治中非常重视脾胃的功能状态。脾胃为后天之本，气血生化之源，脾胃亏虚，诸脏皆损，培补气血，尤赖脾胃[2]。正如《外科正宗•痈疽治法总论第二》所言："盖脾胃盛者，则多食而易饥，其人多肥，气血亦壮；脾胃弱者，则少食而难化，其人多瘦，气血亦衰""肿疡时若无正气冲托，则疮顶不能高肿……再无真阴相滋，则疮根不能收束，色亦不能红活收敛。"强调脾胃为后天之本，气血化生之源，当脾胃强盛之时，气血才可充足。若脾胃虚弱，气血化生不足，则疾病预后往往不良。特别是在酿脓期"忌用内消攻伐之药，以伤脏气，致脓反难成，不能溃敛，必当温暖散滞、行瘀、拔毒、活血用之""使脏腑得宣通，俾气血自流利"。

陈氏提出："盖疮全赖脾土，调理必要端详。脾胃者，脾为仓廪之官，胃为水谷之海。胃主司纳，脾主消导，一表一里，一纳一消，运行不息，生化无穷，至于周身气血，遍体脉络、四肢百骸、五脏六腑，皆借此以生养。"因此脾胃的功能状态在疮疡的产生、发展以及预后等方面都起着重要作用。如气血旺盛者，则"水升火降，精秘血盈"，即正气存内，邪不可干。如果气血不足而出现气血运行不畅，气血凝滞，客于经络，阻于肌肤、筋骨，则可发为疮疡。因此在疮疡之辨治上，就需要注意调理气血。乃至在疮疡之预后也需要善养气血。

2. 全生派及学术特点 清代王维德是全生派的代表医家，其代表著作《外科证治全生集》总结了祖传秘术及生平所得之经验效方，临证重视阴阳

[1] 龚旭初. 陈实功《外科正宗》对中医外科学的贡献 [J]. 辽宁中医药大学学报，2013（10）：13-15.
[2] 韩会学.《外科正宗》内治重脾胃特色初探 [J]. 吉林中医药，1999（1）：55-56.

辨证，将疡科各证划分为阴、阳两证，建立起了疡科辨治中以阴阳为核心的法则，填补了阴证辨治的空白。主张"以消为贵，以托为畏"的治疗准则，反对滥用刀针，提出以"阳和通腠，温补气血"来治疗阴证。自创阳和汤、小金丹、犀黄丸以及阳和解凝膏等方剂，沿用至今[1]。

（1）重视阴疽，善用温补：王氏阴阳辨治法则的精华就在于提出外科阴证病理学说，在《外科证治全生集·自序》即言："夫红痈乃阳实之症，气血热而毒滞；白疽乃阴虚之症，气血寒而毒凝，二者以开腠理为要。腠理一开，红痈毒平痛止，白疽寒化血行。彼凭经而失证治者，初以为药之对经，而实背证也。"认为痈疽两者在病理机制是有差异的，不可混为一谈而单用一法来辨治。因此，他在疮疡的辨证中更加侧重对阴疽的辨治。"诸疽白陷者，乃气血虚寒凝滞所致"，认为正气不足，气血亏虚，加之寒邪凝滞，血行不畅而成瘀，寒瘀之邪相互胶结致使局部发为阴疽。又基于其所表现出来的肿痛情况以及伴随症状等特点，可分为贴骨、恶核、流注等不同类型的阴疽。在阴疽的治疗上，王氏提倡"阳和通腠，温补气血"的原则，而反对"内托"和"清热解毒"。

"初起毒陷阴分，非阳和通腠，何能解其寒凝？""开腠而不兼温补，气血虚寒，何以成脓？"即在阴疽初起未破溃时，毒陷侵袭尚浅，则可采用通腠发汗之法，因腠理开而毒随汗出，可促其成脓，然欲成脓者需由气血，若气血虚寒凝滞，则不可成脓，故又需加温补之品以助其成脓；"已溃而阴血干枯，非滋阴温畅，何能厚其脓浆？"即脓成已溃之后，阴血必伤，此时就须以滋阴之品补其所伤，然而血须得温才行，故在滋阴的同时需加以温化，方可成脓[2]。

（2）以消为贵，以托为畏：《外科证治全生集·凡例》有云："诸书惟《冯氏锦囊》，内附阴疽论，与余家遗秘相符，独无消疽之方，惟以温补兼托为法。且疽初起，如即平塌，安可用托，托则成功。余家之治，以消为贵，以托为畏。即流注瘰疬恶核，倘有溃者，仍不敢托。托则溃者虽敛，增出者又如何耶？故以消为贵。"对此，虽然王氏提出"以消为贵"，不过并非杜绝托法，而是在阴疽的治疗中，慎用但不妄用托法。"初起用托不可，反促阴疽之凝；已溃用托则溃者易敛，但易重复再生。而唯其用内消之法，最为稳当"，因

1　刘会良，张少辉，张董晓，等.《外科证治全生集》学术成就的探析[J]. 中国医药指南，2013（23）：258-260.
2　张淼，刘华生，翁蓉蓉.《外科证治全生集》学术思想探讨[J]. 江苏中医药，2015（3）：5-8.

此在阴疽辨治中，重视消法是避免闭门留寇的原则。虽说"以托为畏"，但王氏在《外科证治全生集》言："凡大痈溃后，世人多投炙芪、炙草，或用半炙半生。殊不知托里散内用人参者，并非以参补虚……体虚年老者，投参、芪、草皆炙也。如体旺家贫者，无参亦易收功。"在此，生芪、生草消托兼施，既有托里之功，又有解毒之效，因此能防止毒邪入里，又避免了余毒为患。所以王氏是以一个更高的角度对托法合理运用[1]。

（3）遣方用药，独具匠心：王氏善于采用内消之法，当痈疽疮疡初起但未溃破之时，便针对疾病产生的原因及其病理属性，在用药方面，善用乳香、没药、雄黄、麝香等温寒除湿、活血化瘀、祛痰散结之药，抑遏邪毒于萌芽之中。即便当痈疽疮疡已溃破时，仍可采用消法来消除余毒，防止其进一步发展。治疗流注时，王氏主张"毒发阴分，盖因痰塞清道，气血虚寒凝结，一曰寒痰，一曰气毒"。初起但未作脓之时，可予二陈汤加阳和丸共服，用以化痰温经散寒，消寒痰气毒。已溃之后可服小金丹、阳和汤、犀黄丸等，"使毒痰消尽，不补亦可收功"。虽然王氏在《外科证治全生集·凡例》中没有涉及补益之法，但纵观全书可以看出其对于疾病后期补养、扶助正气十分重视，正如在石疽、流注等疾患的治疗中均主张予十全大补汤、四物汤或保元汤等内服，作为毒尽后的收功之用。

3. 心得派及学术特点 清代高锦庭是心得派的代表医家，其所著《疡科心得集》提出外病与内证"异流而同源"，主张循内科之理以治疮疡，且治外必本于内。他继承和发扬了温病学说，将温病理论引入疡科之中，重视时邪致病。根据病变所在部位不同，将三焦辨证论治应用于外科，创"三部"辨治思想，丰富了外科疮疡疾病的辨证，也为临证遣方用药扩宽了思路[2]。

（1）外病与内证：高氏认为发于肌表的疮疡其实质并非属外证，其病变根源在于脏腑，故提出治外必本于内的治则。即疮疡之证，虽外科之疾，实从内而出，治外必本于内，提出以阴阳、寒热、表里、虚实为本的疮疡辨治大法，并且强调此为"为疡科中之第一要义"。

（2）参温病，引三焦辨证，创"三部"[3]及辨治用药：在《疡科心得集》中

1 梁鹤，吴峰，洪素兰. 王维德外科学术思想探析 [J]. 四川中医，2004，22（9）：3-4.
2 朱晨. 高秉钧《疡科心得集》学术思想浅析 [J]. 湖南中医杂志，2015，31（5）：142-143.
3 卢健，谷峰，石岩.《疡科心得集》"疡疾内治"辨治思想探析 [J]. 时珍国医国药，2014（11）：2722-2723.

记载："盖以疬科之证，在上部者，俱属风温风热，风性上行故也；在下部者，俱属湿火湿热，水性下趋故也；在中部者，多属气郁火郁，以气火之俱发于中也。"根据外疬发病的部位、病因病机以及与六淫的关系，创立了外科学"三部病机"学说的辨治思想。痈疡发于上部者，其多为风温、风热所导致，治则宜清透疏解，常用薄荷、防风、连翘、牡丹皮、山栀子、夏枯草等疏风解毒、清热透邪之品组方，方多用犀角升麻汤等发表解毒；中部疮疡多为气郁、火郁所导致，其责在于肝胆二经，治则宜清泻疏散，常用柴胡、牡丹皮、山栀子、黄芩、芍药、川芎、当归等清肝泻火，疏郁散结之品成方，方以栀子清肝汤等解郁散火；发于下部者多为湿热、湿火所致，治则宜清热利湿，多以黄柏、薏苡仁、泽泻、滑石、通草、萆薢等组方，用清肝导滞汤、龙胆泻肝汤、萆薢汤等疏肝泻火，利湿解毒之方。

（3）重辨证论治，创"三陷变局"：《疡科心得集·辨脑疽对口论》载："阴证初起……疬不高肿，根盘平塌，散漫不收，过候不透，脓稀不腐，正气内亏，不能使毒外泄，而显陷里之象。此由平日肾水亏损，阴精消涸，阴火炽甚而成，其危险不能过三候矣。其中犹有三陷变局，谓火陷、干陷、虚陷也。火陷者，气不能引血外腐成脓，火毒反陷于营，渐致神迷发痉，发厥；干陷者脓腐未透，营卫已伤，根盘紫滞，头顶干枯，渐致神识不爽，有内闭外脱之象；虚陷者，脓腐虽脱，新肉不生，状如镜面光白板亮，脾气不复，恶谷日减，形神俱削，渐有腹痛、便泄、寒热，宛似变象，皆不治之症也。"并且把三陷证和七恶证相互联系起来，即"外证虽有一定之形，而毒气之流行，亦无定位，故毒入于心则昏迷，入于肝则痛厥，入于脾则腹痛胀，入于肺则喘咳，入于肾则目暗手足冷，入于六腑亦皆各有变象，兼证多端，七恶叠见"。高氏所创"三陷变局"学说以及所见恶证的危象、预后等论述，为后世疡科医生在治疗阴疽陷证及相关恶证之时，指明了方向[1]。

（4）重视外治，尤擅刀法：高氏在对于外疬的治疗中十分重视整体观念以及辨证论治，不仅内服用方灵活严谨，而且外治手段多种多样。如以通气散取嚏来治疗大头瘟；金黄散与蜜水调涂患处以治疗抱头火丹等。然而在诸多外治法中，高氏尤其擅长用刀之法，用刀切开排脓之时，"刀口勿嫌阔大，以取脓尽而已"；术中则应"深则深开，浅则浅开，慎勿忽略"。

---

1 谭忠乐. 高秉均外科学术思想探讨 [J]. 长春中医药大学学报，2008，24（5）：477.

1949 年新中国成立之后，中医外科学的发展在人才培养、科学研究等方面均取得了一定的成就。尤其在对皮肤病、疮疡、乳房疾病、肛肠疾病等的治疗方面中医外治展现出了巨大的优势。

（二）疡科新知

刘尚义教授在"正宗派、全生派、心得派"思想特点基础上，结合自己多年的临床经验，对于疡科疾病有自己独到的见解，提出了三期论治的观点，认为疾病早期因外感或内伤等原因，导致热毒内蕴、邪正相争，而引起局部气血凝滞，营卫失和，气机紊乱，血行不畅，瘀血阻络，凝滞于病灶，郁久化火生毒，最终导致疮疡肿痛的发生。治以"结者散之"，以托、以散为治疗大法，用药以祛邪为主、扶正为辅。若为疮毒初起，表现为赤肿者，则属阳，宜用仙方活命饮加减。阴证者则以阳和汤加减，使得疮疡由阴转阳，加快愈合。到了疾病中期，正不胜邪，热毒深壅，煎熬精血津液，久致热胜肉腐而酿脓，最终导致脓肿形成。治以"坚者削之"，扶正祛邪并重。阳证者予千金苇茎汤加减以行清热解毒、化痰逐瘀排脓之效，并以三仙丹药线放入脓腔引流，太乙膏外敷；阴证者予阳和汤加减温阳补血、散寒通滞，外敷温阳解凝膏，待疮疡由阴转阳时以三仙丹药线引流。疾病晚期进行脓腔引流，若脓液畅泄，毒从外解，形成溃疡，腐肉渐脱，则新肉生长，最后疮口结痂愈合；或者正气充足抗病能力强，则脓肿自溃，脓毒外泄，腐脱新生，疮口结痂愈合，为疮疡的后期溃疡阶段。但正虚体弱不能托毒外达者，而致疮疡缠绵难溃，甚至毒邪内陷，危及生命，则应养阴扶正为主、祛邪为辅，促使疮疡溃破和愈合。故这一阶段用药主要以养阴药物为主。

（三）疡疾识瘤

疡科是祖国医学重要的组成部分，从周朝《周礼·天官》记载"疡医"开始，理论体系逐步发展形成，并在明清时期出现疡科流派的百家争鸣。出现了以陈实功为代表医家的正宗派、王维德为代表医家的全生派及以高锦庭为代表的心得派医家，虽然三大学派各在对于疮疡的看法上有所不同，但是思想上却有相同之处。譬如对于疮疡的病因方面，陈氏和高氏都将其归结为内因、外因和不内外因三者。外感六淫、内伤七情、饥饱失调等均会导致疮疡的发生。在辨治当中，三家学派均较重视对于阴阳的辨证并将其作为治疗准则,这对于后世医家影响颇深。在疡科与肿瘤疾病的关系上,历代疡科医家在其著作中对一些体表可见或可及的肿瘤临床特征均有描述,前人对这些疾病的辨证思路、治疗方法以及遣方用药,对诊治肿瘤具有重要的指导作用,且开拓了中医理念对肿瘤的辨治思维。陈群伟等[1]通过查阅大量中医外科书籍,总结出古代疡科疾患临床描述与现代肿瘤学较为一致的有失荣证、乳岩证、茧唇证等病症。

1. 失荣证 《外科正宗》云:"其患多生面项之间,初起微肿,皮色不变,日久渐大,坚硬如石,推之不移,按之不动;半载一年,方生阴痛,气血渐衰,形容瘦削,破烂紫斑,渗流血水。或肿泛如莲,秽气熏蒸,昼夜不歇,平生疙瘩,愈久愈大,越溃越坚。"指出了失荣证从初期逐渐到中晚期的证候特点。《医宗金鉴·外科心法要诀》提出失荣证"由忧思、恚怒、气郁、血逆与火凝结而成",认为失荣证是因气郁血逆与火凝结而成。而这里所描述的失荣证特征与现代肿瘤学中颈部恶性肿瘤(如恶性淋巴瘤)、恶性肿瘤颈部转移瘤等临床表现有一致性。

在治疗上,《外科正宗》首创"和荣血,散坚开郁"的和荣散坚丸,并加以外用阿魏化坚膏。对于用药后的疗效《外科正宗》亦有记述:"予立二方,曾治数人,虽不获痊愈,而不夭札速死者,诚缓命药也。"

2. 乳岩 对于乳岩的记述《外科正宗》云:"初如豆大,渐若棋子;半年一年,二载三载,不疼不痒,渐渐而大,始生疼痛,痛则无解,日后肿如堆栗,或如覆碗,紫色气秽,渐渐溃烂,深者如岩穴,凸者若泛莲,疼痛连心,出血则臭,其时五脏俱衰,四大不救,名曰乳岩。"其病因:"忧郁伤肝,思虑伤脾,积想在心,所愿不得志者,致经络痞涩,聚结成核。"认为因情志因素损伤脏腑经络而致早期"初如豆大"、中期"始生疼痛"、晚期"渐渐溃烂"的病变特征,这与现代临床乳腺癌的临床表现很相似。

在对乳岩的治疗上,《外科正宗》言:"惟初生核时,急用艾灸核顶,待次日起泡挑破,用披针针入四分,用冰蛳散条插入核内,糊纸封盖;至十三日,其核自落,用玉红膏生肌敛口,再当保养不发。"强调早期治疗的重要性。但若失治误治渐至疾病后期,则"凡犯此者,百人百必死""只可清肝解郁汤

1 陈群伟,石倩玮,周俊,等. 中医外科古医籍中"失荣""乳岩"和"茧唇"的证治特点[J]. 辽宁中医药大学学报,2010(7):94-96.

或益气养荣汤，患者再加清心静养，无挂无碍，服药调理，只可苟延岁月"。《医宗金鉴·外科心法要诀》对《外科正宗》提出的治疗进行补充，强调乳岩分阶段治疗的重要性，初期则"初宜神效栝蒌散，次宜清肝解郁汤，外贴季芝鲫鱼膏，则其核或可望消"；若早期治疗效果不佳渐至中期者，"疮势已成，不可过用克伐峻剂，致损胃气，即用香贝养荣汤"；又需根据不同兼证辨证施治"或心烦不寐，宜服归脾汤""潮热恶寒，宜服逍遥散"。

3. 茧唇 诸医籍对于茧唇的特征描述基本相似，并与现代肿瘤学上唇癌的临床表现一致。《外科正宗》言："因食煎炒，过餐炙爆，又兼思虑暴急，痰随火行，留注于唇。"记述了因饮食、情志因素，化火酿痰，伤阴动血而致茧唇。又如《外科正宗》载："饮食妨碍，或破血流久则变为消渴、消中难治之症……日久流血不止，形体瘦弱，虚热痰生，面色黧黑，腮颊红现，口干渴甚者，俱为不治之症也。"即因饮食因素或者破溃流血，日久耗伤阴血，而致茧唇，进一步发展，预后往往不良。

在治疗上《外科正宗》记述了内、外两种治法："初起及已成无内症者，用麻子大艾炷灸三壮，贴蟾酥饼膏盖，日久渐消。内症作渴者，早服加减八味丸，午服清凉甘露饮，以滋化源。"《疡科心得集》在审证求因的基础上，提出"补肾水、生脾血"，以"归脾养荣汤主之"。

四、肿瘤理论

（一）肿瘤新知

"从膜论治""引疡入瘤"新观点，其主旨在于创新性地想象将肿瘤这一"内皮"翻转过来，把它如皮肤一样展现在视野之下来进行治疗，即"肤膜同位，肤药治膜"。这一理论来源于疡科疾病的产生同肿瘤发生机制同源，即《疡科心得集·申明外疡实从内出论》云："夫外疡之发也，不外乎阴阳、寒热、表里、虚实、气血、标本，与内证异流而同源者也。"刘老正是根据这一理论基础不断创新，并在长期临床实践中得出突破性的学术观点，论证了肿瘤与疡科疾病在理论和治法上是同源的。善用治疗疡科的方法和药物来治疗肿瘤疾病，如善用冬凌草、蕇草之品清热解毒；莪术、蜈蚣之品活血化瘀；醋鳖甲、制龟甲之品补虚扶正。平衡阴阳与内外兼修同治，其自制蟾灵膏、温阳化癥膏内外合用，在临床上取得了显著的疗效，极大地丰富了中医治疗肿瘤的理念。

（二）疡瘤互见

在疡科发展过程中，历代疡科医家在其著作中对一些体表可见或可及的具有肿瘤特征的疾病均有所记述，其诊治经验对现代肿瘤治疗有一定的启发。刘尚义教授根据多年从事疡科及内科的临证经验，将疡科治则治法借鉴到肿瘤治疗当中，临床收效显著。

1. 疡科疾病没有明确指出肿瘤病名，但有类似症状的描述　最早从《周礼·天官》出现的"疡医"开始到《灵枢·痈疽》载有的十多个外科病例，明清时期疡科进入自身发展的黄金阶段，虽然疡科理论中没有明确提出关于癌症或者肿瘤的论述，但却有不少类似于现代癌症或者肿瘤的描述。有学者通过查阅多部疡科医籍，发现与现代肿瘤学对应性较好的三个疡科病症，即"失荣""乳岩""茧唇"，相对应的是现代肿瘤学中的恶性淋巴瘤、乳腺癌及唇癌。

2. 疡科理论没有针对肿瘤的治则治法，但扶正祛邪有借鉴意义　疡科理论亦没有专门对肿瘤治则治法的论述，但疡科疾病的诊治经验却对临床肿瘤治疗有一定的启发。如乳岩早期综合治疗和分阶段治疗的理念，早期治以局部攻蚀为主，发展至后期便予补益之剂再加以休养，以扶助正气[1]。现代中医肿瘤治疗的特点是提倡"带瘤生存"，强调个性化整体化治疗，亦需根据患者不同发展阶段、正气的强弱以及邪气的盛衰，或是扶正祛邪并重，或以扶正为重点，适当兼顾祛邪，同时配合针灸、按摩等理疗手段加强疗效。

3. 疡科理论没有特指治疗肿瘤的药物，但对遣方用药颇有裨益　疮疡一般可分为初起、成脓以及溃后三个发展阶段，而用药大抵按其所处阶段，以"消""托""补"三法为治疗总则。消法包括了清热、解毒、化瘀等具体的治则，目的是让初起的肿疡得以消散；托法指将补益与透脓之药合用，以扶助正气、托毒外出；补益之法即采用补养之药，以恢复正气，促使疮口新生。

---

[1]　陈群伟，张永生. 古外科医籍疾病治疗经验对恶性肿瘤中医治疗的启发[J]. 浙江中医药大学学报，2012，36（2）：131-133.

这与肿瘤治疗的早期"结者散之"以祛邪为主、扶正为辅，中期"坚者削之"扶正祛邪并重，晚期以扶助正气为主、祛邪为辅的治则有异曲同工之妙[1]。此外，疡科疾病的辨证用药方面，擅用动物类药、小毒药，肿瘤的治疗用药亦如此，目前被证实具有确切抗肿瘤效果的动物类药，包括鳖甲、全蝎、蜈蚣、僵蚕、蟾蜍、地龙、水蛭、虻虫、蟋蟀、壁虎等[2]。

疡科疾病和肿瘤具有相通性，肿瘤初起阶段往往无明显的症状，体表肤色如常，无红肿或是疼痛，从包块局部发展来看生长较为缓慢，而这就类似疡科的"阴疽""石疽""痰核"等病症，辨治上属于阴证的范畴，因肿瘤的产生常以正气的亏虚为前提，故此类病症用药当温补为主。而恶性肿瘤晚期常常伴有溃烂、流水等表现，又与疮疡阳证热毒蕴久破溃相似，此时用药以养阴清热为主[2]。因此疡科疾病的证候特点与现代医学的肿瘤有一定一致性，故通过借鉴疡科理论以诊疗恶性肿瘤理论上是可行的。恶性溃疡后期出现溃烂、流水、增生等情况，与现代医学中恶性肿瘤组织出现坏死、脱落，表现为溃疡型的症状相似，其肿块常质地较为脆硬，触碰容易出血，应属于中医"肿疡"的范畴。所以在临床中大部分恶性肿瘤的诊治可以充分借鉴"疡科"理念，例如溃疡型胃癌、结肠癌，炎性乳腺癌、肉瘤等，可比照"肿疡"来论治，施以"异病同治"之法[3]。此类恶疾早期则是以热毒内蕴为主要病机，故早期宜活血通脉解毒。常用药物有金银花、连翘、蒲公英、紫草根、紫花地丁、瓦楞子、黄柏、蒲黄炭、露蜂房、白及等以清热解毒，祛瘀生新，并可配伍生黄芪以托毒散邪。中期常用抗癌拔毒、祛腐生新、生肌长肉效方，即"小胃方"（又称"蒲黄白芷蜂房血余炭汤"，是由蒲黄、白芷、露蜂房及血余炭四药组成）。晚期则是以补助正气为主，并适当配伍祛邪之品以促祛腐生肌、拔毒收口。目前临床常用的抗肿瘤中成药及经典名方，如小金丸、犀黄丸、蟾酥丸、消瘰丸、阳和汤等，自明清时期就用于治疗包块、瘰疬、阴疽等[4]。

---

[1] 陈云云. 刘尚义治疗恶性肿瘤经验 [J]. 中医杂志，2010，37（S1）：109-110.

[2] 何秀兰，王沛. 中医外科用药特色在肿瘤治疗中的应用 [J]. 中国中医基础医学杂志，2009（8）：608-609.

[3] 顾恪波，王逊，何立丽，等. 孙桂芝借鉴疡科理论诊疗恶性肿瘤经验 [J]. 辽宁中医杂志，2013，40（3）：414-416.

[4] 谭忠乐. 高秉均外科学术思想探讨 [J]. 长春中医药大学学报，2008，24（5）：477.

五、引疡入瘤的理法方药

（一）疡理诊瘤

指刘尚义教授引用疡科理论指导肿瘤疾病诊治的学术观点。

1. 提出"从膜论治"肿瘤疾病的诊疗理念 刘老认为体腔疾患可以想象把内"皮"翻过来，犹如咽、食管、胃、肠、膀胱、子宫等黏膜暴露在视野下，在内之膜，如在外之肤，其炎症、溃疡、肿瘤等均可按疡科理论来辨证施治。并进一步指出"肤膜同位""肤药治膜"。刘老指出"从膜论治"特别适用于富含黏膜的空腔脏器疾病，如食管癌、胃癌、结直肠癌、膀胱癌、子宫癌等；并总结出膜痒、膜疮、膜热、膜烂出血等临床病症的诊治要点。

2. 扩宽了疡科理论的诊疗范围 《周礼·天官》记载："疡医掌肿疡、溃疡、金疡、折疡之祝药、劀杀之齐。"随着医学的发展，目前疡科诊治范围大致为疮疡疾病、皮肤科疾病、肛门疾病、五官及口腔疾病以及损伤（包括烧伤、冻伤、虫兽所伤等），肿瘤疾病并不包含在疡科理论的诊疗范围。现刘老指出"在内之膜，如在外之肤""肤膜同位""肤药治膜"，用"疡理诊瘤"为"引疡入瘤"阐明了理论基础。

（二）疡法治瘤

指刘尚义教授引用疡科方法治疗肿瘤疾病的临证要点。

1. 平衡阴阳 《疡科心得集·疡证总论》记载："人有五脏六腑，不外乎阴阳气化而已……发于阳者，轻而易愈，发于阴者，重而难瘥，内科外科，俱是一例。"疡科诊病从阴从阳为大法。《外证医案汇编》曰："正虚则为岩。""正虚邪积"是肿瘤发生的具体病机。仲景在理虚同时，强调阴阳调和，他指出："阴阳相抱，营卫俱行，刚柔相得，名曰强也。"肿瘤病机以虚为本，就其根本而言，仍属阴阳失调，故临床上借助药物或其他疗法来补偏纠弊，补不足，损有余，以平衡阴阳，可达到控制肿瘤病情发展的作用。所以肿瘤治则以"平衡阴阳"为首要。

2. 内外兼修 《医学源流》记有："外科之法，最重外治。"可见外治法在疡科领域占有非常重要的地位。清朝高秉钧指出"治外必本于内""外治法即内治法",倡导"疡疾内治"的辨治思想。刘老在仲景学术思想的影响下,认为内治与外治有殊途同归之妙用。因此在肿瘤治疗过程中不拘泥于一法,而是将针刺、艾灸、药物等不同治法,按照临床病症的辨证需要灵活运用,内外兼顾,优势互补,增强疗效。他临床常用自制蟾灵膏内服、温阳化癥膏外敷防治肿瘤复发转移,控制癌性疼痛堪称内外兼修的经典。

(三)疡方医瘤

除了将疡科理论运用在肿瘤治疗中,刘老临床中亦化裁使用疡科常用方剂以治疗肿瘤,乃"疡方疗瘤"。将疡方运用在肿瘤治疗中,基于两者相同的病因病机:阴阳失衡乃基本病机,气、瘀、痰、湿、热、毒乃相同病因,其病性皆有虚、实之分,实为气滞血瘀、痰湿阻滞、热毒内蕴等,虚以气、血、阴、阳亏虚为主。《外科选要》:"外科之疮有治例,说与君家须切记……疮势已成,托里消毒散,诚为正法。内脓将溃,十全大补汤,最得相当。人参养荣汤,治溃后虚热发作。木香流气饮,散结肿寒湿为殃。饮食不甘,定用香砂开胃。精神怯少,须将参术回阳。阴虚阳虚,须八珍最为要领……溃后多疼,乳香定痛散,功奇莫缓。脾虚下陷,补中益气汤,功效尤良。曰燥谵言,泻实火须黄连解毒汤。心烦衄血,理虚阳必犀角地黄汤。古法治痈疽,称述仙方活命饮……蟾酥丸、在外科称为独品,护心散、解内毒号曰无双……睡卧不宁,虚阳发躁脓多,定用圣愈汤。生脉散、接虚羸……归脾汤、除惊悸,睡得安康。竹叶石膏汤,治虚烦身热者,何须疑虑。麦冬清肺饮,除膈热有痰者,无待商量。金鲤汤,治肺痈吐脓气急。元龟丹,攻结毒臭腐顽疮。风热生疮通圣散,疮疡狂躁破棺丹。小柴胡汤、除客邪往来潮热,大防风汤、攻腿膝寒湿为殃。咽肿咽疼,定用清咽利膈散。斑红斑紫,岂逃化斑解毒汤。"由此看出外疡既有治疗实证的清热解毒、行气燥湿、活血消痈之方,亦有治疗虚证的补气养血,滋阴补阳之剂。《医学正传·疮疡》记载治疗恶疮发背脑疽等证诸方,如升阳益胃汤、当归羌活汤、槟榔散、羌活防己汤、黄连消毒饮、葶苈大枣泻肺汤、苇叶汤、桔梗汤、薏苡附子败酱散、大黄牡丹汤、牡蛎大黄汤、蟾酥膏、柴胡连翘汤等。《外科证治全生集·乳岩》中也曾论述:"初起乳中生一小块,不痛不痒,证与瘰疬恶核相若,是阴寒结痰……其初起以犀黄丸……或以阳和汤加土贝五钱,煎服,数日可消。"诸如此类,刘老常将这些疡方运用在肿瘤的治疗中。比如葶苈大枣泻肺汤,乃治疗肺痈喘促不得卧,刘老将其用于治疗肺癌患者症见胸中胀满,喘咳不得卧,痰涎壅盛,伴有全身的水肿者。正如《难经·五十六难》中所记载:"肺之积……久不已,令人洒淅寒热,喘咳,发肺壅。""壅"乃"痈"之意。薏苡附子败酱散为排脓消肿之良方,临床常用于治疗肠痈,而肠癌镜下见溃疡面、菜花状等,症见便下脓血,似于肠痈之象,故将其用于肠癌患者以消肿排脓止痛。仙方活命饮方为"疮疡之圣药,外科之首方""疡门开手攻毒第一方",通治一切阳证疮疡肿毒,脓未成者、脓已成者皆可,刘老将其用于治疗热毒壅聚,营卫不畅,气滞血瘀所致的头颈部肿瘤、肺癌、乳腺癌、肠癌等,具有消解热毒,畅通气血,消肿止痛之效。《外科全生集》之阳和汤,为治疗阴疽常用药物,《成方便读》:"夫痈疽流注之属于阴寒者,人皆知用温散之法。"临床中一些头颈部或身体其他部位体表包块,如触之温度不高,疼痛喜热敷者,证属营血不足,寒凝湿滞所致,刘老即用阳和汤化裁以温阳补血,散寒通滞。刘老自制膏方蟾灵膏,其蟾酥所用亦是来源于外科蟾酥丸、蟾酥膏之意。而八珍汤、补中益气汤,归脾汤、生脉散、竹叶石膏汤亦是刘老用于治疗肿瘤虚证,扶正固本常用方剂。古文中对于柴胡、防风、羌活相关方剂的描述,是刘老活用风药的灵感来源。刘老活用疡方,乃"引疡入瘤"异病同治所表现。

(四)疡药疗瘤

1. 清热解毒药 刘老常用的清热解毒代表药有冬凌草、葎草等。《医宗金鉴·外科心法要诀》曰:"痈疽原是火毒生,经络阻隔气血凝。"清热解毒法在疡科临床应用广泛,热毒是肿瘤的重要病因之一。但是临床单纯属于热毒者不多,多为几种病因同时致病,也可能是热毒引起的新的一系列病理反应。刘老临证常常将清热解毒药与其他药物联合使用。如肿瘤包块明显,应与养阴散结、通络化瘀同用。溃疡明显者,必须与调和气血药共伍。邪正盛衰、阴阳失调是导致肿瘤发生的全身原因,刘老强调在使用清热解毒药物时必须结合患者的整体状况。膜疮可用紫花地丁、蒲公英、白花蛇舌草等清热之品消疮;膜热可用冬凌草、葎草等清热解毒之品除热。

2. 活血化瘀药 刘老常用的活血化瘀代表药有莪术、蜈蚣等。疮疡的发生是由于"营气不从,逆于肉理而成",气滞血瘀是疮疡发病的病理基础,因此活血化瘀药物在疡科临床应用广泛。《疡科心得集》中指出:"瘿瘤者,非阴阳正气所结肿,乃五脏瘀血、浊气、痰滞而成。"患者元气虚衰,不能运行血脉,加之情志、外感、饮食、劳倦等多种因素,日久成瘀,积久不去,化火成毒,形成瘀毒。因此肿瘤的治疗可遵叶天士"久病入络"之说,以仲景辛润通络之法,运用桂枝茯苓丸、大黄䗪虫丸以及王清任之通窍活血汤、血府逐瘀汤、少腹逐瘀汤、膈下逐瘀汤等加减化裁。膜烂出血可用白及、地榆等收涩之品止血。

3. 补虚药 刘老常用的补虚代表药有醋鳖甲、制龟甲等。《疡科心得集》指出:"按定六部之脉,细察虚实,其间宜寒、宜热、宜散、宜收、宜攻、宜补、宜逆、宜从……",当疮疡"已溃之后,脉宜不足……不足者,元气虚也。"《黄帝内经》有昔瘤、肠蕈、筋瘤、噎膈和积聚等与肿瘤相关的病名。李东垣提出"养正积自除"。《医宗必读·积聚》认为:"中者,受病渐久,邪气较深,正气较弱,任受且攻且补;末者,病魔经久,邪气侵凌,正气消残,则任受补。"刘老常将补虚药用于中晚期肿瘤患者,强调以人为本,扶正补虚,调整阴阳。善用补阴药,倡导"带瘤生存",控制临床症状,改善生存质量,延长生存时间。

4. 祛风药 刘老常用的祛风代表药有防风、白芷等。刘老指出风性轻扬、走窜、鼓动,风为百病之长,风邪易化燥化热,风性善行数变,风性主动等病邪特点,临床即有风邪袭表,肝阳化风,阴虚风动,热极生风,血虚生风、血燥生风、液枯生风、痰湿生风、血瘀生风等等。百病多因风作祟,肿瘤辨证论治时,佐以祛风之药,多有奇效。高巅之上,唯风可到,可借助风药将药性上引,事半功倍。湿热蕴结于胃肠,日久损伤血络,可致便血等情况,称为肠风。临床多见结直肠癌、泄泻或痔疮出血等,可借助风药温通走散的性质疏通经络,逆转病机。膜痒可用蝉蜕、僵蚕、羌活等祛风之品止痒。

(五)用药特色

刘尚义教授"用药如用兵",自古医药不分家。其临证十分重视传统中医药研究,临床处方寥寥几味药,每获"四两拨千斤"之效,常常令患者、同道赞叹不已。

1. 重视药性,色味形质用法得当 清代医家徐灵胎曰:"凡药之用,或取其气,或取其味,或取其色,或取其形,或取其质,或取其性情,或取其所生之时,或取其所成之地,各以其所偏而即资之疗疾,故补偏救弊,调各脏腑。"其推崇而遵之，临证用药，重视药之用、气、味、色、形、质、性情、所长之地、所生之时，及阴阳、升降、开阖、轻重、浓淡、浮沉等。

（1）观五色，药入五脏：色青入肝，清肝泻火、疏肝理气，治肝火、肝郁等。药如青黛、大青叶、青礞石、青皮、青蒿。

色赤入心，安神宁心、养血和血、活血化瘀，治心神不安、血虚血瘀之证。药如朱砂、红花、丹参、苏木、桂枝。

色黄入脾，健脾消食、益胃生津、清热除湿、温胃止痛，药如黄芪、党参、太子参、石斛、麦冬、黄连、黄芩、黄柏、灶心土、干姜、延胡索。

色白入肺，清肺化痰、养肺润肺、培土生金，药如石膏、桑白皮、白前、白果、白僵蚕、百合、荸荠、梨、白术、山药、茯苓。

色黑入肾，补肾、利水、止血，药如熟地黄、玄参、黑豆、黑芝麻、制首乌、桑椹、黑糯米、车前子、王不留行、血余炭、棕榈炭、地榆炭。

（2）食五味，药养五脏：辛入肺，辛以散之，宣肺利卫，药如麻黄、桂枝、细辛、金银花、薄荷。

酸入肝，酸以收之，泻肝、柔筋、敛肝，药如白芍、乌梅、木瓜、山茱萸。

苦入心，苦以泻之，清热泻火、清心宁心，药如黄连、莲子心、竹叶卷心。

甘入脾，甘以培中，健脾益胃，药如黄芪、大枣、炙甘草、麦冬、天冬。

咸入肾，咸以软之、潜之，滋肾潜阳，补肾强腰，软坚散结，药如牡蛎、龟甲、鳖甲、盐炒杜仲、盐炒续断、芒硝。

（3）观其形，以形治形：中空升发，能发汗通窍，如麻黄、葱白、木贼。

以叶升发，能发汗透邪，如紫苏叶、桑叶、荷叶、大青叶。

以皮治皮，如大腹皮、茯苓皮、生姜皮、地骨皮、牡丹皮、桑白皮、白鲜皮。

以心治心，如竹叶卷心、莲子心、芭蕉心、桂心。

以子补肾，药如女贞子、枸杞子、菟丝子、覆盆子、韭菜子。

以核治丸，如橘核、荔核，在男子治睾丸之疾，在女子治乳房之疾。

以花治女，药如玫瑰花、合欢花、素馨花、凌霄花、鸡冠花、红花。

以藤治经，如鸡血藤、大血藤、海风藤、络石藤、青风藤。

以络治络，如橘络、丝瓜络。

以枝达肢，如桂枝、桑枝。

以木通气，药如檀香、沉香、降香。

以茎髓通溺，如灯心草、通草。

以仁润肠，如杏仁、桃仁、郁李仁、火麻仁。

以树脂如血能入血定痛，如血竭、乳香、没药。

以尿清火，如童便、人中白，下火最速，治目赤、咯血、鼻衄。

以粪去浊，如夜明砂、蚕沙、五灵脂、鸡屎白，以浊降浊，去浊存清。

以膜护膜，如凤凰衣。

以骨补骨，如猪脊髓、牡蛎。

（4）触其质，以质养质：质重者，多降、多潜、多滋填，如介贝类、金石类、种子类。金箔、银箔、朱砂，镇惊，宁心；牡蛎、龟甲、鳖甲等能潜阳；代赭石降逆；车前子、王不留行利尿通淋；菟丝子、女贞子、覆盆子入肾补肾。

质轻者，多升、多散、多通利，如花类、叶类。金银花、菊花、大青叶轻轻宣透除热，玫瑰花行气开郁化瘀，淡竹叶利尿。

质润者，属阴，养血、滋阴、生津、填精、润下为多。药如熟地黄，制首乌、黄精、桑椹、玄参、生地黄、当归、桃仁、杏仁、郁李仁。

质枯者，属阳，温阳、散寒、祛风、胜湿、升散为多，如风药、温阳类。药如羌活、藁本、柴胡、荆芥、细辛、桂枝、砂仁、厚朴。

（5）探其性情，知其功用：虫类药，喜蛰伏，昼伏夜动，常居于穴或石隙间，善穿行、打洞，能入络搜邪、解痉止痛。

介贝类，居于水中，性静，喜潜藏，如石决明、珍珠母、牡蛎、龟甲、鳖甲等，偏凉，多能潜阳、清热、养阴、安神。

飞禽走兽，多居陆路，飞者、走者，属阳，性动，如鸽子、公鸡、狗肉、羊肉、雀卵等，多能补阳、动阳、扰阳。

桑叶、桑白皮、桑枝、桑椹、僵蚕，性静，偏凉润。蚕食桑叶，其肌肤白嫩光洁，且能吐出晶莹光洁丝，故桑叶、桑白皮、僵蚕能清热化痰祛斑，桑椹养血容颜、乌发；桑枝生发乌发，可治痤疮、黧黑斑、脂溢性脱发、头发早白。

向日葵，其株向阳而开，故能除阴疾，能开郁，振奋胸阳。

夜关门、含羞草入夜则夜合，触之则阖，可疗失眠、夜尿多。

（6）居之地，处之时，而有其用：居田边、溪边、低洼湿地或较阴湿的林下，或可除湿，如羌活、千年健、虎杖、薏苡仁、石菖蒲、半夏；或可清热，如金钱草、鱼腥草、泽泻；或可养阴生津，如麦冬、玉竹、芦根、荸荠。

居于石隙间，可祛风通络，治痹痛，药如络石藤、鸡血藤、鸡矢藤、狗脊、骨碎补、独一味等。骨碎补生于树干、岩石上，能补肾强骨，续伤止痛。

现代药理研究表明其能改善软骨细胞,具有促进骨对钙的吸收及促进骨损伤愈合的作用。

居于严寒之地,能耐其寒者,其性多温,药如天山雪莲,其株所在地周积雪融化,而其药甘、苦、温,能温肾,止带;东北之鹿茸、人参、雪蛤,性温,大补之品。

生于淤泥之中,而洁净清醇者,如荷叶、莲子心、藕、荷梗、莲子等,"出淤泥而不染",故能去浊存清、祛斑容颜。

(7)中药微量元素:古代就重视微量元素在临床治疗中发挥作用。

金箔,银箔,有镇心、安神、定惊之功。《名医别录》《本草纲目》均有记载。凉开"三宝"之安宫牛黄丸、至宝丹中"金箔""银箔",而紫雪丹的加工制作更是用金锅银铲,东阿阿胶传统制作亦用金锅银铲。民间,亦有用金箔、银箔作为小儿压惊的偏方。《经效产宝》《妇人良方大全》均载上好之银煎水服可以镇惊安胎。此外,石决明、生石膏、珍珠母、牡蛎等含介贝、矿石类药,含钙成分,有类似现代医学抗过敏作用,故而用于皮肤疾患,每获佳效;牡蛎、乌贼骨制酸、敛肌,常用于治胃痛;雄黄、胡粉、硼砂、硫黄等药广泛运用于疡科。

2. 善用风药,引药上行克胜之疾 观风善行不居,风无孔不入,无处不到,遍及全身上下内外,由而推及风药亦有如此功用。"风为百病之长",祛风之药,亦能治百病。风药所治之病,不外两大类:一是风邪所致病,当用风药祛之;一是风药克胜之疾,当风药以除之。

(1)风邪所致之病:一是在上、在表、阳经之病。"高巅之上,唯风可到",风为阳邪易犯阳位,故而风药亦上行治上部、阳经、在表之病,如头痛、眩晕、瘾疹等。

二是动疾。风胜则动,物欲静而风不止,故而祛风可以止动。如眩晕、痉病、震颤等。

三是鸣疾。风胜则鸣,风止物静而声息,故而祛风可以止鸣,以治耳鸣、脑鸣、肠鸣等。

四是肝疾。风药入肝,主升主散,能条达肝气,顺肝之性即为补,以治眩晕、头痛、胁痛、郁证等。

(2)风药克胜之疾:一是湿邪疾患。由"风胜则干"而悟,风药可治湿疾。盖风属木,湿属土,木能克土,故风能胜湿。当湿邪为患,如泄泻、带下、肥胖等，可施以风药。如脂膏肥胖之人，可施以风药减肥。肥人多痰湿，《素问·阴阳别论》："二阳之病发心脾，有不得隐曲，女子不月，其传为风消。"《太素》曰："风消，谓风热病消骨肉也。"《类经》曰："风，木气也；消，枯瘦也……木邪胜土，故肌体风消。"风淫而肌体消削，由此悟出"风药减肥"之理。第一，风木克土，肌体脂消。脾属土，主肌肉，风属肝木，木能克土。风胜能克脾土，脾虚风木亦可乘之，脾土受风木克伐，肌肉无以充养，故而消减。或脾虚湿困，脂膏累累，风能胜湿，亦可消脂。第二，风能疏土，土运脂消。风木甲胆上升之气，"甲胆者风也，生化万物之根蒂也"，脾胃感之，脾胃之气何由不上升，脾以升为健，脾胃健运，湿去痰消，自然无脂膏堆积，故而风药有"减肥"之功。

二是下部或下行之疾。据"下者上之""陷者举之"之理，下行之疾，当用上行或升举之药，而此类多属风药。风药属阳，风性上扬，主升，故下部或下行之疾，佐以风药，可助其升，治疗久泄、带下日久、崩漏、遗尿等，从而达止泻、止带、止遗、止漏、固崩之功。风药亦可助其降，升已助降，腑气一通，升降相因，故能治下部失降失和之疾，如便秘、癃闭、腹胀。

三是火郁之疾。"火郁发之"，凡邪热郁遏于内而不得宣发者，当用风药发散郁火。如邪热闭郁所致之感冒、牙痛、肤疹等。热郁于内，只知清之、泻之，不若开窗泄热。

四是燥疾。风药其性开泄，味多辛，辛能散抑、散结、润燥，有"开腠理，致津液，通气也"之功。论治燥疾，"宜开通道路，养阴退阳，凉药调之"。然"开通道路"，多施以风药，开发郁结，保持玄府气液的宣通。风木生于肾水，植于肾水之中，肾主五液，肾中之水凭风木上升之气，得以上承，输布全身。故而临证内燥所致之疾如干燥综合征、消渴、脱发等，多稍佐风药治之。

五是失音。"风胜则鸣"，肺主气，司声音。肺气闭郁，声音不扬，当用风药开音。故有解语丹、大秦艽汤、地黄饮子以羌活、薄荷开音，此外蝉蜕开音，蝉鸣音响亮持久不衰，取类比象之理，可以治失音；木蝴蝶，形如咽喉，质轻上浮如风轻清上扬，可以开音。

六是痹病。人体以气血流通为贵，气血津液郁滞诸疾丛生。治当以流通血气为贵，稍多佐风药，风药善行不居，味多辛，辛以散抑、升散、宣通，故可治疗胸痹、痹证、输卵管不通不孕等疾患。

3. 喜用大黄，生熟同用所治甚广　其喜用、擅用大黄，每每生熟大黄同用,用之如用将,所治病证广泛。如慢性肾衰竭患者,肌酐、尿素氮、尿蛋白均异常增高,出现水肿,于辨证主方中加入生熟大黄,通腑泄水、泄毒、泄浊、逐瘀,肌酐、尿素氮降,水肿消。

大黄,味苦,寒,无毒。主下瘀血,血闭,寒热,破癥瘕积聚,留饮宿食,荡涤肠胃,推陈致新,通利水谷,调中化食,安和五脏,平胃下气,除痰实,肠间结热,心腹胀满,女子寒血闭胀,小腹痛,诸老血留结。

其功效甚多,所治甚广。或通腑泻火,或通腑逐瘀,或通腑降压,或通腑平喘,或通腑消痘,或通腑祛斑,或通腑降浊(高血脂),或通腑泄毒(肌酐、尿酸)。如上部之疾,上者下之,通腑清上,可治头痛、头晕、中风、目衄、鼻衄、齿衄、牙痛、脱发。浊疾积病,通腑泻浊。凡酒、食、痰、湿、气、水、瘀、斑、黄疸,以及实验室检查如氨基转移酶、胆固醇、尿酸、肌酐等指标异常,均视为浊垢或邪气,通腑退黄疸、消肤斑、消痘、解酒积、消食积、消胀、逐瘀、消痰、消水肿、降血脂、降尿酸、降肌酐,以治疗酒毒、食积、痰饮、肥胖症、黄疸、痛风、尿毒症。闭症,阖者开之,通腑开闭,以治便秘、经闭、癃闭。通腑、通经、通淋。肺与大肠相表里,通腑治肺,以治喘证、哮证、咳嗽。

4. 经验单药,临证经验一味见效 单味临证经验。如黄连以苦治甜,腰痛一味羌,鹿角霜通督,倒提壶固腑,苦参止悸,威灵仙化梗,地龙解痉,大黄泄浊,紫菀通便,草豆蔻消胀,牵牛子消食,蝉蜕止鸣开音,川芎疗头痛,童便治血症,玄参去无根之火,皂角刺溃脓止痒,白及生肌,乌贼骨、牡蛎制酸,刘寄奴疗癃闭,黄药子疗瘿疾,天竺黄疗脑疾,干蟾皮治癌肿,鹅不食草疗鼻衄,石决明疗肤病,青黛疗血病、骨髓病。

5. 活用对药,辨病辨证相辅相成

(1)生熟对药:张元素谓药"熟升生降",生药多主降,熟药多主升,因炮制改变或新增药物功用,生熟药同时入药,可相辅为用。常用生熟对药,如生熟地黄、生熟大黄、生熟枣仁、生制首乌、生熟诃子、生炒莱菔子、生炒蒲黄、生炒麦芽等。

(2)同株对药:同一植物因入药部位不同,其功用各异,常常并用,各取其长,有"殊途同归"之妙。如麻黄与麻黄根、榔片与大腹皮、苏叶与苏梗、制首乌与夜交藤、银花与银花藤、桑叶与桑白皮、橘核与陈皮、益母草与茺蔚子、枸杞子与地骨皮等。

（3）协效对药：历代本草，同"名"者颇多。药能同"名"，或入药部位相同，或有相同或相近的功用，其所治病证或部位亦应有相近或相同之处，故常常配对，协同增强疗效。此类常用药对有白术与苍术、白芍与赤芍、白丑与黑丑、白前与前胡、知母与贝母、大蓟与小蓟、茯苓与土茯苓、牡丹皮与地骨皮、仙茅与淫羊藿、补骨脂与骨碎补、石决明与决明子、麦冬与天冬、炒麦芽与炒谷芽等。

（4）小方对药：历代经典小方，简便效验，为历代医家喜用。常用小方对药，如左金丸之黄连、吴茱萸，交泰丸之黄连、肉桂，栀豉汤之山栀子、淡豆豉，良附丸之良姜、香附子，失笑散之蒲黄、五灵脂，金铃子散之川楝子、延胡索，枳术丸之枳实、白术，二至丸之女贞子、墨旱莲。其药味少，主治明确，疗效确切。

（5）其他对药：临证当辨病、辨证、对症入药，经典配对，往往如将如相，承担主治之重任。

辨病用药：如癌肿用鳖甲与莪术、冬凌草与葎草；肺痨，用葎草与百部；黄疸，用茵陈与田基黄；瘿瘤，用黄药子与海藻；肤病、膜病，用地肤子与白鲜皮；疮疡，用紫草、紫花地丁；痹证，用豨莶草与海桐皮；鼻疾，用苍耳子与辛夷；目疾，用石决明、决明子；风疾，用羌独活与防风；眩晕、头痛，用法半夏、天麻、羌独活。

辨证用药：如气郁，用佛手与郁金；湿郁，用苏叶与藿香、苍术与厚朴；湿热，用萆薢与六月雪、金钱草与田基黄。痰证，用胆南星与大贝母、石菖蒲与远志。痰瘀，用石菖蒲与郁金。阴亏，用白薇与玉竹、石斛与玉竹。气阴亏虚，用北沙参、二冬、五味子，或黄芪、百合、薏苡仁。肾虚，用生熟地与枣皮，或巴戟天、续断、狗脊。

对症用药：如纳差，用益智仁与木瓜；呃逆，用丁香与柿蒂；便秘，用紫菀与决明子；寒热错杂，用柴胡与葛根、柴胡与黄芩、黄连与桂枝；便血，用槐花与地榆；尿血，用大小蓟与石韦；咳嗽，用紫菀、款冬花、百部。

第二章 学术思想外延

一、从膜论治，悟出"膜之功用，膜病论治"

刘尚义教授重视膜的生理功能、病理变化以及临证治疗。其认为"体内疾患，我们可以想象把内'皮'翻过来，诸如咽、食管、胃、肠、膀胱、子宫等炎症、溃疡、包块等均暴露在肉眼下，我们可以从疡科角度来思考辨治"。临证治疗膀胱癌用冬凌草、地肤子、防风；治胃溃疡用蒲公英、大贝母、白及、牡蛎；食管梗阻用冬凌草、猫爪草、威灵仙、地肤子等均基于"在内之膜，如在外之肤"来论治。

膜，是指体内形如薄皮的组织。膜，如幕，如隔，如藤，如蔓，无处不在，随处异形，遍及全身上下内外。有筋膜、膈膜、膜原、油膜、三焦等称谓。《素问•痿论》："肝主身之筋膜。"《太素》："人之皮下肉上膜，肉之筋也。"《医学衷中参西录》："少阳主膜，人身之膜发源于命门，下为包肾络肠之膜，上为包脾连胃之膜，又上为膈膜及连络心肺之膜，此为上中下三焦。由膈膜而下连两胁为护板油之膜，又由膈膜而外出为人身肥肉瘦肉之间之膜，又外为皮内腠理之膜。"

人身之膜，内外纵横，互相通贯，在人体脏腑、经络、肌肉、关节等之间起着连结、分隔、保护、屏障、通道等作用。其主要功能有：一是连结作用。《类经》："肝主筋膜，应木之柔而联络关节也""脾胃相为表里，脾常依附于胃，以膜连着，而为之行其精液。"二是分隔作用。膜如隔，隔塞不通之义。《类经》："膈，膈膜也。人有膈膜，居心肺之下，前齐鸠尾，后齐十一椎，周围相着，所以遮隔浊气，不使上熏心肺也。"三是保护、屏障作用。《类经》："心包络，包心之膜络也，包络为心主之外卫。"四是通道作用。《素问•痹论》："荣者，水谷之精气也，和调于五脏，洒陈于六腑，乃能入于脉也，故循脉上下贯五脏，络六腑也。卫者，水谷之悍气也，其气慓疾滑利，不能入于脉也。故循皮肤之中，分肉之间，熏于肓膜，散于胸腹。"人身之膜，无不相通。人体气血津液无不游行于膜之间，赖于膜的通透与开合，得以宣通运行，敷布于人体上下内外。五是三焦作用。《血证论》称三焦为"人身上下内外之油膜"；《医学衷中参西录》"三焦亦是膜，发源于命门""人腹内之膜，以三焦最大"。膜除以上功用外，还有协助脏器、肌腠、组织、关节分泌排泄、吸收、感知的作用。

膜与外界相通，感邪生疾，或内虚膜伤。肝主身之筋膜，少阳主膜，膜可从肝、手足少阳论治，亦可随其所处部位或所属脏腑而论治。在内之膜，亦如在外之肤。《太素》："肉肓者，皮下肉上之膜也，量与肌肤同类。"随着现代科技不断引入医学，检测手段日新月异，在内之膜常可如人体皮肤一样，直观暴露于肉眼之下，可通过望膜之形、神、质、色的变化，来诊查膜之疾患，其治疗也可借鉴皮肤诊治方法，尤其针对口、鼻、咽、食管、胃、肠、膀胱、肾、子宫、阴道等内膜之疾可从"肤"来论治。如膜痒，用风药如地肤子、白鲜皮、蝉蜕、僵蚕、防风、羌活等祛风止痒；膜疮，用紫草、紫花地丁、蒲公英、白花蛇舌草等清热解毒消疮；膜烂出血或疮口不敛，用槐花、三七、白及、地榆、牡蛎等止血或敛疮。临证时，口腔溃疡用紫草、紫花地丁、地肤子、防风；咽痒咳嗽用蝉蜕、薄荷；胃溃疡用蒲公英、大贝母、白及；肠道溃疡用苦参、白头翁、防风、地榆；膀胱癌用地肤子；肾病用白花蛇舌草、僵蚕、蝉蜕。膜之疾亦当分虚实，实者泻之，虚者补之。

二、重视气化，强调"升降出入，虚实盈亏"

刘尚义教授临证重视气化，强调气机的升降出入，人体的虚实盈亏。临证立足于"升""降""出""入""虚""实""盈""亏"八个字，论方处药无不基于此。万物由变而化，由化而生。其"变化"，在人体即气化，其表现形式即气的升降出入运动。

《素问·阴阳应象大论》"味归形，形归气；气归精，精归化；精食气，形食味；化生精，气生形……精化为气"，概括了气化过程。《素问·经脉别论》曰："饮入于胃，游溢精气，上输于脾；脾气散精，上归于肺；通调水道，下输膀胱。水精四布，五经并行，合四时五脏阴阳，《揆度》以为常也。"揭示气化过程离不开脏腑及其气化的作用。《灵枢·根结》"太阳为开，阳明为阖，少阳为枢"，枢者，开阖之枢纽也。气之升降出入，内外转旋，亦赖于人体之开阖枢机相辅，方能得以正常运行，以维持人体的生命活动与确保身体健康。

气化关键在于脏腑气机的升降出入，一旦升降出入失常，则疾病丛生。从脏腑而言，肝左升，肺右降，心火下降，肾水上承，运行上下者脾（胃）也；肺主出气、肾主纳气，肝主升发、肺主肃降，脾主升清、胃主降浊，以及水升火降、心肾相交，其气机升降出入之枢在脾胃。脏腑气机调畅，其升降出入处于一个相对协调的平衡状态，从而维持人体物质的代谢、身体的健康。若脏腑气机失常，打破升降出入的相对平衡，人体就会产生疾病。

"日有寒温明晦，月有空满盈亏"，人亦有"虚实盈亏"。人体正常生理状态下，在气的升降出入运动变化过程中，脏藏而不泻，腑泻而不藏，维持着"虚"与"实""盈"与"亏"相对的交替状态。潮汐有消长，月体有盈亏，人体气血亦盈亏，盈亏消长自然而平。若脏腑气血之虚实盈亏消长失常，正气虚，邪气实，疾病变幻丛生。经曰"邪气盛则实""精气夺而虚"，此二语被古人称之为"医宗之纲领，万世之准绳"，乃虚实之大法、病治之大纲，实则当泻，虚则当补，损其有余，补其不足，恢复人体气之升降出入，使机体阴阳复归于相对平衡。

三、以风论治，倡导"百病、怪病生于风"

刘尚义教授倡导"百病生于风"。经临床观察认为，风邪致病尤多，诸如中风、眩晕、头痛、震颤、痉病、痹证、咽痒咳嗽、迎风流泪、口腔溃疡、胃溃疡、肠鸣、泄泻、尿血、瘾疹、脱发等，无不由风邪所致。风为无形之邪，变化百端，善行不居，无孔不入，无处不及，其致病广泛，遍及人体内外上下，症状不一，奇难怪症尤多，临证须细察详辨，处方论药方不失策，否则棘手难疗。其临证喜用风药疗风疾，如口腔溃疡用羌活、防风，咽痒咳嗽用薄荷、蝉蜕，脑鸣耳鸣用蝉蜕、防风，脱发用地肤子、羌活、防风，每获佳效。

《内经》载风邪致病尤多。《素问·玉机真脏论》揭示风邪从肌腠而入，由肺及肝，由肝及脾，由脾及肾，由肾及心，各传其相胜之脏而致病。《素问》又专设"风论"篇述风邪所致病及症状。风终岁常在，人之五脏六腑，皮、脉、筋、骨、肌肉，人体之上下、内外、表里未有不伤于风而致病者。可见，风邪致病最多，故《素问·玉机真脏论》曰"风者百病之长也"。

风为阳邪，易袭阳位。上部、阳经、肌表易为风邪所伤。"伤于风者，上先受之""高巅之上，唯风可到"，故头部及耳目口鼻诸窍之疾，如脑风、偏头痛、斑秃、头屑、鼻鸣、目风、耳鸣、口疮等。肌肤居于表，属外属阳，如人体之屏障，外邪入侵从皮毛而入，而风为百病之长，往往携他邪侵犯，故皮肤病多有兼风，如疬风、瘾疹、黧黑斑、紫白斑、白疕、湿疹、缠腰丹等。

风性开泄，属阳主开。肌腠开泄，津液失固，而见自汗、鼻涕、目泣、带下、泄泻、肠风飧泄等症。

风善行而数变，善动不居，游走不定，故凡病症游走不定者，如行痹、瘾疹、风水等，多由风所致。

风胜则动，动病多风。曲直动摇，风之用也。物欲静而风不止，具动摇不定的病症，如中风、眩晕、痉病、震颤、目瞤、瘛疭等。

风胜则鸣，鸣疾多风。如脑鸣、耳鸣、鼻鼾、鼻鸣、咳嗽、哮喘、太息、嘈杂、肠鸣等。

风胜则干，其性开泄，又为阳邪，易伤津液，出现皮肤干燥综合征、脱发、消瘦、消渴、风消、偏枯等。

风胜则肿，其性轻扬，风生水起，风水相搏，推波助澜，水湿泛溢于肌肤，出现水肿。

风有内外之分。外袭之风，每乘虚而入，其人因乎虚，而中风邪。内生之风，每因于肝盛、肝怯而生风。肝属木，主风，肝虚、肝实往往生风而致病亦多。

《素问•骨空论》"风者百病之始也"。一是指风为百病之始，风邪常兼他邪伤人。风邪为病，四季皆有，凡寒、湿、暑、燥、热诸邪，常依附于风而侵犯人体，风与寒相搏，风与热相煽，风与燥相干，风与湿相持，从而形成风寒、风热、风燥、风湿等病证。二是指风邪致病最多。风性善动，无孔不入，无处不到，人身脏腑、经络、肌腠等全身上下内外无处不及，无处不到，随处而息，致病尤多。风性飘荡，动静不常，犯于诸经，变为万病，病状不一，或有难以名状者，故有"百病生于风""怪病生于风"之说。

四、痰瘀论治，指出"怪病难症不离痰瘀"

刘尚义教授认为，百病生于风、气、痰、瘀，虚邪责之于气与风，实邪非痰则瘀。临证中难症、顽症、怪病、奇病，往往由痰或瘀所致。痰、瘀均为阴邪，致病广泛，病多缠绵迁延，故认为"久病不愈，非痰则瘀"。其治疗一例顽固性水肿患者，据"血不利则为水"之理，从痰瘀论治，投以真武汤加胆南星、刘寄奴、益母草，应手辄效。又如一久咳不愈患者，责之痰饮与瘀阻，投以小青龙汤加川芎、降香，数帖咳止。

刘老认为，痰有有形和无形之分，而无形之痰致病尤多。古人云怪病之为痰者，或痰为百病之母者，或有十病九痰之说，多指"无形之痰"。丹溪云"百病中多有兼此者""痰病有十：有风痰、湿痰、热痰、寒痰、郁痰、食痰、气痰、酒痰、惊痰、虚痰，其源不一"。与丹溪同时代的医家王隐君对痰证有详尽生动的论述："痰之为物，随气升降，无处不到。为喘为嗽，为呕为泻，为眩晕心嘈，为怔忡惊悸，为寒热肿痛，为痞满膈塞，或胸胁辘辘如雷鸣，或浑身习习如虫行，或身中结核，不红不肿，或颈项成块，似瘰非瘰，或塞于咽喉，状若梅核，或出于咯吐，形若桃胶，或胸臆间如有二气交纽，或背心中常作一点冰冷，或皮间赤肿如火，或心下寒痛如冰，或一肢肿硬麻木，或胁梢癖积成形，或骨节刺痛无常，或腰腿酸刺无形，或吐冷涎绿水黑汁，或梦烟火剑戟丛生，或大小便脓，或关格不通，或走马喉痹，或齿痛耳鸣。以至劳瘵、癫痫、失音、瘫痪，妇人经闭带下，小儿惊风搐搦，甚或无端见鬼，似祟非祟，悉属痰候。"凡此种种，病证繁多，症状不一，实乃"百病皆由痰作祟"。

瘀血是指身体内血液运行不畅，或血液瘀滞，或血溢脉外、离经之血留于体内，成为瘀血。瘀血积存体内，既是病理产物，又是致病因素。

瘀血的形成，除外伤、血脉损伤瘀血留滞外，外感六淫、内伤七情、饮食环境等皆可为导致瘀血产生的因素。无论何因，无非伤及气血，或直接伤血而瘀，或由气及血而瘀。直接伤血，王清任曰："血受寒则凝结成块，血受热则煎熬成块。"气病及血，气虚则无力摄血，血溢脉外，或运血无力，滞留而瘀；气升、气热则血随气逆、气散，或逆散于脉外，或壅滞为瘀；气结、气滞、气寒则血运行不畅，凝滞积留而瘀。如此种种，均能形成瘀血。其致病特点为疼痛拒按、刺痛、痛有定处，形成肿块，口唇舌质青紫，脉涩等。瘀阻脏腑、经络、肌腠，可遍及全身上下内外，无处不及，症状不一。如瘀阻于心，则胸痛胸闷，心悸不宁，多梦失眠，甚或癫狂；瘀阻于肺，则见咳咯胸痛，痰涎见红，或久咳不止；瘀阻于胁，则疼痛拒按，或见癥积；瘀阻胞宫，则小腹疼痛，经行不畅，色黑有块，甚或不月、不孕；瘀阻四肢，则肢节疼痛、麻木冰冷等。

治疗上遵叶氏"久病入络"说，立法遵仲景辛润通络法，善用桂枝茯苓丸、大黄䗪虫丸、桃核承气汤等，以及王清任之通窍活血汤、血府逐瘀汤、少腹逐瘀汤、膈下逐瘀汤等加减出入。

痰与瘀往往相兼为病。《丹溪心法》"痰夹瘀血，遂成窠囊"；《血证论》"血积既久，亦能化为痰水"，指出"血病兼水""水病而累血"。窠囊痰瘀，随处而居，变怪百端，每致怪病、奇病、顽症、难症丛生，胶着互结，缠绵难愈。

五、久病治肾，推崇"五脏之伤，穷必及肾"

古人云"阳邪之至，害必归阴，五脏之伤，穷必及肾""百病之极，穷必及肾"。病自上损下，至肾则病重矣；或他脏先病，后及于肾，及于肾者，危重症也。故刘尚义教授经常强调，不要等到图穷匕见之时才关注肾，贵在知微见著，在疾病早期就要顾护肾气。

刘老潜心研究朱丹溪、张景岳之学术思想，丹溪倡"阳常有余，阴常不足"，首重真阴，指出"阴精难成易亏"；景岳倡"阳非有余，阴本不足"，重视阳气，不忽乎真阴，指出"阳气易失难复"。其遵两位先生之旨，临证重视肾，对肾在人体生理、病理、疾病预后中的重要作用体会最深。

肾为先天之本，藏精，主生长发育及主生殖，主骨生髓，又主水，主五液，主纳气，为气之根，司封藏，为精血之海，为五脏之本。开窍于耳及二阴，其华在发，与膀胱相表里。腰为肾之府。肾脉贯脊，会于督脉，别入跟中。人的生长壮老已取决于肾气之盛衰。若先天禀赋不足，或后天失养、房劳过度、久病失治、重病耗伤肾精，往往出现肾虚症状；若痰、饮、水、湿、热、毒、瘀、风等乘之，累及膀胱，导致肾、膀胱邪实之证。对此，刘老采用温阳、滋阴、化痰、逐饮、除湿、利水、清热、泄毒、逐瘀、祛风、通淋、去浊等多种方法治之，应对自如。

肾乃元气，为健康之本、性命所系。景岳曰："元阳者，即无形之火，以生以化，神机是也。性命系之，故亦曰元气。元阴者，即无形之水，以长以立，天癸是也。强弱系之，故亦曰元精。元精元气者，即化生精气之元神也。"肾为阴阳水火精气同居之脏，人体健康归于阴阳水火的相对平衡。一旦摄生不慎，易致虚损病症迭起。"其有气因精而虚者，自当补精以化气；

精因气而虚者，自当补气以生精。又有阳失阴而离者，有补阴何以收散亡之气；水失火而败者，有补火何以苏垂寂之阴？此又阴阳相济之妙用也。故善补阳者，必于阴中求阳，则阳得阴助，而生化无穷；善补阴者，必于阳中求阴，则阴得阳升，而源泉不竭。"指出治肾当阴阳互济，精气互生。丹溪云："阴常不足，阳常有余，宜常养其阴，使阴与阳齐，则水能制火，斯无病矣。"盖"阳虚易治，阴竭难医"，其尤其重视调补肾阴。

六、论药处方，重视"治病八法，用药十剂"

刘尚义教授论药处方，十分重视"十剂""八法"，应用自如，体会尤深。

清·程钟龄《医学心悟》："论治病之方，则又以汗、和、下、消、吐、清、温、补八法尽之。"汗者，散也。和之法变化无穷，有清而和者，有温而和者，有消而和者，有补而和者，有燥而和者，有润而和者，有兼表而和者，有兼攻而和者。下者，攻也，攻其邪也。消者，去其壅也。吐者，治上焦也。清者，清其热也。温者，温其中也。补者，补其虚也。八法兼众法。刘尚义教授对"下法"深入研究，应用尤广，如己椒苈黄丸治喘，桃核承气汤治瘀阻经闭，十枣汤治鼓胀，喜用大黄、紫菀、桃仁、决明子、火麻仁等药通腑泻浊；尤其将生熟大黄同用，以治喘咳、眩晕、腹胀、水肿、黄疸、痛风、尿毒症、肥胖症、经闭等。

十剂始于古代的北齐徐之才，原是按功用归类药物的一种方法，如《本草纲目·序例》引《药对》曰"药有宣、通、补、泄、轻、重、涩、滑、燥、湿十种"，即"宣可去壅""通可去滞""补可去弱""泄可去闭""轻可去实""重可镇怯""涩可固脱""滑可去著""燥可去湿""湿可去燥"，十剂亦是方剂按治法或功能分类的一种方法。如重可镇怯，常用朱砂、磁石、代赭石、石决明、龟甲、鳖甲、金、银等金石介贝质重、镇潜之品，以潜阳、宁心、安神、定惊、安胎，以治疗眩晕、惊悸、怔忡、癫狂等疾，临证常用磁朱丸治癫痫、不寐、心悸；小儿夜惊睡卧不宁，可用母亲手上金或银戒指煮水以安神定惊。涩可固脱，常用龙骨、牡蛎、五味子等收涩之品，以止汗、止血、止遗、固脱，以治喘脱、汗出、出血、遗尿等，如用张锡纯之补络补管汤治肺癌咯血日久不止；心阳虚脱者，常用四逆汤合生脉饮加龙牡潜阳固脱。

七、内外皆修,遵循"治外必本于内,治内有应于外"

外治法在疡科领域占有非常重要的地位。刘老在肿瘤治疗过程中不拘泥于一法,将针刺、艾灸、药物等不同治法,按照临床病症的不同辨证需要灵活运用,内外兼顾,优势互补,增强疗效。刘老临床常用自制蟾灵膏内服、温阳化癥膏外敷防治肿瘤复发转移,控制癌性疼痛,堪称内外兼修的经典。阴疽、流注、痰核、横痃、积聚肿块之成形多为阴寒邪毒之气留踞不去,气血涩滞,痰湿内阻,积久则血气瘀滞、脉络不通。临床面对肿瘤所致疼痛患者,除了给予口服汤剂以外,根据患者经常痛有定处或体表包块处疼痛明显的特点,刘老研制了温阳化癥膏外敷镇痛消癥。临床尚有恶性胸腹水、癌性发热、放化疗所致恶心呕吐等,刘老常习惯用内外修治的方法针对性治疗,常常能起到增强疗效的作用。

八、阴阳互济,首要"损有余,补不足,平衡阴阳"

肿瘤疾病是由于人体阴阳平衡失调造成的,阴阳动态平衡的破坏是肿瘤发生发展总的病机。刘尚义教授素来推崇张仲景,自谓"仲景门徒"。阴阳平衡是中医理论的总纲,也是《内经》的精髓所在。《素问·阴阳应象大论》有云:"阴阳者,天地之道也,万物之纲纪,变化之父母,生杀之本始,神明之府也。"仲景在《伤寒论》太阳篇指出:"阴阳自和者,必自愈。"这段原文指出无论何种疾病,采取何种治法,最终目的都是要达到"阴阳自和",才能获得痊愈。目前大家认为"正虚邪积"是肿瘤发生的病机所在。《外科医案汇编》曰:"正虚则为岩。"仲景在理虚同时,强调阴阳调和。他指出"阴阳相抱,营卫俱行,刚柔相得,名曰强也",这就说明身体强壮,有赖于营卫之通与阴阳之和;若营卫不通,阴阳不和则病变丛生。基于此,刘尚义教授认为肿瘤病机以虚为本,就其基本病理而言,仍属阴阳失调,临床上借助药物或其他疗法来补偏救弊,补不足,损有余,以平衡阴阳,可达到控制肿瘤病情发展的作用。所以肿瘤治则以"平衡阴阳"为首要,这也是中医的优势所在。

第三章　引疡入瘤的创新意义

一、继往开来，传承守正创新

虽然疮疡和肿瘤历经了数千年的发展，对两者的认识也有部分文献记载，但中医肿瘤学与疡科相关理论体系的结合，仍缺乏系统完善的挖掘、整理、创新及推广应用。刘尚义教授在师从葛氏疡科传承人赵韵芬老前辈的基础上，系统学习疡科疾病的诊治，遵古不泥古，创新不离宗，在参悟到疡科理论及其治则治法对肿瘤的辨治亦有一定的临床价值后，刘老逐渐将外疡科的诊疗思路及用药经验引用到肿瘤的诊治中，融会贯通，匠心独运，自成一体，以"从膜论治"为指导，将疡科的"理、法、方、药"引入到肿瘤的防治中，形成了"引疡入瘤"的学术思想，即"疡理诊瘤""疡法治瘤""疡方医瘤""疡药疗瘤"，极大地开创了疡科与中医肿瘤的相通性，理论思路得到了创新。

二、另辟蹊径，首创疡瘤理论

刘尚义教授在"疡理诊瘤"的基础上，根据疡科内治消、托、补的治疗原则，提出肿瘤治疗亦需按其不同的分期施治，一般遵循初期以消为主，中、后期以托、补为主的治疗理念，而这种分期理念在一定程度上丰富发展了肿瘤辨证治疗的内涵。同时刘尚义教授也强调因个体差异，临床对恶性肿瘤的诊治很难区分其所处阶段，此时便需根据患者具体情况具体分析，将其所表现出的证有机融合在一起，将"疡法治瘤"融会贯通，从疡科角度对肿瘤进行辨治，开拓了肿瘤辨治的方向，并将"疡方医瘤""疡药疗瘤"灵活应用于临床，收效颇大，一定程度上开拓了疡法、疡方、疡药治疗肿瘤的理念与方法。

现代医学研究表明,肿瘤的发病与炎症密切相关[1],"炎 - 癌转化"是肿瘤发生发展的重要途径,这与疡科疾病的进展是相关的[2]。研究表明,很多疡科疾病随着病情的进展可发为癌症,如胃溃疡到胃癌、皮肤溃疡到皮肤癌等。因此,有效控制炎症反应是阻断"疡 - 癌"恶化的关键环节。此外,研究发现,肠道菌群与肿瘤发病高度相关,定植于消化道黏膜上的肠道微生物通过一系列的生物学行为调控着肿瘤的进展[3]。这与刘老提出的"在内之膜,如在外之肤""肤膜同位、肤药治膜"的诊疗理念相契合。炎症、溃疡、肿瘤等均可按疡科理论来辨证施治,进一步指出"肤膜同位",可"肤药治膜"。因此,"从膜论治"尤其适用于富含黏膜的空腔脏器疾病,并总结出膜痒、膜疮、膜热、膜烂出血等临床病症的诊治要点,这些治疗理念思路和现代医学的研究是相印证的。

三、疡瘤互见,发掘诊治新思

疡科的诊疗范围主要包括皮肤科、肛肠科、五官科、烧伤、冻伤、虫兽所伤等疾病,肿瘤并不包含在其诊治范围内。刘尚义教授"引疡入瘤"学术思想开拓了疡科的诊疗范围,使疡科理论在肿瘤疾病防治中得以发扬光大,同时,疡科诊疗特色也得到了挖掘。肿瘤的治疗中平衡阴阳不仅是治疗的最终目的,也是取得疗效的关键所在。当前对于肿瘤的治疗以现代医学手段为主导,同时配合中药内服及中药外敷、熏蒸、针灸等理疗手段,在对肿瘤并发症如癌性疼痛、恶性胸腹水等方面亦具有较好的疗效。刘尚义教授将疡科理论和方法灵活应用于肿瘤的防治之中,善用"疡方医瘤""疡药疗瘤",为肿瘤疾病的临床辨治提供更多的思路。

四、锦上添花,丰富中医理论

刘尚义教授主张"从膜论治"肿瘤疾病,故创造性地提出"从膜论治""引

---

[1] 林嘉敏,吴夏慧,罗毅. 结直肠癌的炎癌转化研究进展 [J]. 中国肿瘤临床与康复,2021,28(3):378-381.

[2] 袁嘉嘉. "炎 - 癌转化"的病因病机及防治策略研究 [D]. 南京:南京中医药大学,2016.

[3] 杜欢,范觐嘉,范密,等. 肠道菌群对恶性肿瘤进展及治疗的影响 [J]. 医学信息,2022,35(2):57-60.

疡入瘤"的诊疗观念,独辟蹊径,并形成了"引疡入瘤"的学术思想,总结出了"疡理诊瘤""疡法治瘤""疡方医瘤""疡药疗瘤"的学术观点。即在疡科理论的指导下,运用疡科治疗方法及药物对肿瘤疾病进行诊治,并在此基础上外延出"膜之功用,膜病论治""百病、怪病生于风""升降出入,虚实盈亏""怪病难症不离痰瘀""五脏之伤,穷必及肾""治病八法,用药十剂""治外必本于内,治内有应于外""损有余,补不足,平衡阴阳"八条学术认识,极大地丰富了中医理论基础及治疗理念。

第四章　临床运用

一、脑瘤

（一）概述

1. 引疬入瘤用于脑瘤的立论基础　古代医籍在"头痛""真头痛""头风"等疾病中提到了一些与之类似的症状。脑瘤是颅内一系列良恶性肿瘤的统称,虽发病率低,但更易对生命安全构成严重威胁。目前针对脑瘤的西医治疗方式主要有手术、放疗、化疗、靶向及免疫治疗等。但疗效欠佳,且并发症繁多,如术后头痛、头晕等症,放疗后放射性皮炎等。脑位于诸脏腑之上,为其他药力所不及也。刘老认为,脑膜亦可归纳为"肤膜",脑肿瘤论治时,同样可以运用"肤膜同位""肤药治膜"理论。

2. 脑瘤病因认识　颅内肿瘤的发病原因目前尚未明确,一般认为由于受到多种因素的作用,某些细胞的生长失去抑制,从而在局部形成增生与异常分化的新生组织,并且能破坏正常的组织与器官。已知与颅内肿瘤发病有明显关联的因素,包括接触电离辐射以及部分遗传综合征。同时,受先天因素影响,胚胎发育中一些残留细胞或组织也可分化长成颅内肿瘤。本病属中医学"脑积"等范畴,病因主要是饮食失调、感受外来邪毒风、火、痰、湿、瘀、毒等,乘虚上窜脑海,占据清阳之位,正气不足,邪壅日甚,而发为本病。

3. 脑瘤病机分析　对于脑瘤的病因病机,目前诸医家尚未达成统一的共识,临床用药时也各有侧重。但总体上可将其归纳为以正气亏虚为本,风、火、痰、瘀、毒邪为标的虚实夹杂的发病机制,脑髓空虚,诸邪(风、火、痰、瘀、毒)乘虚而入,积聚盘踞于脑部,日久化生包块而发为脑瘤。属虚实夹杂之证,其内因久病耗伤、气血亏虚不能上荣于脑,则脑髓失养而致髓海空虚；又因脑为髓海，如有房劳伤肾、惊恐伤肾、先天肾元不足等导致肾精不足，肾不生髓上充于脑，则脑髓空虚。

4. 脑瘤辨识要点 首辨疾病之虚实，依据脑瘤病因病机，疾病初起多以邪盛为主，临床表现为剧烈头痛，可伴随剧烈呕吐等症。病程日久，正气无力抵抗，常出现体虚易感，阴虚发热等症。

（1）肾虚失养、脑髓空虚：本型多见术后及放化疗后，表现为虚痛，健忘，耳鸣，腰膝酸软，夜尿频繁，舌淡红，苔薄白，脉虚细。

（2）痰热上扰：本型多见头晕头重，甚至昏迷，或有恶心呕吐，或口干，大便干结或便秘，舌苔黄厚腻，脉滑有力。

（3）阴虚内热：本型多见于脑瘤术后患者，可见午后低热，或发热汗出，舌红，苔薄白，脉细数。

（4）肝阳上亢：本型多见于脑瘤多发，未能手术者或术后复发难以手术者，因瘤体增大迅速产生压迫症状而出现头痛剧烈，视物模糊，目不能转，白眼上翻，恶心呕吐，肢体抽搐，头重脚轻，行走不稳，面赤易怒，口干便结，舌红苔薄黄或黄腻干，脉数或滑数、弦数。

（5）阳虚不化：本型多见于脑瘤术后或行多次放化疗后，可见精神疲倦，面色㿠白，头晕头重，舌淡胖，边有齿痕，苔白或白腻水滑，脉沉。

5. 脑瘤治法方药 脑瘤多以消癥散结、理气化瘀为基本治法，气滞血瘀是疮疡发病的病理基础，因此，活血化瘀药物在疡科临床应用广泛，代表药有莪术、蜈蚣等。肿瘤发生发展过程中常常积聚而化热，热甚者，当配以清热解毒之品，刘老常用的清热解毒代表药有冬凌草、葎草等。疾病发展后期，多正气亏虚，当配伍固护正气药物。百病多因风作祟，临床上论治肿瘤时，佐以祛风之药，多有奇效。高巅之上，唯风可到，可借助风药将药性上引，事半功倍。

6. 脑瘤常见并发症 脑肿瘤会引起以下两个方面的并发症：疾病初期，肿瘤占位压迫会引起颅内压的增高，特别是周围的脑水肿使颅内压急剧增高，从而出现高颅压的症状，如头痛、呕吐；肿瘤浸润性生长，直接影响脑组织结构，导致神经系统功能异常，如行为举止异常，甚至继发癫痫等；肿瘤压迫重要功能区，如肿瘤占位压迫支配肢体运动的神经，则会出现神经系统相关症状，如肢体进行性无力，肌肉萎缩，甚至是偏瘫等；疾病发展到后期，脑肿瘤全身多发转移，同样会影响患者生活质量。

（二）医案选录

[**案 1**]

刘某，女，48 岁，2020 年 11 月 17 日初诊。

主诉：确诊脑胶质瘤 5 月余，头皮瘙痒 1 月余。

患者 5 月前确诊脑胶质瘤，1 月前无明显诱因出现头皮瘙痒，伴头侧部皮疹，无破溃及渗出等，就诊于当地医院，予抗过敏、止痒等对症处理后稍好转，但上症易反复，故就诊。刻下症：头皮瘙痒，伴头侧部皮疹，无破溃及渗出等，偶有头晕，面色少华，双目干涩，纳眠欠佳，二便尚可，舌淡，少苔，脉弦细。

诊断：脑积。

辨证：血虚生风。

治法：滋阴养血息风。

处方：醋鳖甲 20g^{（先煎）}　莪　术 10g　　生地黄 20g　　当　归 20g
　　　地肤子 20g　　白鲜皮 20g　　白　芷 10g　　防　风 10g
　　　酸枣仁 20g

10 剂，水煎服，日 1 剂。

二诊：10 日后复诊，药后头皮无明显瘙痒及异常分泌物，睡眠改善，口干，食欲不振，继以滋阴、健脾养血为法。去白芷、防风，加用白术、茯苓健脾养血。

三诊：7 日后复诊，药后诸症明显缓解。

按语：患者肾虚不充，髓海失养，肝肾同源，肾虚肝亦虚，肝风内动，邪毒上扰清窍，痰蒙浊闭，阻塞脑络，发为脑瘤。刘尚义教授认为"百病生于风"，本病例可归纳为"膜痒"范畴，膜痒以局部皮肤或黏膜麻木、疼痛、瘙痒或分泌物增多为主症。患者素体虚弱，血虚失养，故见面色少华；血虚致风动，风性轻扬，侵袭阳位，故见头晕，失眠；循经上行，故见头部瘙痒。舌淡，少苔，脉弦细均为血虚风动之象。故采用滋阴养血息风之法，方中地肤子、白鲜皮为刘老临床常用清热燥湿，祛风止痒药对，白芷、防风解肌透表止痒，配伍生地黄益气养阴，当归补血活血，血行则风自灭，酸枣仁宁心安神。诸药合用，共奏养血润燥、祛风止痒之功。本病例体现刘老从"肤"论治思想，运用皮肤科常用药物地肤子、白鲜皮、白芷、防风等祛风药物对症止痒，且从养胃阴入手，加用养血之品，全方祛风养血并用，标本兼顾；二诊患者头皮瘙痒缓解，遂去防风、白芷，改予白术、茯苓以固护后天之本，使气血生化有源。三诊诸症皆改善。

[案2]

王某，女，41岁，2021年3月10日初诊。

主诉：确诊脑瘤5月余，颈部包块肿大3月余，破溃、出血1月余。

患者除上述情况外，伴腰痛，超声检查提示：颈部淋巴结转移瘤。为求中医治疗来诊。刻下症见：颈部见一约10cm×10cm包块，破溃、出血，伴咽干，大便难下，舌质红，苔黄，脉滑数。

诊断：脑积。

辨证：湿热证。

治法：清热解毒，止血敛疮。

处方：醋鳖甲20g^(先煎)　　莪　术10g　　玄　参10g　　金银花30g
　　　当　归10g　　　　地榆炭20g　　槐　花20g　　玉　竹20g
　　　紫　草20g

7剂，水煎服，日1剂。

二诊：7日后复诊，药后出血减少，大便一日一行，口燥咽干，舌红，苔薄黄，脉细数。热证稍退，阴液已虚，治疗上予清热养阴，止血敛疮为法，原方去金银花、玄参，加用牡蛎、石斛养阴清热。

三诊：10日后复诊，药后出血消失，咽干好转，大便成形，继用15剂，药后诸症明显缓解。

按语：刘老认为治诸窍"膜"疾，亦可从"皮"的论治经验入手，本例患者感受热毒之邪，热邪迫血妄行，血溢脉外，故见颈部包块流血；热甚伤津，故见咽干，热结于肠道，耗伤阴液，故见大便燥结难解，舌质红，苔黄，脉滑数皆为一派热象。故采用清热解毒，止血敛疮之法。方中醋鳖甲、莪术消癥散结，金银花、当归、玄参清热解毒以攻邪，地榆炭、槐花止血敛疮，玉竹为佐药，养阴清热，防止热甚伤阴，紫草敛疮。二诊患者热证已退，阴液损伤，故予牡蛎、石斛养阴。

[案3]

林某，女，46岁，2021年2月17日初诊。

主诉：确诊胶质母细胞瘤2月余，放疗1次。

患者于2个月前诊断为胶质母细胞瘤，行头部放疗后出现不规则发热，予对症抗感染无明显缓解，病情易反复，故就诊。刻下症见：间断发热，体温最高38.5℃，伴烦躁不得眠，手足心热，咽干口渴，大便干结，舌红少津，脉细数。

诊断：脑积。

辨证：阴虚发热。

治法：养阴清热。

处方：醋鳖甲20g^{（先煎）}　莪　术10g　冬凌草20g　　萆　草20g
　　　北沙参20g　　　麦　冬20g　醋龟甲20g^{（先煎）}　百　合20g
　　　酸枣仁20g

15剂，水煎服，日1剂。

二诊：15日后复诊，患者自诉药后10余日无明显发热，烦躁较前好转，睡眠可，二便尚可，夜间盗汗，舌红少津，脉细数。继予养阴清热，兼顾敛汗。去醋龟甲，加用浮小麦。

三诊：1月后复诊，患者诉无发热症状，盗汗明显改善，纳眠可，二便调，舌红润，脉滑。继用15剂，药后诸症明显缓解。

按语：不明原因发热亦可借鉴外疡治法，从"肤"论治，可将其归纳为"膜热"范畴。患者行头部放疗耗伤阴液，虚热内扰而致不规则低热；热扰心神，故见烦躁不得眠；热甚伤阴，故见手足心热，咽干口渴，大便干结；结合舌脉皆为阴虚内热之象，故治疗当以清热解毒，滋阴安神为法。方中冬凌草、萆草清热解毒，祛除膜之热；北沙参、麦冬养胃阴，生津止渴，胃阴充盈则后天生化有源；醋龟甲兼顾先天之肾阴，百合、酸枣仁养阴清热，宁心安神。刘老在膜热辨治当中常着手于胃肾之阴，先后天并调，同时清热解毒，防止热势传于其他脏腑。二诊热势已退，阴液已虚，阴阳失调，故见盗汗，治疗上去醋龟甲，加用浮小麦固表止汗，配伍原方之养阴之品，阴阳平调则汗自除。

[案4]

杨某，女，51岁，2021年11月17日初诊。

主诉：确诊胶质母细胞瘤5月余。

患者2021年6月经病理活检确诊为胶质母细胞瘤，行"部分脑组织切除术"（具体不详），术后患者出现周期性头部疼痛，痛引肩背部，疼痛可忍，平卧休息可稍缓解,伴头目眩晕、神疲、心悸、失眠、多梦,舌暗淡,苔薄白,脉细涩。

诊断:脑积。

辨证:气虚血瘀。

治法:活血化瘀。

处方:醋鳖甲20g^(先煎)　莪　术10g　萆　草20g　熟地黄20g
　　　丹　参10g　　川　芎10g　当　归20g　白　芍10g
　　　冬凌草20g

二诊:14日后复诊,头部疼痛较前改善,二便尚调,继以活血化瘀为法,兼以宁心安神,在原方基础上去白芍、冬凌草,加用五味子、酸枣仁。

三诊:2周后复诊,药后头晕、心悸、失眠消失,原方继用2周后诸症消失。

按语:本例脑胶质母细胞瘤术后,出现周期性头部疼痛,痛引肩背部,起病初期疼痛剧烈,甚至影响夜间睡眠,伴神疲、心悸、失眠等气虚血瘀之象,结合舌苔脉象不难辨证。一诊方中醋鳖甲、莪术养阴散结;冬凌草、萆草清热解毒;丹参、川芎活血行气、调畅气血,以助活血之功;芍药养血和营,以增补血之力;以甘温之熟地黄、当归滋阴补肝、养血调经;全方配伍得当,在养阴散结基础上,行气化瘀止痛,使瘀血祛、新血生、气机畅。二诊血瘀症状得到改善,加五味子、酸枣仁宁心养血安神,则诸症好转。

[案5]

熊某,女,15岁,2021年11月20日初诊。

主诉:确诊脑瘤5月余。

患者5个月前CT诊断为脑瘤晚期,并拒绝行进一步穿刺活检明确病理诊断,3个月前无明显诱因出现举止反常,经常喃喃自语,与家人不能正常沟通,心情郁闷,睡眠差。脉沉细,舌红、苔薄黄。

诊断:脑积。

辨证:心阴亏虚,肝气郁滞。

治法:养心安神,解郁除烦。

处方:醋鳖甲20g^(先煎)　莪　术10g　丹　参20g　玄　参10g
　　　远　志20g　　茯　神20g　酸枣仁20g　合欢皮20g
　　　生地黄20g

二诊：10日后复诊，药后家属诉服药后症状好转，3日前因情志原因病情加重，较多重复刻板言语，心烦不安，时常自言自语，脉沉细，舌苔黄。患者肝郁气滞，日久化火生痰，治疗当以疏肝化痰为法，原方去酸枣仁、合欢皮、生地黄，加用胆南星、黄芩、黄连。

三诊：2周后复诊，药后家属诉服药后诸症状好转。

按语：该患者平素抑郁烦闷，郁久化热入营血，致营阴亏虚，此时热不甚，表现为经常喃喃自语，与家人不能正常沟通，结合舌苔脉象，可辨为营阴亏虚，肝郁气滞，丹参凉血止血，除烦安神，同时引诸养阴药入营血，阴阳调和，则神志安；二诊患者情志原因致病情加重，语言不清，心烦不安，时常自言自语，结合舌苔脉象，考虑肝郁气滞加重，且郁而化火生痰，予胆南星、黄连、黄芩清热化痰。

［案6］

柯某，女，38岁，2021年6月21日初诊。

主诉：确诊脑瘤4月余。

患者自诉4个月前确诊为脑瘤，拒绝行手术、放疗等专科治疗，1个月来反复感冒，对症口服消炎药无明显缓解，刻下症见：恶寒，微发热，而身不近衣被，口渴不欲饮，饮后不能解渴。舌淡，苔白，左脉沉细欲无，右脉沉紧皆有数象。

诊断：脑积。

辨证：血瘀气滞，表里不和。

治法：活血化瘀，和解表里。

处方：醋鳖甲20g^(先煎)　莪　术10g　桃　仁10g　红　花20g
　　　熟地黄20g　白　芍10g　桂　枝10g　生　姜10g
　　　防　风10g

二诊：20日后复诊，药后口渴多饮、恶寒减轻，1周前出现胃痛，夜间加重，服用护胃药物无明显缓解，二便尚调，继以活血化瘀为法，兼以温经止痛，原方去红花、熟地黄、桂枝、生姜，加用柴胡、桔梗、升麻、甘草。

三诊：10日后复诊，患者诉次日胃痛明显缓解，服药1周后已无明显胃痛，诸症消失。

按语：该妇人久病气血虚弱，感外邪后入里，其病症亦变化多诡，表现为口渴不欲饮，饮后不能解渴，恶寒，身不近衣被。刘老认为该妇人"口渴不欲饮，饮后不能解渴"由瘀血阻滞导致，不能简单理解为寒热证，治疗当以活血化瘀为主，表里营卫不和，则"恶寒，身不近衣被"，治疗当以活血化瘀，和解表里为主。初诊，瘀血内阻，津不能上承，故口渴但漱水不欲咽，此处口渴与津液不足有着本质区别，临床当须鉴别。恶寒、微发热为营卫不和之证，表证有入里化热之势，且瘀血内阻，气机失调，故恶寒见反不近衣被；方中以强劲的破血之品桃仁、红花为主，力主活血化瘀；以甘温之熟地黄滋阴补肝、养血调经；白芍养血和营，以增补血之力；桂枝、防风和解营卫，解肌发表。

[案7]

唐某，男，41岁，2020年1月12日初诊。

主诉：确诊脑膜瘤3月余。

患者3个月前确诊为脑膜瘤，2个月前行头部肿瘤放疗22F，1个月前出现进行性下肢无力，久站久立加重，休息可稍缓解，伴右下肢酸麻胀痛，大小便正常，舌苔白，脉沉迟。

诊断：脑积。

辨证：气滞血瘀。

治法：活血化瘀，补益肝肾。

处方：醋鳖甲20g^(先煎)　　莪　术10g　　牛　膝20g　　独　活10g
　　　桑寄生20g　　　　当　归20g　　川　芎10g　　盐杜仲20g
　　　盐续断20g

二诊：20日后复诊，药后自觉下肢酸麻胀痛好转，仍感下肢无力，为巩固疗效，续上方。

三诊：15日后复诊，药后下肢酸麻胀痛明显好转，下肢无力稍缓解，继予原方内服。

按语：发病日久，肝肾亏虚，筋骨失养，则见下肢酸痛，不能久立久站，舌苔脉象，皆为一片亏虚征象，正如《素问·痹论》所言："痹在于骨则重……在于肉则不仁。"肾主骨，肝主筋，邪客筋骨，日久必致损伤肝肾，耗伤气血。又腰为肾之府，膝为筋之府，肝肾不足，则见腰膝痿软；气血耗伤，故心悸气短。独活为君，辛苦微温，善治伏风，除久痹，且性善下行，以祛下焦与筋骨间的风寒湿邪；桑寄生、牛膝、杜仲、续断以补益肝肾而强壮筋骨，且桑寄生兼可祛风湿，牛膝尚能活血以通利肢节筋脉；当归补血活血。

[案8]

谭某,男,50岁,2021年1月7日初诊。

主诉:确诊胶质母细胞瘤10月余。

患者10个月前因头晕于当地医院就诊,诊断为"胶质母细胞瘤",行"脑组织肿瘤部分术",术后1月余行4次化疗,1次放疗(具体不详),出现Ⅱ度骨髓抑制,精神萎靡、肢软乏力,气短,舌红,脉平缓,苔薄黄。

诊断:脑积。

辨证:气血亏虚。

治法:抗癌消毒,补气养血。

处方:醋鳖甲20g^(先煎)   莪 术10g   冬凌草20g   葎 草20g
     黄 芪20g   熟地黄20g   肉 桂6g   山茱萸20g
     炙甘草20g

二诊:20日后复诊,患者诉用药后气短、乏力较前减轻,精神尚可,睡眠欠佳。舌红,脉细数,苔薄黄。继以抗癌消毒,补气养血为法。上方去肉桂,加生地、麦冬,继服。

三诊:20日后复诊,药后患者精神、纳眠可,二便调,白细胞复查正常,拟上方去黄芪、麦冬,加百合、桑椹滋补肝肾,扶正抗癌,继用20剂,药后患者恢复更佳。

按语:本病例采用了扶正与攻邪并用的治法,攻邪不忘扶正。方中选用鳖甲、莪术软坚散结、破血消瘀,配伍使用二草以清热解毒抗肿瘤,加强鳖甲、莪术消瘀抗癌之功效;首诊刘老以黄芪、肉桂助阳补气,实扶正固本,攻补兼施;二诊患者症状好转,但出现舌红、脉细数等阴虚之象,故在一诊基础上去肉桂大温之品,予生地、麦冬养阴清热,是顾后天之本,使正气有源;三诊时,刘老加百合、桑椹,因攻伐之后,当以补肝肾扶正抗癌为法,实用药遣方之妙。

[案9]

赵某,女,48岁,2021年6月11日初诊。

主诉:确诊脑瘤6月余。

患者6个月前因反复呕吐于当地医院就诊,诊断为"脑瘤",患者考虑肿瘤晚期,拒绝行放化疗及靶向治疗等专科治疗,刻下症见:呃逆,食入即吐,呕吐物为胃内容物,脘腹痞胀,隐痛,时轻时重,嘈杂不适,得热则减,大便溏薄,日行数次,口干,口苦,舌质红、苔黄腻。

诊断:脑积。

辨证:寒热错杂。

治法:降逆止呃,辛开苦降。

处方:醋鳖甲20g^(先煎)　莪　术10g　丁　香10g　柿　蒂10g
　　　黄　连6g　　　　吴茱萸3g　　黄　芩10g　半　夏9g
　　　白　术10g

二诊:10日后复诊,患者诉用药后呃逆较前明显减轻,脘腹痞胀、隐痛缓解,仍口干、口苦,大便溏薄。舌淡,脉细,苔薄白。继以降逆止呃为法,兼顾行气健脾;原方去黄芩、半夏,加用旋覆花、厚朴。

三诊:20日后电话回诊,药后患者恢复更佳。

按语:脑为元神之府,此案因寒邪犯胃,胃阳被遏,胃失和降上逆,发为呃逆、呕吐,气闭热自内生,但寒邪未尽,复又传脾,从阴寒化,则大便溏薄,日行数次,结合舌质红、苔黄腻,辨为寒热错杂之证。此时若纯用清热,则胃热未除而中寒更甚;一味温补,则寒邪未散而胃火更炽,故宜用辛开苦降、降逆止呃之法。首诊运用丁香行气导滞,柿蒂降气止呃,配伍黄连、吴茱萸辛开苦降,寒热并调,白术健脾行气消痞;二诊寒热之证不甚,加旋覆花加强君药降逆止呃之功效。

二、鼻咽癌

(一)概述

1. 引疡入瘤用于鼻咽癌的立论基础　鼻咽部作为与外界相通之器官,"引疡入瘤"理论自然也适用于鼻咽部肿瘤。

2. 鼻咽癌病因认识　鼻咽癌的病因有内因和外因两个方面。外因多由感受时邪热毒所致,内因则多和情志失调、饮食不节、正气不足有关。

(1)热毒犯肺:外感风邪热毒,或素嗜烟酒炙煿之品,热邪内蕴于肺,肺经受热,宣发肃降之功能失调,热灼津伤,熬液成痰,热毒与痰湿凝结,瘀阻于经络,肺络不通;肺开窍于鼻,司呼吸,肺气郁闭,气道不通,则邪火循太阴之经而至鼻,聚集而成肿块。

（2）肝胆火热上犯：足厥阴肝经之脉，循喉咙上入颃颡。如情志抑郁，或暴怒伤肝，肝胆火毒上逆，灼津成痰，阻滞经脉，痰瘀凝结而成肿块。

（3）痰湿内阻：外受湿邪，或饮食不节，或思虑劳倦，中焦脾胃受伤，运化无权，水湿内停，凝集而成痰，阻滞经脉，日久肿块乃生。

（4）正气虚弱：先天不足，或年长体衰，正气渐趋不足，易为邪毒所侵，邪气久羁，正气耗伤，正不胜邪，日久渐积而成癌肿。

3. 鼻咽癌病机分析　鼻咽癌的根本病机为先天禀赋不足，后天失常、饮食失宜等导致正气亏虚，脏腑功能低下，气运无力，痰饮水湿不化，气滞血瘀痰凝，阻结于鼻咽而成癌。观其病程发展，是因虚而致实，因实而更虚，终致虚实夹杂。本病病位在鼻咽部，与肺密切相关。正气亏虚、痰热内阻为鼻咽癌的主要病理，其发病与肺、脾、肝、胆功能失调密切相关。

4. 鼻咽癌辨识要点　鼻咽癌早期症状不明显，大部分患者确诊时已经是晚期。初期在卫分、气分，病位较浅，久病入里、入血、入脏腑，病位较里。气滞、血瘀、痰凝、湿聚、热毒、正虚是导致鼻咽癌形成的重要病理因素，其证候特点为本虚标实。疾病早期，以邪实为主，正虚次之；疾病中期，正虚邪实，但正气尚可与邪气抗衡；疾病晚期，正气渐衰，邪气渐盛，表现以正虚为主。

5. 鼻咽癌治法方药　在不同治疗阶段采用中医治疗以扶助正气、协同增效、减轻不良反应等。

（1）热毒瘀结证，以清热通窍、活血解毒为法。配伍黄芩、黄连、陈皮、生甘草、玄参、柴胡、桔梗、牛蒡子等。

（2）热邪犯肺证，以清肺泻热、凉血止血为法。配伍牡丹皮、桔梗、胆南星、瓜蒌仁、黄芩、枳实、茯苓、陈皮、法半夏、杏仁、侧柏叶等。

（3）痰瘀互结证，以行气化痰、活血祛瘀为法。配伍煅牡蛎、浙贝母、玄参、乳香、没药、赤芍、苍耳子、川芎、当归、郁金、地龙、白芷、羌活等。

（4）气血亏虚证，以补气养血为法。配伍白术、茯苓、当归、川芎、白芍、熟地黄等。

（5）肝肾阴虚证，以滋补肝肾为法。配伍熟地黄、山茱萸、山药、泽泻、牡丹皮、茯苓、墨旱莲、女贞子、生地黄、菟丝子、杜仲、补骨脂等。

6. 鼻咽癌常见并发症

（1）回缩性血涕、鼻衄和鼻塞：70%左右的病例有回缩性血涕、鼻衄症状，其中 23.2% 以此为首发症状。癌灶表面溃疡或菜花型这一症状更常见，黏膜下型的肿块则血涕少见。原发癌浸润至鼻后孔区特别是鼻咽顶前壁可引发机械性堵塞。初发症状中鼻塞占 15.9%，确诊时则为 48.0%。

（2）耳鸣与听力减退：以此为首发症状的患者占 12%～20%，肿瘤原发于鼻咽侧壁，特别是原发于咽鼓管隆突或咽隐窝时，可出现该侧耳鸣、耳胀痛堵塞感、听力下降，检查可见鼓膜内陷、鼓室积液等分泌性中耳炎的表现。

（3）头痛：最常见的初发症状，占 26.9%，确诊时占 68.6%。临床上多表现为单侧持续性疼痛，多位于颞、顶部。

（4）眼部症状：鼻咽癌侵犯眼眶或与眼球有关的神经时虽已属较晚期，但仍有 7% 的患者因此就诊。鼻咽癌侵犯眼部后可以引发视力障碍、视野缺损、突眼、复视、眼球活动受限等，眼底检查则视神经萎缩与水肿均可见到。

（二）医案选录

[案 1]

杨某，男，58 岁，2020 年 5 月 16 日初诊。

主诉：发现右颈部肿块 1 月余，确诊鼻咽癌 1 天。

患者 1 个月前发现右颈部肿块，轻微压痛，余未见异常，患者未予重视及诊疗，1 天前患者感右颈部肿块处疼痛加重，完善相关检查后诊断为鼻咽癌。刻下症见：右颈部肿块，质硬，触之轻微疼痛，压痛明显，推之不移，大小约 3cm×3cm，阵发性咳嗽，伴有咳黄色痰，痰量不多，易咳出，偶有咽干，精神尚可，纳眠欠佳，二便调，舌暗红，苔白腻，脉涩。

诊断：失荣。

辨证：痰瘀互结。

治法：化痰祛瘀，软坚散结。

处方：醋鳖甲 20g（先煎）　莪　术 10g　　葛　根 20g　　冬凌草 20g
　　　猫爪草 10g　　　酒黄精 20g　　山茱萸 20g　　炒苍耳子 10g
　　　桔　梗 20g

10 剂，水煎服，日 1 剂。

二诊：10 日后复诊，药后颈部肿块处无明显疼痛，咳嗽次数较前明显减少，咳少量黄色黏痰，易咳出，未诉明显咽干不适。舌暗红，苔薄白，脉涩。辨证同前，患者病情较前好转，守方继进。

三诊：患者颈部肿块无明显疼痛，肿块较前缩小，大小约2.5cm×2.0cm，无明显咳嗽咳痰，无咽干等不适，饮食较前明显改善，睡眠仍稍欠佳，予前方去葛根、桔梗，加入百合20g、酸枣仁20g，继用10剂后诸症进一步好转。

按语：患者平素性情急躁易怒，肝气不疏，气机郁滞，津凝成痰，痰气交阻，日久血行不畅，血脉瘀滞，气郁、血瘀、痰凝壅结而成痰核。患者舌暗红，苔白腻，脉涩为内有痰瘀互结之象。刘老认为鼻咽部癌肿，犹如外在痈疽疮疡脓肿，故可运用疡科理论进行辨证治疗，同时刘老认为"怪病难症不离痰瘀"，故对于肿瘤的治疗常从瘀、痰论治。方中鳖甲软坚散结，化痰通络，莪术破血祛瘀，猫爪草化痰散结，葛根以通经活络，以上四药合用以祛瘀消积，并辅以化痰祛湿之品，如桔梗、苍耳子等。"五脏之伤，穷必及肾"，刘老在治疗的同时除了燥湿化痰，亦注意养精固肾，如方中常用黄精、山茱萸之品。刘老注重平衡祛邪与扶正，患者痰瘀日久而耗伤人体阴液，致使患者纳眠不佳、咽干，除了化痰祛瘀之外，三诊中刘老用百合、酸枣仁这一药对，在补益阴津的同时取其宁心安神之功。

［案2］

陈某，男，52岁，2019年11月6日初诊。

主诉：鼻咽癌放疗后1周余。

患者1个月前无明显诱因出现鼻塞涕血，颈部包块钝痛，就诊于当地某医院，完善相关检查后诊断为鼻咽癌，随即住院进行放疗治疗，住院20天后出院。诊时症见：声音嘶哑，吞咽困难，间有鼻塞涕血，左耳耳鸣耳聋，神疲乏力，面色萎黄，口干口渴，纳眠尚可，二便尚调，舌质红绛，苔少，脉细数。

诊断：鼻渊。

辨证：气阴亏虚。

治法：益气养阴，脱毒散结。

处方：醋鳖甲20g^(先煎) 莪术10g 冬凌草20g 萆草10g
沙参20g 麦冬20g 五味子5g 玉竹20g
石斛20g

15剂，水煎服，日1剂。

二诊：15 日后复诊，患者声音清晰，吞咽已无明显哽阻感，耳鸣耳聋较前稍改善，精神、纳眠尚可，无口干口渴不适，舌红，苔薄白，脉细。予前方去沙参、麦冬、五味子，加黄精、山茱萸、熟地黄。

三诊：患者已无明显耳鸣耳聋不适，偶有鼻塞，无涕血，余症悉康，予前方去玉竹、石斛，加辛夷花、苍耳子，继用 20 剂，药后诸症进一步好转。

按语：患者中老年男性，脏腑功能渐衰弱，正气不足，易为邪毒所侵，邪毒入侵机体，邪气稽留，邪毒结聚于颈部，阻滞经络，不通则痛，久病正气耗伤，正不胜邪，日久渐积而成癌肿。刘老认为疡科与内科疾病在辨证上是一致的，疡科内治以消、托、补三法为治疗总则，疮疡初起，或因热毒之邪侵袭，可致气血瘀结，故在遣方用药时选用清热解毒及活血化瘀类药，如鳖甲、莪术、冬凌草、蕲草等。患者为放疗后，中医讲放化疗皆称作"灼热之邪"，可致机体阴液亏虚，耗伤机体正气，机体失却阴液滋养，故方中加入沙参、麦冬、五味子等养阴之品以滋人体之津液。患者邪毒结聚日久而伤肾，故见耳鸣耳聋，二诊中加入熟地黄、山茱萸等益肾之品以顾护人体肾精。患者邪毒结聚于鼻咽部，致患者鼻塞不适，三诊中加入苍耳子、辛夷花以宣通鼻窍，药后诸症进一步好转。

［案 3］

郭某，男，64 岁，2020 年 1 月 1 日就诊。

主诉：鼻咽癌化疗后声音嘶哑 1 年余。

患者 1 年前确诊鼻咽癌，行化疗后出现声音嘶哑，诊时症见：声音嘶哑，咽干咽痛，左侧头面部疼痛，时有咳嗽，痰黏难咳，面色萎黄，双耳听力下降，纳可眠差，二便尚调。舌淡紫，苔白，脉细涩。

诊断：鼻渊。

辨证：血瘀阻络。

治法：活血祛瘀，祛风通络。

处方：醋鳖甲 20g ^(先煎)　　莪　术 10g　　冬凌草 10g　　蝉　蜕 10g
　　　　木蝴蝶 10g　　　　川　芎 10g　　熟地黄 10g　　生地黄 10g
　　　　山茱萸 10g

15 剂，水煎服，日 1 剂。

二诊：15 日后复诊，咽干咽痛好转，双耳听力较前明显改善，头面部已无明显疼痛，上方去木蝴蝶、生地黄、川芎，加桔梗、射干、牛蒡子各 10g，

20剂,服法同上。

三诊:言语声高,已无咽干咽痛、咳嗽咳痰不适,偶有咽梗,双耳听力进一步改善,纳眠可,二便调,予前方去射干,加威灵仙,继用20剂,诸症悉无。

按语:刘老认为虚损不足是肿瘤发病的关键,瘀、湿、痰、郁、热、毒是肿瘤病机的病理基础。化疗药之"药毒"以及化疗所致肿瘤组织坏死、裂解产物蓄积于体内,诸毒杂合加重脏腑功能的损伤,施以固本培元、养阴散结、化痰消癥、活血化瘀、清热解毒等药治之;同时刘老认为"百病、怪病生于风",更投以风药,达表透膜,攻毒逐邪,消癥散结,安抚休宁。盖癌毒之流窜性、转移性,如"风"之性,同气相求,风药疗之,病邪、证候与药同类相感,药和而易入;癌毒之残留、蛰伏,风性走窜,无所不及,风药蠲之,搜邪逐邪。本案为鼻咽癌化疗后药毒重损,气阴双亏,金虚不鸣至声音嘶哑;拟方全程辅以风药蠲之,鳖甲介贝药,滋阴潜阳清热,养阴散结消癥;蝉蜕、桔梗、牛蒡子、威灵仙质轻味薄之风药,入络搜邪蠲毒,祛痰通络利咽;风胜则鸣,风药利咽开音。"久病及肾",刘老在祛邪的同时不忘投入二地、山茱萸之品以培本固肾,做到祛邪不伤正,扶正不留邪。

[案4]

刘某,男,21岁,2021年5月17日就诊。

主诉:鼻咽癌颈部淋巴结转移化疗后20天。

患者2个月前因发现颈部包块伴疼痛不适就诊于当地医院,完善相关检查后诊断为鼻咽癌伴颈部淋巴结转移,随后于该医院住院行化疗,出院后为求进一步中医治疗来诊。诊时症见:右颈部包块局部放疗处可见5cm×4cm的破溃,溃疡处有脓性及血性分泌物,味臭,伴发热、疼痛。舌红、苔黄腻,脉细数。

诊断:失荣。

辨证:正虚邪盛,热毒瘀结。

治法:补益气血,托毒透脓。

处方:醋鳖甲20g(先煎)　莪术10g　炮山甲6g(先煎)　冬凌草20g
猫爪草20g　黄芪20g　川芎10g　当归10g
皂角刺10g

10剂,水煎服,日1剂。

二诊：10日后复诊，患者疼痛减轻，肿块逐渐缩小，分泌物明显减少。辨证：正虚邪恋，脾肾气虚。治法：扶正祛邪，消肿排脓。予前方去山甲、冬凌草，加蜈蚣、刘寄奴，20剂，服法同上。

三诊：患者疼痛好转，肿块明显缩小，尚有少许分泌物。辨证：正虚邪恋，气血亏虚。治法：扶正祛邪，固表益气。处方：用固垒膏（主要由黄芪、白术、防风、茯苓、女贞子、山楂、黄柏、远志等药物熬制而成）口服，每日2次，每次20g。服用20天后患者已无红肿热痛，无分泌物，继续服用固垒膏。嘱其注意调畅情志，清淡饮食，起居有常，适度锻炼。

按语：患者初诊为癌肿放疗后破溃，癌肿分泌物向外流出，癌毒外溃，乃邪有出路，可从疡科托里排毒之法，用炮山甲、黄芪、川芎、当归、皂角刺以透脓散行托毒溃脓之效。黄芪为疮家圣药，方中重用以益气托毒。刘老强调在这种情况下要善用炮山甲，《本草纲目》记载炮山甲可通经脉，下乳汁，消痈肿，排脓血。皂角刺引药上行，与炮山甲配伍助黄芪消散穿透，软坚溃脓。二诊症状缓解，去炮山甲、冬凌草减溃脓之力，加刘寄奴、蜈蚣以增强通经散结消肿之功。三诊为正虚邪恋，气血亏虚之证，予固垒膏扶正祛邪，固表益气，脓尽而口收。固垒膏主要功效为固表益气、培补元气、填精补髓、扶正祛邪，后期使用可改善临床症状，提高生存质量，延长生存期。

[案5]

安某，男，55岁，2021年11月8日就诊。

主诉：确诊鼻咽癌1年余，放疗后反复口腔溃疡3月余。

患者确诊鼻咽癌1年余，多次行放射治疗，3个月前患者口腔黏膜及舌面出现大小不等的溃疡面，疼痛剧烈，反复发作，伴双目干涩疼痛，自行服用抗生素等药物治疗未见明显好转。平素贪食肥甘厚味，饮酒。刻诊：鼻塞涕血，咽喉肿痛，口腔黏膜可见1处溃疡面，溃疡色白，周边色红，二便尚可，舌质红，苔黄腻，脉弦滑。

诊断：失荣。

辨证：热毒瘀结。

治法：清热通窍，活血解毒。

处方：醋鳖甲20g^{（先煎）}　莪　术10g　冬凌草20g　猫爪草20g

　　　当　归20g　金银花20g　玄　参20g　地肤子20g

　　　白鲜皮20g

10 剂，水煎服，日 1 剂。

二诊：10 日后复诊，口腔溃疡基本消失，无明显鼻塞、咽喉肿痛不适，偶有涕血，大便秘结，舌红，苔薄黄，脉弦。予前方去地肤子、白鲜皮，加酒大黄 6g、白及 10g。10 剂，服法同前。

三诊：用药 10 天后，溃疡未见复发，未诉鼻塞涕血、咽喉肿痛等不适，二便调，舌红，苔薄白，脉滑。

按语：处方中"甲术二草"四味，君臣分明，相使有规，此四味常在，而兼证、次证之治又需随方加减。患者喜食肥甘且饮酒无度，素体湿热较甚，经放疗后，与放疗之"灼热之邪"相合，使体内湿热更甚，影响气血运行，进而热毒瘀内阻，胶结不解而致疾病缠绵难愈。方中地肤子、白鲜皮多用于皮肤病，刘老认为，在内之膜，如在外之肤，肤膜同位，肤药治膜，刘老据此观点将皮肤病的用药思路用于口腔溃疡。地肤子善祛肌肉之湿，而白鲜皮善燥太阴阳明之湿，二药合用则内外之湿兼祛而又能祛风解表止痒。当归、玄参、金银花亦为治疗阳证疮疡常用方"四妙勇安汤"去甘草而成，三药合用以清热解毒、活血止痛。二诊中针对患者便秘及涕血，加白及活血化瘀、消肿生肌，酒大黄泻下通便的同时清利大肠，使邪有去路。

［案 6］

王某，男，67 岁，2020 年 10 月 17 日初诊。

主诉：确诊鼻咽癌 20 余天。

2020 年 9 月 23 日于贵州某医院诊断为鼻咽癌，住院予放疗治疗，放疗 10 天后出现头痛、鼻塞、口干等不适，刻下症见：头痛，鼻塞，鼻腔黏膜干燥，咳少量黄色黏痰，痰中有血丝，口干，右侧颈部包块钝痛，左侧手指麻木，纳可，眠欠佳，大便可，夜尿频，每晚 7～8 次，舌尖红，苔黄，脉弦数。

诊断：鼻渊。

辨证：气阴亏虚。

治法：益气养阴，解毒凉血。

处方：醋鳖甲 20g^(先煎) 莪 术 10g 冬凌草 20g 猫爪草 20g
   生地黄 20g 桑螵蛸 20g 女贞子 20g 仙鹤草 20g
   辛 夷 9g

10 剂，水煎服，日 1 剂。

二诊：10 日后复诊，鼻已不塞，痰减少，无痰中带血，手指麻木明显减轻，夜尿每晚 2～3 次，但仍觉鼻腔干燥、口干、头痛，放射部位干焦有痛感，予前方去辛夷、仙鹤草，加玉竹、石斛各 20g，15 剂，服法同前。

三诊：用药 15 天后，据述放疗第 1 疗程结束，经检查鼻咽癌肿块已缩小，口干转润，头痛及放射部位疼痛较前明显减轻，手指已无麻木不适，夜尿每晚 1～2 次，诉时感肢软乏力，予前方去桑螵蛸、女贞子，加黄精、山茱萸，20 剂后上症基本消失。

按语：患者为化疗后，中医将化疗称作"灼热之邪"，内外热毒结合，则化火灼津，损伤正气，从而造成人体邪盛正虚，局部津液不足，故见鼻腔干燥、口干等一派阴虚内热之象，故遣方中养阴药居多；刘老认为"怪病难症不离痰瘀"，放疗也可使局部回流受阻及血液循环障碍，造成气血瘀滞、脉络不通，表现为头痛，麻木，局部感觉迟钝等。方中鳖甲软坚散结，化痰通络；莪术破血祛瘀；猫爪草化痰散结，三药合用以祛瘀消积；同时刘老认为"五脏之伤，穷必及肾"，患者年老，加之久病耗伤肾气，不能固摄小便，故见夜尿频，故方中加入桑螵蛸、女贞子、山茱萸、黄精等顾护肾气。

[**案 7**]

王某，男，72 岁，2021 年 4 月 12 日初诊。

主诉：鼻咽癌放疗后半年。

患者于外院诊断为鼻咽癌，行局部放射治疗，放疗后自觉耳鸣、听力下降、心悸气短、痰多、口干、牙龈肿痛、张口受限。平素精神欠佳，食欲较差，眠差，二便可。刻下：右侧耳鸣，左侧耳有闷胀感，张口受限，开口度一指半，精神萎靡，面色晦暗，舌质红，苔少，脉沉。

诊断：鼻渊。

辨证：痰瘀互结，气血虚衰。

治法：化痰散结，补益气血。

处方：醋鳖甲 20g^(先煎)　　莪　术 10g　　冬凌草 20g　　葎　草 20g
　　　黄　精 20g　　　山茱萸 20g　　百　合 20g　　酸枣仁 20g
　　　熟地黄 20g

10 剂，水煎服，日 1 剂。

二诊：10 日后复诊，患者病情好转，张口受限略有好转，痰略减少，耳鸣仍有，耳部闷胀感好转，仍觉易疲劳，睡眠可。舌淡暗，苔少，脉沉滑。上方去酸枣仁、百合，加川芎10g、泽兰20g。30剂，煎服法同前。

三诊：患者口干等症状明显减轻，耳鸣减轻大半，张口受限渐恢复，能较正常进食，咳少量白稀痰，当日清晨出现涕中带血，舌淡，苔少，脉沉。上方去川芎、泽兰，加仙鹤草10g、生藕节10g。30剂后耳鸣基本消失，其他诸症悉康。

按语：患者饮食不节，中焦脾胃受损，运化无权，湿浊内生，凝集成痰，痰浊内结，阻滞经脉，久而不散，日久肿块乃生；然究其发病之本，则与机体正气衰弱有关，说明正气亏虚、痰瘀热内阻为鼻咽癌的主要病理，刘老认为正虚是恶性肿瘤发病的根本，恶性肿瘤患者通常伤阴耗气，气血衰败，加之手术、放化疗等进一步加重气血衰竭；其病变关键在气血失调，故扶正补虚应贯穿于疾病的整个治疗过程，治疗关键是调和气血，平衡阴阳，即疏其血气，令其条达，以致和平。以"甲术二草"四味祛瘀消积，黄精、百合等药物气阴双补，且补而不燥，同时用熟地黄、山茱萸等药物滋肾液，可达到扶正祛邪目的。

[案8]

吴某，女，58岁，2021年5月10日初诊。

主诉：鼻咽癌综合治疗后口干喜饮、耳鸣2月余。

患者2021年2月因"鼻塞、右颈肿块1月"就诊于当地人民医院，诊断为"鼻咽非角化型鳞状细胞癌"，予放化疗后鼻塞消失，右颈肿块明显缩小，但治疗中出现口干喜饮、量少而频、耳中蝉鸣、右耳更甚，神疲倦怠，牙龈疼痛，右颈肿物，口腔内可见多处溃疡面，张口及吞咽困难，纳食无味，无鼻塞涕血，无头痛呕吐，眠差，二便调。舌红，舌边齿痕，苔黄中腻，脉细弦。

诊断：失荣。

辨证：热灼津亏，痰瘀互结。

治法：养阴生津，解毒散结。

处方：醋鳖甲20g^(先煎)　　莪　术10g　　冬凌草20g　　萆　草20g

玉　竹20g　　石　斛20g　　金银花20g　　当　归20g

玄　参20g

10剂，水煎服，日1剂。

二诊：10日后复诊，仍诉口干喜饮，但较前明显减轻，右颈部肿块消失，右颊可见浅溃疡，无口苦牙痛，仍张口欠展，吞咽涩滞，余症同前。舌红，舌边齿痕,苔黄中腻,脉细弦。予前方去金银花、当归、玄参,加黄柏、知母、熟地黄,15剂,煎服法同前。

三诊:患者服药半月后再诊,诉症状基本消失,仅觉口干喜饮量少,味觉不敏,舌边齿痕,质淡红,苔薄黄,脉弦。治已奏效,守方继进,20剂后症状基本消失。

按语:患者体质素虚,气不运化,炼液为痰,痰浊阻滞气机,气血运行不畅成瘀,痰瘀毒上循鼻咽,瘀毒内结,发为本病;患者平素性情急躁易怒,肝气郁结,气机不畅,气不行津,津凝成痰,痰气交阻,日久血行不畅,血脉瘀滞,气郁、血瘀、痰凝壅结而成痰核;刘老认为"怪病难症不离痰瘀",患者初诊为鼻咽癌综合治疗后2月余,主症为口干喜饮、牙痛、耳鸣,且遗有右颈肿块,属火热伤津、痰瘀未散之证。鼻为肺之外窍,咽为胃之门户,放射线体外灼伤,肺胃津伤,故口干喜饮,牙痛;刘老认为"五脏之伤,穷必及肾",患者肺阴亏虚,由肺及肾,金水失济,肾阴渐耗,耳失濡养,故耳鸣;痰瘀未散,经络阻滞,气血失畅,则见肿块仍存,右耳鸣甚。故治以养阴生津、解毒散结为主,标本同治。药后病势趋缓,症状不著,继续服药调治,以求稳定病情,延长生命。

[案9]

石某,男,40岁,2021年3月16日初诊。

主诉:颈部淋巴结肿大6月余,右侧胁肋部钝痛3月余。

患者因"颈部淋巴结肿大6月余,右侧胁肋部钝痛3月余"就诊于外院,完善相关检查后诊断为"鼻咽癌",诊时症见:神清,精神萎靡,消瘦,肢软乏力,不思饮食,双侧颈部、腋下、右侧腹股沟多发淋巴结肿大,质硬,仍感右侧胁肋部持续性钝痛,影响睡眠及饮食,无咳嗽咳痰,无腹痛腹泻,无尿急尿痛,双下肢凹陷性水肿,眠差,二便少,舌暗红,舌苔白腻,脉细。

诊断:失荣。

辨证:痰凝血瘀。

治法:化痰祛瘀,消癥散结。

处方:醋鳖甲20g^(先煎)　莪　术10g　冬凌草20g　萆　草20g

砂　仁6g^(后下)　姜厚朴10g　九香虫5g　白　术12g

茯　苓20g

10剂，水煎服，日1剂。

二诊：10日后复诊，精神一般，肿大淋巴结较前稍小，右侧胁肋部持续性钝痛较前减轻，双下肢水肿较前消退，余证同前。予前方去砂仁、厚朴、九香虫，加白附片10g^{（先煎）}、胆南星10g、川芎10g，15剂，服法同前。同时予温阳化癥膏（30贴，日2贴）外敷颈部及胁肋部肿物疼痛处。

三诊：患者半月后再诊，精神尚可，诉症状基本消失，仅胁肋部偶有隐痛，舌淡红，舌苔薄白，脉细。治已奏效，守方继进，予前方继用20天后症状消失。

按语：患者平素性情抑郁，沉默寡言，肝气不疏，气机郁滞，津凝成痰，痰气交阻，日久血行不畅，血脉瘀滞，气郁、血瘀、痰凝壅结而成痰核，故见颈部淋巴结肿大；肝郁不舒，气机阻滞，故见右侧胁肋部钝痛。《医学源流》曰："外科之法，最重外治。"可见外治法在疡科领域占有非常重要的地位。因此，此案首诊以"甲术二草"四味祛瘀消积，砂仁、厚朴、九香虫疏肝理气，祛湿化痰，白术、茯苓利水渗湿；二诊中除加附片、胆南星、川芎加强化痰祛瘀之功，更以温阳化癥膏（由川乌、草乌、木香、干姜、栀子等组成）外敷以消癥散结；而三诊可见，内外兼修之法确实效如桴鼓。

三、口腔癌

（一）概述

1. 引疡入瘤用于口腔癌的立论基础　口腔癌类似的症状和体征在"茧唇""唇菌""牙岩""牙菌""牙疳""牙蕈""口菌""口疳""咽菌""舌岩""舌疳""舌蕈"之中均有涉及。刘老认为"体腔杂症往往难抵病灶，为何不反其道而行之呢？"对于口腔癌的治疗理念是，可以想象把"口腔黏膜"翻过来，将其暴露在视野下，契合"在内之膜，如在外之肤"进行论治，并指出"肤膜同位"，可"肤药治膜"，并在临床中取得了显著的临床疗效。

2. 口腔癌病因认识　口腔癌的病因有内因和外因两个方面。外因多由感受六淫邪气、过极化火所致，内因则多和情志失调、饮食不节、正气不足有关。

（1）热毒蕴结：口腔直接和外界相通，易外感六淫邪气，外邪内侵，客于经络,六气过极皆能化火,火毒结聚口腔不散。

(2)痰瘀互结:五味偏嗜,脏气偏盛,伤己所胜,脾胃受损,生湿生痰,痰湿聚结,日久结瘀。

(3)气滞血瘀:《寿世保元·血气论》曰:"盖气者,血之帅也,气行则血行,气止则血止,气温则血滑,气寒则血凝,气有一息之不运,则血有一息之不行。"《血证论》亦谓"气结则血凝",情志郁结,气机不畅,血行瘀滞,日久形成肿块。

(4)正气不足:《证治准绳》记载:"肾虚唇茧,时出血水,内热口干,吐痰体瘦……胃火血燥,唇裂为茧或牙龈溃烂作痛……思虑伤脾,血耗唇皱。"恶病消耗,正气不足,则脏腑经络,形体官窍失之濡养,各种机能失之推动及调节。

3. 口腔癌病机分析 口腔癌的发病机理是正虚邪实,正虚以气虚、阴虚、血虚及肝脾肾虚为主,邪实以邪热、痰浊、瘀血多见。其发病机理的核心是脾肾亏虚为本,痰毒瘀结为标。脾主运化水湿,为生痰之源;肾者水脏,主津液。脾虚运化乏源,肾虚气化失常,体内水液代谢失常,水湿内停,聚而成痰。痰阻经络,血行不畅,停而成瘀,或因痰阻气机,气滞血瘀,久而成积。气滞血瘀亦是瘤的病因,所以痰、瘀是两者共有的病理因素。正虚无力抵御外邪,而致邪毒内侵,痰、毒、瘀相互胶结,遂成口腔癌。

4. 口腔癌辨识要点

(1)辨病位:初期在卫分、气分,病位较浅,久病入里,入血,入脏腑,病位较里。

(2)辨病理性质:气、痰、瘀、热、毒、虚是导致口腔癌形成的主要病理因素。

(3)辨证候虚实:口腔癌是在人体正气亏虚的基础上发病,是虚实夹杂的疾病,虚以气血阴阳亏虚为主,实为气滞、血瘀、痰凝、热结、毒蕴等,病程初期以标实为主,正虚为次;中期时标实渐盛,正气渐虚,但尚能抵御外邪;晚期时以正气亏虚为主,标实未退。

5. 口腔癌治法方药 口腔癌是热毒痰浊之邪蕴脾,导致其局部气血瘀滞,口腔失荣或热毒蕴结于口腔而成的肿块,刘老治疗本病常运用疡科理论进行辨证治疗。气滞血瘀贯穿口腔癌病程的始末,瘀久化热,故治疗当以活血消瘀,行气散结,清热解毒;方多以鳖甲软坚散结、化瘀通络,莪术破血祛瘀,冬凌草、葎草或猫爪草清热解毒为基础方。同时口腔癌的患者多数接受过手术或放化疗,且肿瘤本身也会耗气伤阴。因此,刘老认为阴虚伴随口腔癌的整个病理过程。结合《内经》"结者散之"的治疗思想,在口腔癌治疗中特别重视养阴散结药物的运用,将"养阴散结法"贯穿于口腔癌治疗的整个过程中,主张治疗肿瘤宜养阴散结为主,即"留得一分津液,则留有一分生机"。①热毒蕴结证,以清热泻火、解毒祛邪为法。配伍冬凌草、猫爪草、葎草、黄连、黄芩等。②痰瘀互结证,以活血化瘀、化痰散结为法。配伍活血化瘀类药物的同时加用半夏、浙贝母、枳壳、天南星等。③气滞血瘀证,以活血化瘀、行气散结为法。配伍鳖甲、莪术、王不留行、水蛭等。④正气亏虚证,以扶正固本为法。若偏向气阴两虚,则益气养阴;若阴虚火旺,则滋阴清热;若气血两虚,则益气养血。配伍当归、川芎、白术、熟地黄、黄芪等。

6. 口腔癌常见并发症

(1)癌性疼痛:晚期口腔癌患者常常伴随口腔疼痛,临床多表现为烧灼痛,疼痛程度剧烈,常影响日常生活,进食困难。中医认为口腔癌疼痛多为热毒痰浊之邪蕴脾,导致其局部气血瘀滞,口腔失荣或热毒蕴结于口腔均可发为疼痛。

(2)癌性疲乏:癌性疲乏是肿瘤患者最常见的一种并发症,其特点有发生快,持续时间长,程度重等特点。口腔癌患者常因进食困难导致机体状态每况愈下。中医认为多数口腔癌患者年老,脏腑功能渐退,气血生化功能减弱;加之水谷精微物质摄入不足,致气血生化乏源;或因病程长,久病必虚;放化疗及手术等治疗,伤及气血。以及先天不足、后天失养、年老体虚、房劳过度、久病及肾等因素,使肾气损伤,阴阳失调。

(3)淋巴结转移:口腔癌多向附近的颈部淋巴结转移,表现为转移部位相应的淋巴结肿大。中医认为"怪病多由痰作祟",且久病必瘀,故怪病难病多不离痰瘀。对于口腔癌合并淋巴结转移者,也多考虑痰瘀互结,停于局部。

(二)医案选录

[案1]

李某,女,79岁,2022年4月11日初诊。

主诉：确诊左侧牙龈癌6月余。

患者6个月前发现左侧牙龈包块，大小约1cm×1cm，伴轻微疼痛，后患者自觉左侧牙龈包块长大，伴口腔溃疡，疼痛加重，行病理活检诊断为牙龈癌。3个月前患者感左侧牙龈包块增大，疼痛较前加重，行TPF化疗方案（多西他赛＋注射用顺铂＋氟尿嘧啶）抗肿瘤治疗，后患者出现口腔皮肤破损并出现左侧颌下、颈部包块，考虑肿瘤进展，遂调整方案为TPF＋卡瑞利珠单抗注射液化疗方案治疗。刻下症见：左侧唇部塌陷，左侧颌下、颈部可扪及两个包块，最大约3cm×3cm，右侧颈部可扪及4cm×3cm包块，包块质硬，推之不移，皮温稍高，左侧口腔可见一约3cm×2.5cm穿孔，未见明显脓性分泌物，神志清楚，精神尚可，肢软乏力，纳眠尚可，大便质稀，小便调，舌暗红，苔白腻，脉弦涩。

诊断：牙岩。

辨证：气滞血瘀。

治法：活血化瘀，行气散结。

处方：醋鳖甲20g^(先煎)   莪　术10g   冬凌草20g   猫爪草10g

水　蛭6g   浙贝母20g   玄　参20g   木　香10g

肉　桂10g

10剂，水煎服，日1剂。

二诊：10日后复诊，大便成形，约1日1次，肢软乏力较前好转，舌暗红，苔白腻，脉弦滑。当辨为痰瘀互结，故原方去木香、肉桂，加入厚朴10g、草豆蔻10g，治以活血祛瘀，燥湿消痰。

三诊：大便调，肢软乏力消失，舌暗红，苔薄白，脉弦。上方去厚朴、草豆蔻，加入黄精20g、肉苁蓉20g，药后诸症进一步好转。

患者此后门诊定期随诊，扶正祛邪相兼，生活质量尚可。

按语：牙龈癌在中医文献中被称为"牙岩"，指牙龈赘生肿块，因其质硬如石而名之，还伴见牙龈出血、溃烂等症。从牙龈癌的病因病机来说，牙龈属胃，牙齿属肾，一切辛辣炙煿，肥甘厚味，睡眠过少或饮水不足等都易引起胃火，但是只有在肾虚、正气亏虚的情况下，或者受到严重的精神刺激，所愿不遂，肝郁化火，日久才会变生癌症。气滞血瘀是瘤的病因之一，治疗当以活血化瘀，行气散结。方中鳖甲软坚散结，化瘀通络；莪术、水蛭破血祛瘀；冬凌草、猫爪草清热解毒；浙贝母解毒散结；玄参滋阴清热；木香行气止痛；肉桂补火壮阳。刘老认为"怪病难症不离痰瘀"，故二诊结合舌暗红，苔白腻，脉弦滑，辨为痰瘀互结，加厚朴、草豆蔻燥湿祛痰。"五脏之伤，穷必及肾"，故三诊加入黄精、肉苁蓉养精固肾。后期随诊继以扶正祛邪为法。

[案2]

孙某，女，83岁，2022年2月6日初诊。

主诉：确诊牙龈癌8年余，复发伴淋巴结转移10月余。

患者8年前因"右侧牙痛"就诊，完善相关检查后诊断为牙龈癌，当时行手术治疗，后定期复查。10个月前患者无明显诱因出现左侧颈部包块，大小约3.5cm×2.2cm，行穿刺活检病理回示：左颈Ⅲ区淋巴结转移癌。2个月前患者右侧再次出现颈部包块，大小约4cm×3cm，伴疼痛，疼痛性质呈烧灼样疼痛，触之皮温稍高，遂行多西他赛注射液＋注射用顺铂＋氟尿嘧啶注射液抗肿瘤治疗。刻下症见：精神萎靡，肢软乏力，神志清楚，左侧颌下、耳后可扪及两个包块，最大约5cm×5.5cm；左侧颈部可扪及3cm×2.5cm包块；右侧颌下可扪及3cm×4cm包块，质硬，推之不移，皮温稍高；偶有咳嗽咳痰，咳白黏痰，易咳出，纳眠差，大便干，小便正常，舌质红绛，少苔，脉沉细。

诊断：牙岩。

辨证：气阴两虚。

治法：益气养阴。

处方：醋鳖甲20g^{（先煎）}　　莪　术10g　　冬凌草20g　　萆　草20g
　　　浙贝母10g　　北沙参20g　　麦　冬20g　　紫　菀20g
　　　酸枣仁20g

15剂，水煎服，日1剂。

二诊：15日后复诊，精神尚可，肢软乏力较前好转，咳嗽咳痰消失，纳眠稍好转，大便正常，舌质红绛，少苔，脉沉细。仍辨为气阴两虚，但在原方基础上去紫菀，加入百合20g，治以益气养阴。

三诊：20日后复诊，稍感肢软乏力，纳眠尚可，舌红，苔薄黄，脉沉细，继服上方。

按语："痈疽原是火毒生，经络阻隔气血凝"，故方中仍以鳖甲软坚散结、化瘀通络，莪术破血祛瘀，冬凌草、萆草清热解毒为基础方，并加浙贝母解毒散结。同时刘老论药处方，重视"十剂""八法"，其中补剂、补法，补可扶弱，气形羸弱之证，故方中加北沙参、麦冬益气养阴。患者咳嗽咳痰且大便干，予紫菀止咳消痰通便；眠差，予酸枣仁宁心安神。二诊肢软乏力、纳眠好转，咳嗽咳痰消失，大便正常，故去紫菀加用百合清心安神。三诊患者稍感肢软乏力，继服上方以益气养阴。

[案3]

王某，男，50岁，2021年9月16日初诊。

主诉：左舌鳞状细胞癌术后3月余，放疗后2周余。

患者3个月前发现左侧舌部一肿物，约"米粒"大小，后发现肿物逐渐变大至约"黄豆"大小，出现明显疼痛，影响咀嚼进食，就诊初步考虑"左舌恶性肿瘤"，完善相关检查及排除手术禁忌证后局麻下行"左舌病损切除术＋术中冰冻"，术中冰冻回报：（左舌）鳞状细胞癌，告知患者病情后，行"{左}舌病损切除术＋{左}舌部分切除术＋舌骨上淋巴结清扫术＋{左}颌下腺切除术＋拔牙术"，术中切取病损组织的前、后、上、下、基底切缘送病理检查回示：为阴性。术后予抗炎、消肿、补液等对症治疗后好转出院。出院后继予放疗治疗（具体不详），2周前患者放疗结束后出现双侧舌面疼痛，可见散在白色溃疡面，无破溃出血，进食时加重，伴恶心、呕吐。刻下症：双侧舌面、嘴唇疼痛，疼痛性质呈烧灼样，可见散在不规则增生型破溃，边界不清，进食时加重，伴恶心、呕吐，可进食糊状食物，精神、睡眠尚可，饮食欠佳，二便尚调。舌红绛，苔黄腻，脉数。

诊断：舌菌。

辨证：热毒蕴结。

治法：清热泻火，解毒祛邪。

处方：醋鳖甲20g^(先煎)　　莪　术10g　　冬凌草20g　　蕲　草20g
　　　莲子心5g　　　　金银花20g　　当　归20g　　玄　参20g
　　　百　合20g

20剂，水煎服，日1剂。

二诊：20日后复诊，患者诸症减轻，舌红，苔薄黄，脉细数，继服上方，以清热泻火，解毒祛邪为法。

三诊：患者双侧舌面、嘴唇疼痛较前明显减轻，舌淡红，苔薄黄，脉细数，故去莲子心、金银花，加黄精20g、肉苁蓉20g。此后门诊定期随诊，扶正祛邪相兼,生活质量尚可。

按语:中医学认为舌癌的发生与心脾毒火郁结有关。舌本属心,心脉系于舌根,故一般舌病多属于心火偏盛;脾脉络于舌旁,肝脉络于舌本,肾之津液出于舌下,故外感六淫,内伤七情所引起的病变均可化火,火性炎上,致舌生溃疡。该患者因长期吸烟,火毒熏烤,使火毒瘀结致生舌癌。刘老论药处方,重视"十剂""八法",结合该患者病史,重用"消法、清法"。本方在鳖甲软坚散结、化瘀通络,莪术破血祛瘀的基础上,加用清热解毒之品,如冬凌草、萆草、莲子心、金银花,同时予当归活血止痛,玄参滋阴清热,百合养阴润燥。二诊患者诸症减轻,继服上方,以清热泻火,解毒祛邪为法。刘老认为"五脏之伤,穷必及肾",故三诊加入黄精、肉苁蓉养精固肾。后期随诊继以扶正祛邪为法。

[案4]

刘某,男,78岁,2019年11月21日初诊。

主诉:口角流涎1月余,确诊左侧下颌牙龈鳞癌6天。

患者1个月前无明显诱因出现口角流涎,经口腔检查后发现左侧牙龈肿物,后患者左侧下颌出现肿块,逐渐增大,患者因个人原因未及时就诊。6天前患者为进一步明确诊断,行相关检查排除手术禁忌后行"左侧下颌牙龈肿物切取活检术",病检结果回示:(左侧下颌牙龈)表皮黏膜固有层见癌浸润,考虑非角化鳞状细胞癌。刻下症见:精神萎靡,左侧下颌处见一大小约4cm×5cm包块,左口角流涎,左侧面颊疼痛,疼痛性质为牵扯痛,肢软乏力,纳眠欠佳,二便尚调,舌质红绛,无苔,脉细数。

诊断:牙岩。

辨证:阴虚火旺。

治法:滋阴清热。

处方:醋鳖甲20g^(先煎)　　莪　术10g　　冬凌草20g　　萆　草20g
　　　威灵仙20g　　　　玉　竹20g　　石　斛20g　　百　合20g
　　　栀　子20g

20剂,水煎服,日1剂。

二诊:20日后复诊,左侧面颊疼痛稍减轻,肢软乏力较前稍好转,纳眠欠佳,舌红,少苔,脉细数。仍辨为阴虚火旺,故在原方基础上去栀子,加入酸枣仁20g,治以滋阴清热。

三诊：20日后复诊，左侧面颊疼痛明显减轻，稍感肢软乏力，纳眠欠佳好转，舌红，苔薄黄，脉细数，继服上方，以滋阴清热为法。

按语：方中以鳖甲软坚散结、化瘀通络，莪术破血祛瘀，冬凌草、葎草清热解毒为基础方，栀子凉血泻火。左侧面颊疼痛，予威灵仙疏通经络、活血止痛；结合纳眠欠佳，舌质红绛，无苔，脉细数，予玉竹、石斛滋阴清热、生津除烦，百合清心安神。二诊纳眠仍欠佳，加用酸枣仁宁心安神。三诊诸症减轻，继服上方，以滋阴清热为法。

[案5]

罗某，男，68岁，2019年10月14日初诊。

主诉：吞咽异物感7月余，确诊下咽癌2月余，化疗后1月余。

7个月前患者无明显诱因出现吞咽不适，当时未予重视及诊治。2个月前患者无明显诱因出现右侧颈部包块，花生米大小，并逐渐出现吞咽困难，后颈部包块逐渐增大至网球大小，伴声音嘶哑，呼吸困难。行喉镜示：右侧下咽见新生物。颌部增强CT：右侧颈前间隙-右侧喉旁间隙-右侧咽旁间隙病变。颈部CT：下咽癌，肿瘤浸润右侧会厌皱襞、右侧梨状窝、右侧声带、环后区、喉旁间隙、颈段食管、甲状腺右叶、右侧甲状软骨、构状软骨及环状软骨、右侧舌下肌及胸锁乳突肌；右侧颈部Ⅱ、Ⅲ、Ⅳ区及右上纵隔多发淋巴结稍大，考虑转移瘤可能。完善病理示：中分化鳞状细胞癌。故患者明确诊断为下咽鳞癌。1个月前患者无明显诱因感上症加重，遂行多西他赛100mgD1、顺铂100mgD1、5-氟尿嘧啶1100持续泵入D1—D5诱导化疗，化疗后颈部包块明显缩小。刻下症见：精神可，咽部可见气管切开切口，少许渗血渗液，时有咳嗽咳痰，咳黄色黏痰，纳可，眠差，二便尚调，舌暗红，苔黄腻，脉弦细。

诊断：咽菌。

辨证：痰瘀互结。

治法：活血化瘀，化痰散结。

处方：醋鳖甲20g^{（先煎）}　　莪　术10g　　冬凌草20g　　猫爪草10g

　　　　仙鹤草20g　　　　地榆炭20g　　百　合20g　　桑　椹20g

　　　　桔　梗20g

　　　　　　　10剂，水煎服，日1剂。

二诊：10日后复诊，患者仍处化疗期间，诉咽干、咳嗽咳痰较前好转，眠差，舌色暗红，舌较干，苔黄，脉弦细。去仙鹤草、地榆炭，加酸枣仁、葛根。

三诊：20日后复诊，咽干明显好转，偶有咳嗽咳痰，睡眠明显改善，舌红，苔薄黄，脉弦，继服上方，以活血化瘀、化痰散结为法。

按语：中医学将"下咽癌"归属于"咽菌"范畴，并认为咽菌病因病机不外乎情志失调、饮食不节、热毒蕴肺、痰浊凝结、正气虚衰等。刘老重视从痰瘀论治，结合患者症状及舌苔脉象辨证为痰瘀互结，故治疗以活血化瘀、化痰散结为法。二诊考虑患者仍处于化疗期间，虽对病灶肿瘤细胞有灭杀作用，但同时消耗人体气血津液，故治疗在原方活血化瘀、化痰散结的基础上，加用葛根生津止渴，酸枣仁宁心安神。三诊诸症好转，故继服上方，以活血化瘀、化痰散结为法。

［案6］

何某，男，70岁，2021年4月25日初诊。

主诉：口腔癌术后6年余，食管癌、左肺占位1年余。

患者6年前因"咽痛"就诊，完善相关检查提示口腔癌，排除手术禁忌证后行手术治疗（具体不详），术后并行1月放疗，放疗后出现咽干、味觉丧失，故未继续放疗，后患者定期复查均未见明显复发转移征象。1年前患者复查CT时发现食管癌、左肺中央型肺癌并阻塞性肺不张，右上肺转移灶，左肺门及纵隔多发肿大淋巴结；B超：肝门异常低回声，考虑淋巴结。后定期复查，并长期口服中药治疗，未见占位增大及其他转移。8个月前复查胸部CT平扫＋颈部CT平扫＋胸部CT增强平扫提示：食管下段占位，考虑食管癌；左肺门区占位并左肺上叶阻塞性肺不张，考虑中央型肺癌；左肺上叶小结节，右肺中叶磨玻璃样结节；左侧胸腔积液，纵隔淋巴结肿大；左锁骨近端骨质改变，转移？1个月前复查头颅＋胸部＋咽喉部CT平扫提示：左肺门区占位并左肺上叶阻塞性肺不张，右肺上叶转移灶；左肺门及纵隔多发肿大淋巴结；食管下段肿瘤。1个月前患者感胸腰背部钝痛，未予特殊处理。现为求中医治疗而诊，刻下症见：咳嗽，干咳为主，痰少而黏，难咳出，偶带血丝，食欲减退，味觉丧失，吞咽困难，言语不利，精神尚可，肢软乏力，眠可，二便调，舌暗红，少苔，脉弦涩。

诊断：口疳。

辨证：阴虚火旺。

治法：滋阴清热。

处方：醋鳖甲 20g^(先煎)　莪　术 10g　冬凌草 20g　猫爪草 10g

西青果 20g　酒黄精 20g　山茱萸 20g　威灵仙 20g

桔　梗 20g

15 剂，水煎服，日 1 剂。

二诊：15 日后复诊，患者咳嗽咳痰、吞咽困难、言语不利、肢软乏力情况有所缓解，味觉减退变化不大，舌暗红，苔薄，脉弦涩，上方继服。

三诊：15 日后复诊，咳嗽咳痰消失，吞咽困难、言语不利情况明显改善，味觉减退情况稍有改善，故去桔梗，加用白术健脾。

按语：口腔癌病位在脾，病机是热毒痰浊之邪蕴脾，导致其局部气血瘀滞，口腔失荣或热毒蕴结于口腔而成肿块，发病与心、肝、肾、胃关系十分密切，治疗时应注意兼顾肝肾之阴。刘老认为久病治肾，推崇"五脏之伤，穷必及肾"，故治疗的全过程重视滋补肾精，如用黄精、山茱萸之品。

[案 7]

郭某，男，64 岁，2021 年 11 月 8 日初诊。

主诉：确诊口腔鳞状细胞癌 1 年余，化疗后。

患者 1 年前无明显诱因出现左侧口腔底糜烂伴疼痛，未予重视，后溃烂及疼痛逐渐加重，行颌面部 CT 提示：左侧口底占位（大小约 20mm×25mm），穿刺活检示：（左口底包块）鳞状细胞癌。4 个月前患者左口腔底疼痛加重，行 TPF 方案诱导化疗四程，其间患者出现Ⅳ度骨髓抑制伴发热，经对症处理后骨髓抑制纠正，复查肿瘤较前缩小。后患者再次诉疼痛加重，触诊颈部淋巴结较前增大，伴口腔溃烂、出血，行口腔 CT 示肿瘤较前增大，故再次行 TPF 方案诱导化疗一疗程。刻下症见：神清，精神可，可见口腔左侧舌底多发菜花样肿物，伴痛，偶有出血，张口或进食时加重，可进食米粥等流食，舌体固定，稍影响言语，睡眠差，饮食欠佳，小便调，大便 5 日一行。舌质红绛，苔黄腻，脉滑。

诊断：口疳。

辨证：热毒蕴结。

治法：清热泻火，解毒祛邪。

处方：醋鳖甲 20g^(先煎)　莪　术 10g　冬凌草 20g　萆　草 20g

猫爪草 10g　金银花 20g　当　归 20g　玄　参 20g

决明子 20g

10 剂，水煎服，日 1 剂。

二诊：10 日后复诊，诸症减轻，舌红，苔黄稍腻，脉弦滑。继服上方。

三诊：10 日后复诊，诸症进一步减轻，大便正常，故去决明子，加百合。此后门诊随诊，生活质量尚可。

按语：此病例由于患者年纪大，又经化疗，消耗人体气血津液，故治疗时不可一味以热毒立论，而是根据患者实际情况辨证施治，兼顾滋阴。肿瘤的整个治疗过程中，刘老平衡于祛邪与扶正，认为"五脏之伤，穷必及肾"，故临症之时在清热解毒、消癥散结的基础上，兼用玄参、百合等滋阴之品养精固肾。后期随诊更是做到祛邪不伤正，扶正不留邪。

[案 8]

李某，男，57 岁，2021 年 9 月 23 日初诊。

主诉：咽痛伴咽部异物感半年余，确诊口咽鳞癌 2 月余。

患者半年前无明显诱因出现咽部疼痛，吞咽困难，伴咽部异物感，偶有咳嗽，咳白黏痰带血丝，后逐渐加重，行纤维喉镜示：下咽部肿物、慢性咽炎，病理示：（咽部）鳞状上皮中 - 重度异性增生，灶性区域癌变（鳞状细胞癌）；全身骨显像示：左侧髂骨局部显像剂异常浓聚灶，性质待定；颈部 MRI：咽喉壁占位性病变（累及至口咽左侧壁及食管开口处），予行 GP 方案（吉西他滨 1.4g vd D1、8 ＋ 顺铂 100mg vd D1）化疗一程，化疗后出现Ⅳ度骨髓抑制伴发热，经对症升白细胞、升血小板及输血治疗后改善，但患者仍吞咽困难、难以进食。刻下症见：神清，精神尚可，形体消瘦，口咽部时有疼痛，吞咽困难，伴咽部异物感，吞咽时尤甚，偶有咳嗽，咳大量白色泡沫痰，痰中带血，进食困难，眠欠佳，大便秘结，小便调，舌暗淡，苔薄白，脉细涩。

诊断：咽菌。

辨证：痰瘀互结。

治法：活血化瘀，化痰散结。

处方：醋鳖甲 20g^{（先煎）}　　莪　术 10g　　冬凌草 20g　　葎　草 20g
　　　威灵仙 20g　　　　土鳖虫 20g　　补骨脂 20g　　骨碎补 20g
　　　紫　菀 20g

10 剂，水煎服，日 1 剂。

二诊：10 日后复诊，诸症减轻，舌质稍暗，苔薄白，脉细涩。继服上方。

三诊：10 日后复诊，口咽部疼痛及咽部异物感明显缓解，咳嗽咳痰消失，眠欠佳，大便可，舌淡，苔薄白，脉细涩。故去紫菀，加酸枣仁。

按语：该患者长期嗜食肥甘厚味，饮食不节，脾胃受损，痰湿内生，痰瘀互结日久而成咽菌。刘老重视从痰瘀论治，在该患者选方用药上，以鳖甲软坚散结、化痰通络，莪术破血祛瘀为基础；痰瘀日久易化热，故冬凌草、葎草清热，同时化解化疗之热毒；患者口咽部时有疼痛，吞咽困难，伴咽部异物感，予威灵仙通络止痛、消骨鲠；左侧髂骨转移，予补骨脂、骨碎补以补肾坚骨，土鳖虫破瘀血、续筋骨；咳嗽，咳大量白色泡沫痰，且大便秘结，予紫菀止咳消痰兼润燥通便。上证辨为痰瘀互结，治疗以活血化瘀、化痰散结为原则，并结合临床症状辨证施治，在控制肿瘤病情的同时，又化解化疗之热毒，减轻患者不适症状，有效控制了癌毒，保证了患者的生存质量。

[案 9]

骆某，男，72 岁，2020 年 8 月 31 日初诊。

主诉：确诊上颌癌放化疗后 10 年余，右肺腺癌靶向治疗后 1 年，失语 3 天。

患者 10 年前因"吞咽困难"行相关检查提示上颌癌，经病理检查确诊为上颌癌，排除放化疗禁忌证后行放化疗治疗（具体用法、频次及疗效不详）。后患者未定期复查，感吞咽困难稍好转，其余未诉特殊不适。1 年前患者无明显诱因出现"咳嗽，咳痰，胸闷，气促"，行胸部增强 CT 示：考虑右肺下叶周围型癌，纵隔内淋巴结稍大，转移可能，建议穿刺活检；双肺多发结节，部分结节考虑转移可能。行 B 超检查提示右侧胸腔大量积液，排除手术禁忌证后行右侧胸腔穿刺引流术，术后行病理穿刺活检确诊为右肺腺癌，进一步行基因检测提示 EGFR 突变，故予以吉非替尼 0.25g po qd 靶向治疗。刻下症见：轮椅推入，消瘦，失语，张口呼吸，眠欠佳，大便 4 天未解，小便正常，舌质红，舌体瘦小，苔少而干燥，脉细数。

诊断：口疮。

辨证：阴虚火旺。

治法：滋阴清热。

处方：醋鳖甲 20g^(先煎)　　莪　术 10g　　冬凌草 20g　　葎　草 20g
　　　葶苈子 20g^(包煎)　　玉　竹 20g　　石　斛 20g　　生地黄 20g

炙甘草20g

15剂，水煎服，日1剂。

二诊：患者服药15天后张口呼吸情况有所缓解，大便可，舌苔干燥较前缓解，其他症状变化不大，去炙甘草，加酸枣仁。

三诊：15天后复诊，诸症较前缓解，上方继服。

按语：此病例由于患者年纪大，又经靶向治疗后，身体虚弱，而火毒之邪不显著，表现出一派阴虚干燥之象，故治疗时不可一味以火毒立论，而是根据患者实际情况辨证施治。同时该患者合并肺癌，治疗时需兼顾两者。方中以鳖甲软坚散结、化瘀通络，莪术破血祛瘀，冬凌草、蕺草清热解毒为基础；葶苈子泻肺平喘，兼通便；配合玉竹、石斛、生地黄、炙甘草滋阴清热。二诊睡眠仍欠佳，故加酸枣仁宁心安神。三诊诸症较前缓解，继以"滋阴清热"为法，继服上方。

四、食管癌

（一）概述

1. 引疡入瘤用于食管癌的立论基础　食管癌属于中医学"噎膈"病范畴。噎病位于食管的上段，症状为饮食难入；膈病位于食管的下段或者位于贲门，症状为食虽可入，难尽入胃，少顷复吐。但两者都属于从咽到贲门具有隔阻症状的病变，因此后世医家将其合称为噎膈。刘教授认为"在内之膜，如在外之肤"，食管癌为食管黏膜病变疾病，故刘老认为治疗时可从"膜"论治，"引疡入瘤"理论自然也适用于食管癌。

2. 食管癌病因认识　具体病因主要与情志失调、饮食所伤、感受邪毒有关，在机体正气亏虚之时出现气滞血瘀、痰瘀互结，日久积渐形成津枯血耗之证。

（1）情志怫郁：情志不舒，气机郁滞，脏腑气机升降失常，日久导致气滞血瘀，或津停气阻，聚津为痰，痰瘀互结发为本病。

（2）饮食所伤：饮食不节、不洁致脾胃损伤，运化失调，痰浊内生，阻滞气机，日久痰瘀互结，发为本病。嗜饮热酒可致食管受伤，耗损津液，食管干涩，噎膈不通。

（3）六淫邪毒：外感六淫疫毒等邪毒之气，损伤正气，由表入里，滞留脏腑，气血运行不畅，毒瘀互结，结于食管引发本病。

（4）正气亏虚：先天禀赋不足或后天久病、重病日久不愈，正气耗伤，气血失调，瘀毒互结发为本病。《丹溪心法》曰："噎膈反胃虽各不同，病出一体，多由气血虚弱而成。"老年人多体衰气弱，易发噎膈，正如张景岳所说："少年少见此症，而惟中年耗伤者多有之。"

3. 食管癌病机分析　食管癌的发生大多与机体正气不足，脏腑功能虚弱，加之邪气入侵有关，这是其基本病机。另外，根据疡科理论，将食管黏膜的疾病归属于刘老"膜病"范畴进行辨证，归纳分析其基本病机为肺气亏虚。肺主皮毛，基于肤膜同病的机制，肺的功能失调，不能宣发卫气，布散津液，输精于皮毛，皮肤黏膜失于精微物质营养，失于卫气和津液的温养和润泽，不能成为抵御外邪侵袭的屏障而发生多种黏膜病变。因此"肺主皮毛"在食管癌的发生中起着至关重要的作用。

4. 食管癌辨识要点

（1）辨病位：初期在表，病位较浅，久病入里，入血，入脏腑，病位较里。

（2）辨病理性质：气、痰、瘀、热、毒、虚是导致本病形成的病理因素。

（3）辨邪正盛衰：食管癌一旦确诊，需首辨正邪之强弱，以便于分期。早期正气尚强，邪气尚浅，或局限于食管。中期正气较弱，邪气渐深，或病灶累及邻近脏腑。晚期正气虚衰，邪气独居于身，机体全身衰弱，或癌症已有远处转移。

（4）辨标本虚实：根据邪气偏重不同分为以下几类。偏气滞者，见胸胁部胀痛；偏血瘀者，症见局部疼痛，部位固定，伴肌肤甲错、面色黧黑、舌紫暗瘀斑或瘀点；偏痰湿者，症见咳嗽痰多，脘腹痞满，呕吐痰涎，纳差，痰核等；偏癌毒者，见肿块破溃糜烂疼痛或出血；正虚者，则见气血阴阳等亏虚。

5. 食管癌治法方药　治疗应当攻补兼施，早期正气尚强，邪气尚浅，故当以攻邪为主；以行气活血、化痰散结、清热解毒等为主要治法，代表方剂有血府逐瘀汤、五磨饮子、柴胡疏肝散、五味消毒饮、半夏厚朴汤等。中期正气较弱，邪气渐深，或病灶累及邻近脏腑，故治疗予以攻补兼施为主；代表方剂有沙参麦冬汤、甲术二草汤等。晚期正气虚衰，邪气独居于身，机体全身衰弱，故予以补法扶正为主；代表方剂有生脉散、参附汤等。总结刘老治疗食管癌的用药特点，使用频次靠前的药物有鳖甲、莪术、冬凌草、猫爪草、威灵仙、炒芥子、黄精、玉竹、石斛等，具有养阴散结、破血化瘀、软坚消癥的功效，威灵仙能缩小瘤块，减轻或解除哽阻。①痰瘀内阻证，以祛痰化瘀为法，配伍鳖甲、莪术、威灵仙、炒芥子、川芎、当归等。②气血亏虚证，以益气补血为法，配伍白术、苍术、生地黄、熟地黄等。③阴阳失调证，以补肾助阳或滋补肾阴为法，配伍淫羊藿、锁阳、桑螵蛸、金樱子、补骨脂、骨碎补等。

6. 食管癌常见并发症　食管癌常见的并发症有呕吐、咳嗽、关格、虚劳、水肿等。

（1）呕吐：因食物从口进入食管，再经食管输送至脾胃，经脾胃运化腐熟后下降至小肠，故食管发生病变，运化功能失常，故可见气机不能下行反而上逆，故发生呕吐之证。

（2）咳嗽：食管解剖部位与气管邻近，与肺脏同居上焦，故食管病变累及邻近气道时，邪气侵犯气道，气道主气机宣降，气机宣降失常则引起咳嗽。

（3）关格：因脾肾衰惫，气化失司，浊毒内蕴而致小便不通与呕吐并见。

（4）胸腔积液：食管癌发生肺转移后容易并发胸腔积液，中医认为此为水饮停于胸胁所致，可属于广义痰饮的范畴。

（二）医案选录

［案1］

张某，男，66岁，2014年4月2日初诊。

主诉：食管癌放疗后干咳、咽干1月余。

既往因咽部有哽阻感发现食管癌，后行放疗，未行化疗及手术。刻下症见：进食及饮水时咽部有轻微哽阻感，咽干，干咳，咳少量白色泡沫痰，肢软乏力，形体消瘦，纳眠、精神差，二便调。舌暗红，苔白腻，脉细涩。

诊断：噎膈。

辨证：血瘀痰滞。

治法：活血化瘀，祛痰消滞。

处方：醋鳖甲20g^{（先煎）}　　莪　术10g　　姜厚朴10g　　麸炒苍术10g
　　　公丁香3g　　　　柿　蒂4g　　　法半夏10g　　冬凌草20g
　　　威灵仙20g

7剂，水煎服，日1剂。

二诊：7日后复诊，药后患者感咽部哽阻感较前好转，精神与纳眠可，二便调，继用上方30剂。

三诊：患者未诉特殊不适，药后诸症明显减轻，继续予上方加减，原方保留醋鳖甲、莪术、威灵仙、冬凌草，加猫爪草、白花蛇舌草、半枝莲抗肿瘤，黄精、山茱萸补益肝肾。

按语：患者因平素饮食不节，致久酿成痰，加之年老，津血渐耗生成瘀血，痰瘀阻于食管发为本病。进食及饮水时咽部有轻微哽阻感，咽干，干咳可辨为食管膜痒，治疗时首先使用莪术活血化瘀，厚朴、苍术、丁香、柿蒂、法半夏行气化痰以治标，同时予鳖甲平衡阴阳。因风为百病之长，常兼夹他邪伤人，故治疗时独特地使用风药威灵仙、疡药冬凌草。威灵仙等风药能通过发挥生发调动之力，使脏器恢复功能，引动脏腑生机而促进疗效。冬凌草具有清热解毒、活血止痛的功效，是刘老常用于治疗肿瘤疾病的疡科药物，虽为疡科药物但是现代药理学证明其具有抗肿瘤的作用。三诊患者未诉特殊不适，故予以抗肿瘤基本方维持，用醋鳖甲、莪术活血化瘀，软坚散结；冬凌草、猫爪草、白花蛇舌草、半枝莲抗肿瘤，缓消包块；黄精、山茱萸补益肝肾，扶助正气。

[案2]

杨某，女，63岁，2017年4月18日初诊。

主诉：食管癌放疗后3年余，手足心热1月余。

患者既往因咽部吞咽食物哽阻感就诊于当地县医院，经食管胃镜检查取病理活检确诊为食管鳞状细胞癌，排除禁忌证后行放疗，未行化疗及手术。术后一直服用斑蝥胶囊抗肿瘤。刻下症见：形体消瘦，手足心热，口燥咽干，肢软乏力，纳眠、精神差，大便干结，舌红，苔少，脉细数。

诊断：噎膈。

辨证：津亏热结。

治法：养阴生津，泻热散结。

处方：醋龟甲20g^{（先煎）}　　莪术10g　　威灵仙20g　　北沙参20g

玉竹20g　　　　石斛20g　　冬凌草20g　　猫爪草20g

葎草20g

7剂，水煎服，日1剂。

二诊：7日后复诊，患者诸症缓解，继用30剂，药后未诉不适。

三诊：患者诉大便稍秘结，舌淡，苔白，脉弱，其余未诉特殊不适；继续予上方加减，原方保留醋龟甲、莪术、威灵仙、冬凌草、猫爪草，加白花蛇舌草、半枝莲抗肿瘤，黄精、肉苁蓉补益肝肾。

按语：患者平素性格急躁易怒，肝阳偏亢，阳亢则阴虚，阴虚则热，故见手足心热、口燥咽干、舌红少苔、脉细数等虚热之象。患者年老，加之平素嗜好饮酒，酒物损伤脾胃，致脾胃亏虚，气机升降失职，故又可导致肢软乏力。胃主通降，胃气亏虚则气机失调，故见大便干结。"怪病难症不离痰瘀"，故肿瘤的治疗常从瘀、痰论治，方中龟甲软坚散结，平衡阴阳；莪术破血祛瘀。在本病的治疗中，除根据具体病情立法用药外，还必须注意顾护津液及胃气。疾病初期，阴津未必不损，故治疗当顾护津液，辛散香燥之药不可多用，以免生变。后期津液枯槁，阴血亏损，法当滋阴补血；但滋腻之品亦不可过用，当顾护胃气，防滋腻太过有碍于脾胃，胃气一绝，则诸药罔效；所以养阴可选用沙参、麦冬、天花粉、玉竹等，用生地、熟地之辈谨防腻胃碍气，并配合生白术、生山药、木香、砂仁等健脾益气，芳香开胃。三诊患者未诉特殊不适，故予以抗肿瘤基本方维持。

[案3]

江某，女，61岁，2021年11月18日初诊。

主诉：进行性吞咽困难、食入不下伴咳嗽、呕吐、肢软乏力、消瘦1月余。

患者1月前无明显诱因出现吞咽食物哽阻感，遂就诊于当地县医院，行胸部CT检查发现食管占位并食管气管瘘，建议患者行放疗，但患者拒绝。随后患者吞咽困难逐渐加重，稍食即吐，饮水不能，伴咳嗽，肢软发力，体重进行性下降。刻下症见：形体消瘦，吞咽困难，食入不下伴咳嗽，呕吐，肢软乏力，精神萎靡，腰膝酸软，气短，面部浮肿，小便尚调，大便溏，舌淡红，苔白，脉细弱。

诊断：噎膈。

辨证：气虚阳微。

治法：温补脾肾，益气回阳。

处方：熟地黄20g　　　山茱萸20g　　　威灵仙20g　　　枸杞子20g
　　　肉　桂5g　　　杜　仲20g　　　冬凌草20g　　　猫爪草20g
　　　萆　草20g

7剂，水煎服，日1剂。

二诊：7日后复诊，患者诸症缓解，继用30剂。

三诊：患者未诉特殊不适，继续予前方加减，原方保留威灵仙、冬凌草、猫爪草，加白花蛇舌草、半枝莲抗肿瘤，黄精补益肝肾。

按语：患者老年女性，脏腑功能渐虚，脾胃亏虚，运化失常，浊气上逆，故见吞咽困难逐渐加重，稍食即吐，饮水不能。平素过劳伤肾，加之年老肾气渐亏，脾肾亏虚，气化功能虚弱，水湿运行停滞，故见腰膝酸软，气短，面部浮肿，肢软乏力，精神萎靡，大便溏等。五脏久病，穷必及肾，故在根治本脏腑病变的同时需时刻注意固护肾气，滋养肾精，防止或延缓疾病的发展。本病的治疗中选用熟地黄、山茱萸、枸杞子、肉桂、杜仲滋补肾阴肾阳，阴中求阳，阳中求阴，体现了痒科治疗中"平衡阴阳，损有余，补不足"的治疗原则。噎膈有轻重虚实之别，膈多由噎所致。初起正气未大虚，仅有吞咽困难，或食后胸膈痞满，灼热疼痛，以后由实转虚，或虚实夹杂，饮食难入，或食入即吐，终至脾肾衰败，阳消阴竭，则多属不治。但亦有因虚致实者，如肾阴不足，相火偏亢，煎熬津液，致痰凝瘀阻而成噎膈者，亦不可不知。一般说来，凡脉紧、涩、短、小，属气血已亏；脉沉、细、涩、数，属精血已虚，难治。大便秘结如羊屎，属大肠血枯；口吐白沫，为脾肺虚极；如痰如蟹沫，为脾气已败，皆难治。腹中嘈杂，胸痛如刀割，属营虚至极，年老，气血已亏，多难治。不淡食，不断房事，多不治。愈后饮食、房劳不节，易复发。三诊患者未诉特殊不适，故予以抗肿瘤基本方维持。

[案4]

张某，男，61岁，2021年9月8日初诊。

主诉：确诊食管鳞癌放化疗后1月余。

患者1月前无明显诱因出现吞咽食物哽阻感，遂就诊于当地县医院，行食管镜取病理活检确诊为食管鳞癌，随后行同步放化疗。刻下症见：形体消瘦，偶有吞咽困难，手指指端麻木灼热感，经风及受凉后加重，精神萎靡，纳眠欠佳，二便尚调，舌淡红，苔薄白，脉细。

诊断：噎膈。

辨证：外风证。

治法：祛风清热，解毒止痒。

处方：醋鳖甲20g^{（先煎）}　莪　术20g　川　芎5g　刘寄奴20g

　　　羌　活20g　　　　防　风20g　蝉　蜕20g　地肤子20g

白鲜皮20g

7剂，水煎服，日1剂。

二诊：7日后复诊，患者手指麻木缓解，继用上方30剂。

三诊：患者未诉特殊不适，继续予以前方加减，原方保留醋鳖甲、莪术，加猫爪草、白花蛇舌草、半枝莲抗肿瘤，黄精、山茱萸补益肝肾。

按语：患者确诊食管癌放化疗后，放化疗致热毒聚集，加之感受外来之风邪，发为"膜痒"。膜痒主要表现为皮肤黏膜瘙痒、疼痛、麻木或分泌物增多，多为疾病初期。风邪包含外风和内风，外风引起膜病是由于风邪乘袭致使营卫不和，邪客腠理肌肤，发为痛痒；邪气郁闭，内不得通，外不得泄，可致经络不畅，气滞血瘀。内风阴虚者是指因素体虚弱，或大病久病耗伤营阴，或肝肾阴血不足，血虚生风化燥，皮肤黏膜失于温煦濡养而致痒痛，干燥，色素减退等。因实者多因饮食不节，嗜食肥甘醇酒，损伤脾胃，脾失健运，湿浊内生，日久化热，热盛生风；或情志因素，五志化火，血热内蕴，化热生风；或素体血热，因外邪引动，热盛风动，内不能疏泄，外不能透达，郁于黏膜而致膜痒、膜疮、膜烂出血。羌活、防风、蝉蜕祛风解表，调和营卫；川芎、莪术、刘寄奴等化瘀通络，以祛络中之邪，同时还有"治风先治血，血行风自灭"之意；地肤子性寒，味辛、苦，归肾、膀胱经，能清热利湿、祛风止痒；白鲜皮苦、寒，归脾、胃、膀胱经，能清热燥湿、祛风止痒、解毒。地肤子善祛皮肤之湿，而白鲜皮善燥太阴阳明之湿，二药合用则内外之湿兼祛而又能祛风解表止痒。另外可辨证加减，如夹血热者加生地黄、牡丹皮清热凉血；夹痰湿者加藿香、胆南星，从肝脾入手清化痰湿，以恢复肝之疏泄，脾之运化。

[**案5**]

李某，女，51岁，2021年12月5日初诊。

主诉：确诊食管癌放化疗后3年余。

患者3年前无明显诱因出现吞咽食物哽阻感，遂就诊于当地县医院，行胸部CT检查及食管镜检查确诊为食管癌，排除禁忌证后行同步放化疗。刻下症见：形体消瘦，吞咽时感食管灼热疼痛，手足心热，咽干口渴，舌红少津，脉细数。

诊断：噎膈。

辨证：阴虚证。

治法:养阴清热消瘤。

处方:醋鳖甲 20g^(先煎) 莪 术 20g 玉 竹 20g 石 斛 20g

黄 精 20g 桑 椹 20g 生地黄 20g 牡丹皮 20g

熟地黄 20g

7 剂,水煎服,日 1 剂。

二诊:7 日后复诊,患者诸症缓解,继用 30 剂。

三诊:患者未诉特殊不适,继续予以前方加减,原方保留醋鳖甲、莪术,加猫爪草、白花蛇舌草、半枝莲抗肿瘤,山茱萸补益肝肾。

按语:本病久病耗伤阴液,肝肾阴虚,虚热内扰,正不胜邪而致阴虚内热。方中玉竹、石斛、黄精、桑椹、熟地黄补益肝肾,促进精血化生而濡养皮肤黏膜,且可通过精微物质的化生促进功能的恢复,即阴中求阳;生地黄、牡丹皮清热凉血。膜疮用药主要体现为养阴,玉竹、石斛为代表药对,二者合用滋养肺胃之阴。黄精、桑椹合用主要补益肝肾之阴,能养血润燥,祛风止痒。膜疮和膜痒在阴虚的治疗中也体现了疾病由表入里的特点。在膜痒的养阴治疗多从肺胃之阴入手,而在膜疮的治疗中从肺胃、肝肾之阴入手,体现了疾病由轻到重,穷必归肾的演变过程。

[案 6]

姜某,男,63 岁,2022 年 1 月初诊。

主诉:进行性吞咽困难、食入不下伴肢软乏力 3 月余。

患者 3 月前无明显诱因出现吞咽食物哽阻感,遂就诊于贵州医科大学某附属医院,行胸部 CT 检查发现食管占位,排除禁忌证后行食管镜活检确诊为食管鳞癌,随后行奥沙利铂 + 氟尿嘧啶 + 免疫治疗(具体不详)。治疗两周期后患者感乏力逐渐加重,体重进行性下降,伴咳嗽咳痰。刻下症见:形体消瘦,肢软乏力,精神萎靡,咳嗽,咳黄痰,咽痛,口干,大便秘结,尿黄,舌红,苔黄微腻,脉数。

诊断:噎膈。

辨证:肺热证。

治法:清热宣肺。

处方:醋鳖甲 20g^(先煎) 莪 术 10g 冬凌草 20g 猫爪草 20g

葎 草 20g 白花蛇舌草 20g 半枝莲 20g 紫 菀 20g

款冬花 20g

7剂，水煎服，日1剂。

二诊：7日后复诊，患者诸症缓解，继服前方半月后未诉特殊不适。

三诊：患者未诉特殊不适，继续予以前方加减，原方保留醋鳖甲、莪术、冬凌草、猫爪草、白花蛇舌草、半枝莲抗肿瘤，加黄精、山茱萸补益肝肾。

按语：膜病的病机责之风、痰、瘀、毒，根据"肤膜同位，肤膜同病"的理念，治疗应从"肺主皮毛"入手，从肺论治贯穿于疾病治疗的全程。治肤之药多具疏风、解表、辛透之用，有宣肺、肃肺、补肺、清肺之效。内覆之"膜"翻之于外亦同理，膜失滋润、濡养则御邪能力减弱，邪气入里则病情加重，发为肺热，进展为"膜热病"，故见咳嗽，咳黄痰，咽痛，口干等。肺失宣降，故见咳嗽，咳黄痰；肺与大肠相为表里，肺热致大肠传导失常，见大便秘结；故对于"膜热"亦可通过治肺法，如宣肺、肃肺、清肺等，选用冬凌草、猫爪草、萹草、桔梗、桑白皮、黄芩、紫菀、款冬花、百部等清肺热。热邪是肿痛、疮疡的病因之一，故配以清热解毒之品以消肿止痛散结，临床常用白花蛇舌草、半枝莲、蒲公英、地肤子、白鲜皮等。

[案7]

杜某，男，69岁，2022年1月3日就诊。

主诉：进行性吞咽困难，食物不下4月余。

患者4月前无明显诱因感吞咽困难伴疼痛感，未予重视，后因症状加重就诊于当地县医院，行CT及MRI检查诊断为食管占位，未发现远处转移，建议患者行手术治疗，但患者拒绝，仅服用中草药治疗（具体不详）。刻下症见：镜下见食管黏膜渗血红肿，吞咽困难，食物难下，纳差，便溏，舌淡，苔白腻，脉细。

诊断：噎膈（膜烂出血）。

辨证：脾虚证。

治法：健脾除湿，益气养血。

处方：醋鳖甲20g^(先煎)　　莪 术10g　　冬凌草20g　　猫爪草20g

苍 术20g　　厚 朴10g　　党 参20g　　白 术20g

桔 梗10g

7剂，水煎服，日1剂。

二诊：7日后复诊，患者诸症缓解，继用30剂。

三诊：患者感肢软乏力，腰膝酸软，舌淡，苔白，脉细，其余未诉特殊不适,遂予以肿瘤稳定方,原方保留醋鳖甲、莪术、冬凌草、猫爪草,加白花蛇舌草、半枝莲抗肿瘤,黄精、山茱萸补益肝肾。

按语:患者平素嗜食肥甘厚味及烟酒,影响脾胃功能,脾失运化,气血生化乏源;痰浊内生,影响气血运行,痰瘀内阻,日久化热生毒,痰热瘀毒阻于食管黏膜,遂形成肿块、糜烂;热灼血脉而致膜烂出血。湿为阴邪,得阳则化气,气行则水行,气化则湿亦化,故治湿当以调畅气机为要务,上下通顺,内外畅达,则可使邪有去路。肺主一身之气,主宣发肃降,通调水道,为水之上源,因此治疗当宣肺达邪,调畅气机,以利于湿邪的祛除,但邪有寒热,处方用药当注意温凉之别。膀胱气化功能受肺之宣发影响,肺气正常宣发,膀胱气化如常,小便易排出,宣肺即如提壶揭盖,刘老临证运用桔梗宣肺气,启上闸,开支河,导湿下行,以为出路,达到源清流畅之功,邪去痰消,湿去气通。用药体现治上焦如羽非轻不举,选药当以味辛,质地轻,气味薄为主,用量不过10g,不宜久煎,共同达到轻如羽,走上焦,因而越之的功用。

[案8]

李某,男,53岁,2021年11月18日初诊。

主诉:进行性吞咽困难伴咳嗽,呕吐,肢软乏力,消瘦1月余。

患者1月前无明显诱因出现吞咽食物哽阻感,遂就诊于当地县医院,行胸部CT检查发现食管占位。随后患者吞咽困难逐渐加重,稍食即吐,饮水不能,伴咳嗽、肢软乏力、体重进行性下降。刻下症见:食管镜显示黏膜疮面破溃糜烂,根脚漫肿,疮色紫滞,疮面脓水浸渍蔓延,久不收口,流血,呕吐,肢软乏力,消瘦,舌红,苔黄腻,脉滑数。

诊断:噎膈(膜烂出血)。

辨证:瘀毒证。

治法:豁痰软坚散结,化瘀搜络扶正。

处方:醋鳖甲20g^(先煎)　　莪　术10g　　冬凌草20g　　猫爪草20g
　　　威灵仙20g　　　　地　榆20g　　仙鹤草20g　　蜈　蚣5g
　　　葎　草20g

14剂,水煎服,日1剂。

二诊:患者食管镜显示黏膜疮面破溃较前明显好转,无流血,无呕,稍感肢软乏力,舌淡红,苔黄微腻,脉滑微数。前方基础上将地榆、仙鹤草更换为补益肝肾之黄精、桑椹各20g，继续服用14剂。

三诊：患者诸症明显好转，继续服用7剂。

按语：根据食管黏膜镜下改变，将其归属于"膜烂出血"范畴：皮肤黏膜疮面破溃糜烂，流血或脓血，久病入络的病症。基本病因病机在于"瘀血"，主要是血液在脉道中运行障碍而致，有虚实两类。实者多因气滞、血寒和血热。虚者多因气虚和血虚。瘀血停滞，影响水湿运化，化生痰湿，痰瘀胶结，化热生毒，而致膜烂出血。痰瘀日久化热，胶着不解，便成为毒邪。其致病特点有三个方面：性质为阳邪，易伤津耗气；其性峻烈，毒之致病初起隐匿，待聚集到一定程度则发病猛烈，热盛肉腐易致肿疡；易沉伏，治疗之后难以尽除，余毒伏于体内而致疾病缠绵难愈，变证丛生。方中鳖甲滋阴潜阳，软坚散结，化瘀通络，退虚热；莪术温通，破血祛瘀，行气止痛，病痰饮者，当以温药和之，莪术可振奋阳气，阳气通达使肺通调水道，脾运化水湿，肾蒸化开合、气化，从而恢复正常水液代谢，此对药以消法清络中痰瘀毒，并以鳖甲血肉有情之品滋阴托补，促进疮疡恢复，同时也助正气抗邪，将下陷之毒托举于外；冬凌草，猫爪草化痰散结，解毒消肿；仙鹤草，地榆收敛止血，清热解毒，消肿敛疮；以虫类药蜈蚣搜风通络，以祛除顽邪。

[案9]

刘某，男，59岁，2021年8月1日初诊。

主诉：进行性吞咽困难伴肢软乏力、消瘦3年余。

患者3年前无明显诱因出现吞咽食物哽阻感，遂就诊于当地县医院，行胸部CT检查发现食管占位，行病理检查确诊为食管癌，后予以放化疗治疗，1月前患者感吞咽困难加重，食管镜显示皮肤黏膜疮面破溃糜烂，渗血。刻下症见：咽部哽阻，吞咽不利，胃脘部灼热疼痛，腹胀，咳嗽，咽燥，头痛头晕，舌暗，苔黄，脉弦数。

诊断：噎膈（膜烂出血）。

辨证：肝热证。

治法：疏肝清热，养阴解毒。

处方：醋鳖甲20g^{（先煎）}　　莪　术10g　　冬凌草20g　　猫爪草20g

　　　威灵仙20g　　　　黄　连6g　　　吴茱萸3g　　　黄　芩20g

　　　桔　梗10g

14剂，水煎服，日1剂。

二诊：诸症较前稍好转，舌淡，苔薄白，脉弦。前方继续服用 14 剂。

三诊：咽部、胃脘部、腹部不适好转，偶有咳嗽、头痛头晕，怒时加重，舌淡红，苔白，脉微弦。前方去黄连加柴胡疏肝解郁。

按语：左金丸为引经的方剂，黄连既清肝火，又清胃热，且能清心，有"实则泻其子"之意；然黄连苦寒呆滞，故少佐辛热疏利，直入肝经的吴茱萸，既可制约黄连寒凉凝滞，抑遏肝气，伤阳碍胃之弊，又可助黄连降逆止呕，为反佐药，二药合用，辛开苦降，一寒一热，相反相成。以黄连之苦寒，泻肝经横逆之火，以和胃降逆；佐以吴茱萸之辛热，引热下行，以防邪火格拒之反应；共奏清肝和胃制酸之效。灵活运用宣肺、肃肺、清肺、泻肺、温肺、润肺、补肺、敛肺八法，调畅肺气，恢复肺的宣降功能。此处运用桔梗宣肺，黄芩清肺；醋鳖甲、莪术、冬凌草、猫爪草是常用抗肿瘤基础药对；威灵仙通经活络，擅长解除食管咽部痉挛或哽阻。

五、肺癌

（一）概述

1. 引疡入瘤用于肺癌的立论基础 据临床症状可将肺癌归于中医"咳嗽""咯血""胸痛""肺积""肺岩""息贲"等范畴。肺开窍于鼻，与外界相通，如一气囊，主皮毛，皮毛位于人体之肤，故肺上之肿瘤，亦可视为肤之肿疡，引疡入瘤，用疡科理论治之，以达"异病同治"之目的。

2. 肺癌病因认识 肺癌的病因有内因和外因两个方面。外因多由感受时邪热毒所致，内因则多和七情内伤、饮食不节、先天不足有关。

（1）外感六淫：六淫是风、寒、暑、湿、燥、热（火）六种外感病邪的统称，肺与外界相通，六淫之邪极易经鼻窍、皮肤入侵，影响肺脏功能，肺失宣降、通调，气血运行受阻，痰湿瘀毒交结，日久成癌。

（2）七情内伤：七情属于人体正常的情志活动，但太多的情绪刺激而引起暴怒、狂欢、痛哭、大惊、猝恐、思虑过度、忧愁不解，使脏腑功能失调，气机不得疏泄，痰浊易于凝滞，血行不畅为瘀，终致气滞痰凝，毒瘀互结停于肺部形成肺癌。

（3）饮食不节：过食辛辣油腻肥甘厚味之品，伤及脾胃，脾胃失于健运，形成痰浊、气滞、血瘀等病理因素,停于肺部,日久形成肺癌。

(4)先天不足:先天不足,肺脏亏虚,外邪、七情、饮食等病因易损伤人体肺脏,导致人体气血失调,毒瘀互结而成癌;先天不足,正气亏虚是肿瘤形成的根本。

3. 肺癌病机分析 因"肺主皮毛",皮毛具有抵御外邪,温煦等功能,外感六淫、七情内伤、饮食不节、先天不足等均可造成肺癌的形成。中医理论认为,肺癌乃本虚标实之证,正气虚衰,邪毒侵肺,留滞于肺,导致肺脏功能失调,宣降失司,气机不利,血行受阻,津液失于输布,津聚为痰,痰凝气滞,瘀阻经脉,气、瘀、痰、毒等交结,日久形成肺部积块。故正气亏虚为肺癌的发病之本,痰瘀毒蕴结为发病之标,因虚得病,因虚而致实,正虚邪恋,诸因交扰而成肺癌。

4. 肺癌辨识要点

(1)辨病位:初期在卫分、气分,病位较浅,久病入里、入血、入脏腑,病位较里。

(2)辨病理性质:气、痰、湿、瘀、热、毒、虚是导致肺癌形成的病理因素。

(3)辨证候虚实:癌症是在人体正气亏虚的基础上发病,是虚实夹杂的疾病,虚为气血阴阳亏虚,实为气滞、血瘀、痰凝、湿聚、热结、毒蕴等。病程初期以标实为主,正虚为次;中期时标实渐盛,正气渐虚,但尚能抵御外邪;晚期时以正气亏虚为主,标实未退。

5. 肺癌治法方药 肺系膜病的治法常用有:祛风宣肺,燥湿化痰,化痰祛瘀,清热解毒,益气养阴,滋补肺肾。其方药可分为如下:

(1)祛风药:风侵肌肤腠理,肺主皮毛,故常用祛风之品以宣肺、疏肺,可配伍羌活、防风、蝉蜕、僵蚕、地肤子、白鲜皮等,同时可根据热、湿、痰、虚、瘀皆可生风,予辅以清热、燥湿、化痰、活血、补虚之品。

(2)清热解毒药:热邪是肿瘤的病因之一,故配以清热解毒之品以消肿止痛散结,临床常用冬凌草、猫爪草、葎草、白花蛇舌草、半枝莲、蒲公英等。

(3)燥湿化痰药:痰湿是肺系疾病常见病因,临床常用草豆蔻、厚朴、苍术、陈皮、半夏、贝母等。

(4)活血化瘀药:肺主气,气滞血瘀,故临床常用鳖甲、莪术、当归、川芎、刘寄奴、水蛭、蜈蚣等。

(5)补益药:久病伤正,气血阴阳亏虚;气虚者,可用白术、茯苓、黄芪等；血虚者，予当归、熟地黄、阿胶等；阴虚者，予玉竹、石斛、北沙参、天冬、麦冬、黄精、山茱萸等；阳虚者，予附子、桂枝、肉苁蓉、补骨脂等。

6. 肺癌常见并发症

（1）肺脓肿：肺癌病灶中心，因缺血、缺氧，容易形成空洞或肺脓肿，类似于中医的"痈疡"。因肺癌以气分热毒为主，气滞毒蕴损伤脉络，致脉络受阻，瘀血内生，邪郁久化热，热、瘀、毒搏结，致腐血败肉而生"痈疡"。故对于肺癌引起的肺脓肿可用疡科理论治之。

（2）疼痛：肺癌患者常伴有胸痛。肿瘤导致的疼痛以不通则痛为主要病机，可通过疡科思路治之，行气、活血、燥湿、化痰、温通、滋阴、散结等均可。

（3）胸腔积液：胸腔积液为水饮停于胸胁所致，可属于广义痰饮的范畴。

（二）医案选录

[案1]

张某，男，78岁，2019年5月8日初诊。

主诉：活动后喘息气促1年余，确诊左肺腺癌1月余。

患者平素活动后感喘息气促1年余，既往未予重视，1个月前上述症状加重，故于当地医院完善胸部CT检查提示左肺上叶占位，进一步行穿刺活检明确为腺癌，患者及家属考虑其高龄等自身原因，拒绝西医抗肿瘤治疗，故就诊。既往50余年吸烟史。刻下症见：喘息气促，动则尤甚，咳嗽，咳黄痰，偶有胸部刺痛，舌暗，苔黄腻，脉滑。

诊断：肺积。

辨证：痰瘀阻肺。

治法：活血化瘀，燥湿化痰。

处方：醋鳖甲20g^{（先煎）}　　莪　术10g　　　水　蛭6g　　　当　归10g
　　　草豆蔻6g　　　　葶苈子20g^{（布包）}　紫苏子20g　　陈　皮10g
　　　厚　朴10g

10剂，水煎服，日1剂。

二诊：10日后复诊，患者感喘促有所缓解，咳黄色黏痰，舌暗，苔白腻，脉滑。去草豆蔻、厚朴，加苍术10g、芥子20g，治以活血化瘀，化痰止咳平喘。

三诊：15天后复诊，患者咳、痰、喘较前有所缓解，继予原方加减治疗。

按语：患者50余年吸烟史，熏灼肺叶，肺失通调，水液代谢失常，痰浊内生，痰浊阻滞，气滞血瘀，痰瘀交结发为本病。瘀、痰是疡科疾病常见的病理因素，基于疡科理论治疗本病，肿瘤疾病中痰、瘀常同时出现，痰可致瘀，瘀可致痰，正如唐容川在《血证论》中所载："须知痰水之壅，由瘀血使然""血积既久，亦能化为痰水。"故刘老用活血化瘀消癥之品：鳖甲、莪术、当归、水蛭，四药合用，一方面活血化瘀，一方面配伍当归活血不伤血。其中，鳖甲、水蛭乃虫类药，刘老认为病程日久，痰、瘀、毒混处络中，草木之药恐不能及，需以蜈蚣、鳖甲、水蛭、地龙等虫类药物搜剔经络，破积消癥，消肿散结。患者痰浊内阻，故用燥湿化痰之草豆蔻、厚朴、陈皮。诸药用之，痰、瘀消散，邪去正安。

［案2］

黄某，女，72岁，2019年1月18日初诊。

主诉：体检发现肺部结节2月余。

2个月前患者于体检时发现肺部结节，大小约1.5cm，完善病理检查后提示腺癌，予行基因检测后无突变基因，患者拒绝化疗，故就诊。刻下症见：偶有咳嗽，以干咳为主，乏力，舌淡胖，苔白腻，脉滑。

诊断：肺积。

辨证：痰湿内阻。

治法：燥湿化痰，祛瘀散结。

处方：醋鳖甲20g^(先煎)　　莪　术10g　　芥　子20g　　桔　梗10g

草豆蔻6g　　　　　苍　术10g　　黄　芪20g　　百　合20g

附　片10g^(先煎)

10剂，水煎服，日1剂。

二诊：10日后复诊，患者感乏力有所缓解，皮肤瘙痒，舌淡，苔白腻，但较前有所缓解，脉滑。去附片，加防风10g，治以燥湿化痰，祛瘀散结。

三诊：20天后复诊，患者乏力较前进一步缓解，瘙痒缓解，苔腻较前缓解，予原方加减继服。并嘱患者3~6月复查CT。

按语：患者年老，脏腑渐亏，加之饮食伤脾，脾失健运，水湿运化失常，痰湿内蕴，阻滞于肺则形成肺部结节。中医常说百病多由痰作祟、怪病多由痰作祟，肿瘤具有生长之怪，症状之怪，故异病同治，刘老亦从痰论治肺结节。"痰湿致病，因势利导"，本病以温阳利湿、健脾利湿为主。故一诊时，刘老遵《金匮要略》"病痰饮者，当以温药和之"，予以附片温阳化饮，而脾为生痰之源，予苍术、黄芪健运脾气以治本，并结合草豆蔻燥湿化痰以治标，增强祛湿之效。在治疗中单纯治痰往往效果不佳，主要是因为"痰"与"瘀"为致病之根，痰浊常夹瘀为患，故方药中加入鳖甲、莪术活血祛瘀，消癥散结。诸药合用，脾阳得升，脾气得运，水湿得化，痰气以消，肺气和降。

[**案3**]

李某，男，56岁，2019年9月21日初诊。

主诉：咳嗽，咳黄色浓痰1周。

患者1周前无明显诱因出现咳嗽、咳黄色浓痰，自服消炎药后症状未见缓解，遂于医院就诊，行胸部CT提示肺部占位，后完善病理检查，结果待回。现为中西医结合治疗就诊。刻下症见：咳嗽，咳黄色浓痰，量多，咽痛，舌红，苔黄，脉数。

诊断：肺积。

辨证：痰热蕴肺。

治法：清热宣肺，化痰止咳。

处方：醋鳖甲20g^{（先煎）}　莪　术10g　冬凌草20g　桑白皮20g
　　　瓜蒌壳20g　　　贝　母20g　茯　苓20g　桔　梗20g
　　　麦　冬20g

10剂，水煎服，日1剂。

二诊：10日后复诊，患者感咳嗽、咽痛、咳痰有所缓解，咳黄白相兼痰液，痰液较前变稀，量变少，伴见口干，舌红，苔薄黄干，脉滑。去瓜蒌、贝母，加半夏10g、陈皮10g、天冬20g，治以清热养阴。

三诊：7日后复诊，患者症状较前进一步缓解，继予原方加减继服。

按语：患者以发热、咳嗽、咳黄浓痰为症状，病位在肺，但如将其视为在外之皮肤，则是皮肤被邪气蕴热，黄色浓痰为脓性分泌物，可视为热疡证。基于疡科理论，刘老初治时以清热解毒药物为主。冬凌草解毒清热，桑白皮清利肺热；瓜蒌、半夏、陈皮连用以清热化痰为主；桔梗利咽止痛排脓；脾为生痰之源，故加茯苓健脾燥湿祛痰；肺喜润恶燥，热为阳邪，易伤阴，致蕴肺伤津，故治疗过程中予天冬、麦冬滋阴润肺，体现了刘老注重阴阳平衡、以阴阳为纲论治的思想，诚如《疡科纲要》所言："疡科辨证，首重阴阳。"刘老初治以祛邪为主，二诊时兼顾扶正，以做到祛邪不伤正。治疗过程中体现了刘老疡科"消、补"之法，予清热解毒化痰之品以消，予益气养阴之品以补，防邪内陷，托邪外出。

[案4]

张某，女，77岁，2020年8月15日初诊。

主诉：间断咯血3月余。

患者3个月前无明显诱因出现咳嗽、咳少量血丝，色鲜红，胸部偶有闷痛，伴午间低热，体温波动在37.5～38.0℃，于社区医院输液（具体不详）后，咳嗽症状稍有缓解，为进一步详细诊治，完善胸部CT回示：右肺门处占位。患者考虑高龄及基础疾病多，拒绝穿刺活检，故就诊。刻下症见：咳嗽、咳少量血丝，色鲜红，胸部偶有闷痛，午间低热，口燥咽干，舌红，苔薄白，脉细数。

诊断：肺积。

辨证：肺阴亏虚。

治法：滋阴止血，润肺止咳。

处方：醋鳖甲20g^(先煎)　莪　术20g　　葶苈子20g　冬凌草20g
　　　仙鹤草20g　　花蕊石20g^(先煎)　百　部20g　紫　菀10g
　　　北沙参20g　　麦　冬20g　　玄　参10g

10剂，水煎服，日1剂。

二诊：10日后复诊，偶有咳嗽，无咯血，胸闷较前改善，仍有午后发热，舌红，苔薄白，脉细数。去花蕊石、玄参，加生地黄20g、荆芥10g，治以养阴清热。

三诊：15日后复诊，药后咳嗽、咯血缓解，未诉发热，舌红，苔薄白，脉细数，继用15剂，药后诸症明显缓解。

按语：《疡科纲要·论溃疡之血》曰："疮疡溃后，亦有偶尔见血之证，辨其形色，溯其源流，为因为果，有可得而言者。"所以追本溯源，该患者年老亏虚，脏腑功能失调，阴液亏损，燥热之毒熏灼肺叶，久病耗伤肺阴，阴虚内热，热迫血妄行，血溢脉外；午间低热，口燥咽干，舌红，苔薄白，脉细数均为肺阴虚内热之象；综上，患者乃阴虚肺热之咯血。刘老以阴阳辨证为纲，亦遵朱丹溪"阳常有余，阴常不足"之意，故喜予滋阴之物北沙参、麦冬、生地黄滋阴润肺；鳖甲、莪术亦是刘老对于从瘀论治肿瘤怪病的体现；并辅以花蕊石、仙鹤草清热解毒,凉血止血;百部、紫菀宣肺止咳;玄参清热凉血,安抚内热扰动之血;诸药用之,阴阳平衡,乃标本皆缓。二诊中加入荆芥一药,体现刘老对风药的运用,一方面可助宣发肺气以止咳,另一方面可宣发透散邪热。

[案5]

张某,男,64岁,2019年5月20日初诊。

主诉:确诊左肺鳞癌2年余,双下肢水肿半年。

2年前患者因出现左侧胸痛就诊于医院,完善相关检查确诊为左肺鳞癌,行化疗后,近期复查提示病情有所转移,为求中医治疗就诊。刻下症见:喘息气促,活动后加重,咳嗽咳痰,咳白色泡沫痰,双下肢中度水肿,舌红,质偏干,苔少,脉细弦。

诊断:肺积。

辨证:阴虚水热互结。

治法:养阴清热,利水渗湿。

处方:醋鳖甲20g（先煎）　　莪　术10g　　葶苈子20g　　冬凌草20g
　　　生地黄20g　　　　黄　精20g　　桑　椹20g　　泽　泻20g
　　　茯　苓20g

14剂,水煎服,日1剂。

二诊:患者喘促稍缓解,双下肢水肿较前有所消退,舌红,苔少,较前润泽,脉细弦。去桑椹,加当归10g,蜈蚣4条,改茯苓为猪苓20g,治以养阴清热,利水渗湿通络。

三诊:患者仍有活动后喘促及双下肢水肿,但较前有所缓解,继予原方服用。嘱患者定期随诊,建议必要时行化疗以控制肿瘤。

按语:患者肺癌日久,"五脏之伤,穷必及肾",且肺肾母子相及,久之及肾;肾主水,主气化,肾气化不利,水液代谢失常,上犯于肺,故见喘促,泛溢肌肤发为水肿。从瘀论治肿瘤怪病,予常用药对鳖甲、莪术以消癥散结。《疡科纲要·论溃疡之水》曰:"溃疡流水,凡皮肤之病,皆湿盛也。"虽此"水"非彼"水",但基于异病同治,故患者双下肢水肿刘老亦注重治"湿",予茯苓、泽泻、猪苓利水消肿。在二诊中加蜈蚣,刘老认为患者双下肢水肿可视为离经之水,利之犹如张元素所说"去旧水,养新水",又"血不利则为水",故对于一些经化痰、利水效果欠佳的患者,还注意调血,治水与化瘀同治以改善其难以分消，缠绵难愈的状态，且患者久病入络予虫类药以入络消瘀通络。配合当归活血化水，同时当归养血，血为阴，既益已伤之阴，又防诸药渗利伤及阴血。全方具有清热利水而不伤阴，滋阴而不敛邪之效。

[**案 6**]

王某，男，78 岁，2020 年 10 月 11 日初诊。

主诉：右肺腺癌综合治疗后 4 年余。

患者 4 年前确诊为肺腺癌晚期，行基因检测后予吉非替尼靶向治疗，服用 1 年后出现耐药，后改予奥希替尼靶向治疗，服用 1 年再次出现耐药，改予化疗，化疗六周期，目前病情较稳定。刻下症见：咳嗽、咳痰，活动后喘息气促明显，腰膝酸软，神疲乏力，五心烦热，面色无华。舌红，苔腻，脉滑数。

诊断：肺积。

辨证：气阴两虚，痰瘀内结。

治法：益气养阴，散瘀搜络。

处方：醋鳖甲 20g^(先煎)　　莪　术 10g　　冬凌草 20g　　蜈　蚣 4 条

桑白皮 20g　　生地黄 20g　　熟地黄 20g　　羌　活 10g

葶苈子 20g

10 剂，水煎服，日 1 剂。

二诊：10 日后复诊，咳嗽、咳痰，五心烦热缓解，去生地黄、熟地黄、羌活，加牛膝 20g、百部 20g、紫菀 20g。

三诊：患者咳嗽、咳痰较前有所改善，嘱患者继服中药。

按语：患者长期吸烟，熏灼肺叶伤及气阴，肺失通调，水液代谢失常，痰浊内生影响气血运行，痰瘀内阻，痰瘀搏结成癌。加之患者既往行靶向治疗、化疗，为中医药毒，损伤人体正气，正不胜邪，邪毒内陷而致迁延难愈，故当下虚实夹杂，虚证与痰瘀证并见，治疗时当益气养阴，散瘀搜络。刘老治疗时运用疡科思路，善用消、补、托之法。消：中药以鳖甲化瘀通络，莪术破血祛瘀，蜈蚣搜剔络中瘀血，体现了刘老从瘀论治疑难怪病的思想，且患者久病，善用虫药治络中之瘀。托：加以升阳除湿之羌活，充分体现了风能胜湿祛痰的用药特点，乃刘老巧用风药体现。补："留一分津液，便留一分生机"，熟地、生地同用，既能滋养肺肾之阴，又能清体内虚热。诸药相用，既养已亏之气阴，又祛内结之痰瘀。

[案7]

廖某,女,76岁,2021年5月18日初诊。

主诉:左肺鳞癌化疗后1年余。

1年前无明显诱因出现咳嗽、咯血,遂就诊于医院,完善相关检查后提示肺鳞癌晚期,予化疗六周期。现为求中西医结合治疗就诊于我院。刻下症见:肢软乏力,精神萎靡,咳嗽,少痰,口干舌燥,盗汗,纳眠欠佳,二便调。舌暗红,少苔,脉细弱。

诊断:肺积。

辨证:气阴两虚,痰瘀内阻。

治法:益气养阴,豁痰散瘀。

处方:醋鳖甲20g^(先煎)　莪　术10g　玉　竹20g　石　斛10g
　　　生地黄20g　　　冬凌草20g　葎　草20g　百　合20g
　　　炒芥子10g

20剂,水煎服,日1剂。

二诊:20日后复诊,患者仍觉口干舌燥,肢软乏力较前稍好转,纵观患者舌脉,去生地黄,加桑椹以解毒化瘀,补肾滋阴。

三诊:患者诸症较前进一步缓解,继予原方加减服用15日后,嘱患者长期随诊,定期复查。

按语:患者平素喜辛辣肥甘,湿热滋生,日久化火成毒犯于肺部而致癌瘤。刘老常说疑难怪病多痰瘀,痰、瘀临床常夹杂为患,在用药时治痰与化瘀同治,改善其难以分消,缠绵难愈的状态。且久病入络,刘老认为膜病日久,痰瘀毒混处络中乃络之重病,需以蜈蚣、鳖甲、水蛭、地龙等虫类药物,搜剔经络。故方中鳖甲配合莪术消法以清除内伏于络中痰瘀毒,并以鳖甲血肉有情之品滋阴托补,同时也助正气抗邪;冬凌草归肝、胃、肺经,通过肝主疏泄、肺主宣降,脾胃主运化等功能清热解毒,活血祛痰消痈,协助鳖甲、莪术将痰瘀毒托邪外出;肾为先天之本,主元阴元阳,大病久病,穷必归肾,化疗耗伤肾阴,故予生地黄、桑椹以滋养肾脏,充实先天之本,以养阴生气;且在诊疗中,刘老保留玉竹、石斛,两味药为刘老滋养肺胃之阴常用药对,《疡科纲要·论溃后养胃之剂》:"外疡既溃,脓毒既泄,其势已衰,用药之法为清其余毒、化其余肿而已。其尤要者,则扶持胃气,清养胃阴,使纳谷旺而正气自充。"故养胃以扶正;并以葎草、冬凌草清热解毒。治疗全程以益气养阴、豁痰散瘀搜络为首要原则，再根据患者症状的差异辨证论治。

[案8]

蔡某，男，78岁，2020年3月30日初诊。

主诉：确诊肺鳞癌1年余。

既往因声音嘶哑就诊于医院，完善相关检查后提示肺鳞癌，并行放疗及化疗。刻下症见：咳嗽、咳痰，咽部瘙痒不适，时感肢软乏力，纳眠欠佳，精神萎靡，二便调。舌红，苔少，脉细数。

诊断：肺积。

辨证：气阴两虚。

治法：益气滋阴，祛风止痒。

处方：醋鳖甲20g^(先煎)   莪　术10g   冬凌草20g   蜈　蚣4条
　　　黄　芪50g   当　归10g   防　风10g   蝉　蜕10g
　　　百　合20g

14剂，水煎服，日1剂。

二诊：2周后复诊，药后患者感肢软乏力较前减轻，仍咳嗽、咳痰，精神尚可，纳眠尚可。舌红，苔黄，脉弦细。去防风、蝉蜕，加玉竹20g、川贝6g，治以益气散结，润肺化痰。

三诊：2周后复诊，药后患者感乏力好转，咳嗽、咳痰改善，食欲不振，精神尚可，纳眠尚可。舌红，苔黄腻，脉滑数。去当归、川贝，加胆南星10g、半夏10g，辅以清热燥湿化痰，嘱患者定期随诊。

按语：患者年老正气虚弱，肝肾阴虚，加之肺癌久病入络，毒邪痰热蕴结络脉而瘀血为患；且行放化疗，化疗可视为中医药毒，放疗可视为热毒，药毒、热毒进一步伤及阴液，阴虚生风故见咽部瘙痒不适；咽部瘙痒，肺气通行不利，故见咳嗽、咳痰；患者久病，耗伤人体正气，故见肢软乏力、精神与纳眠差。刘老认为"百病怪病生于风""疑难怪病多痰瘀""久病入络用虫药"，故本病刘老亦从风、痰、瘀三者论治，以鳖甲、莪术、蜈蚣活血消癥散结，搜剔经络驱顽邪，予风药防风、蝉蜕以祛风通络止痒，半夏、胆南星、川贝燥湿化痰，诸药用之，风、痰、瘀得消，并配伍黄芪、百合、玉竹以益气养阴而治本。《疡科纲要·论外疡清热之剂》："外疡为病，外因有四时六淫之感触，内因有七情六郁之损伤，种种原由无不备具。而以最普通者言之，则热病其多数也。盖外感六淫，蕴积无不化热；内因五志，变动皆有火生。"故在治"风、痰、瘀"基础上,刘老加冬凌草以清癌之热毒,终而标本兼治。

[案9]

毕某,男,81岁,2020年3月14日初诊。

主诉:确诊右肺癌6月余。

6个月前患者无明显诱因胸痛,咳少量血丝,故于医院就诊,完善相关检查后诊断为肺癌晚期,家属考虑患者高龄,拒绝纤维支气管镜病理活检,现为中医治疗而就诊。刻下症见:咳嗽、咳痰,时有痰中带少量鲜红血丝,静息状态下稍感喘息气促,肢软乏力,腹部隐痛,精神纳眠差,大便质稀,小便调,舌质淡,苔白腻,脉沉细。

诊断:肺积。

辨证:肺脾亏虚。

治法:解毒散瘀,补益肺脾。

处方:醋鳖甲20g^(先煎)　莪　术10g　葶苈子20g　猫爪草20g

白　术20g　　茯　苓20g　薏苡仁20g　酒黄精20g

山茱萸20g

20剂,水煎服,日1剂。

二诊:20日后复诊,用药后患者自觉诸症较前稍缓解,大便已成形,形体消瘦,纳差,眠尚可,二便尚调。舌暗红,苔薄白,脉弱。去薏苡仁,加砂仁6g,治以益气健脾,化湿开胃。

三诊:30日后复诊,用药后患者自觉诸症较前缓解,双下肢疼痛麻木,活动不便。舌暗红,苔薄白,脉弱。去砂仁,加蜈蚣4条。嘱患者定期随诊,注意保暖,避免劳累。

按语:患者辨证为肺脾亏虚,又年高体虚,加之久病,治疗时以鳖甲养阴散结,莪术消癥散结,两药共用扶正祛邪兼顾,使正气足够托邪外出,同时可利于破损黏膜修复,联合白术、茯苓、薏苡仁等健脾补肺之品,使肺脾健充。刘老认为穷必及肾,故加入黄精、山茱萸以补益肾脏。二诊时患者以纳差为主要表现,故治疗以健脾和胃为治则,在原方基础上改用砂仁以醒脾开胃。叶天士在《临证指南医案》中记载:"初为气结在经,久则血伤入络,辄仗蠕动之物,松透病根。"刘老认为病久疾病入络,治疗恶性肿瘤时善于运用虫药蜈蚣。三诊时患者以双下肢麻木疼痛为主症,故治疗配合虫药蜈蚣搜络止痛。

六、胃癌

（一）概述

1. 引疡入瘤用于胃癌的立论基础 胃癌属中医"胃脘痛""噎膈""反胃""翻胃""积聚""伏梁""心腹病"等病症范畴。刘尚义教授认为，胃癌亦可以想象为将其胃黏膜内"皮"翻过来暴露在视野下，将胃内的肿瘤视作外科之疮疡，"在内之膜，如在外之肤"，其炎症、溃疡、肿瘤等均可按疡科理论来辨证施治，并进一步指出"肤膜同位"，可"肤药治膜"。

2. 胃癌病因认识 胃癌发生多由于正气内虚，感受外邪及情志、饮食损伤，使脏腑功能失调，气血津液运行失常而产生气滞、血瘀、痰浊、热毒等病理变化，蕴结于脏腑，相互搏结所致，日久则见津液枯耗之证。胃癌的病因有内外之分，内因主要有情志不遂，忧思恼怒，久病失治、误治，脏腑功能失调；外因主要是指饮食失节或感受外邪。

（1）外感六淫之邪：外邪从皮毛侵入，稽留不去，脏腑受损，气机阻滞，痰湿内生，瘀血留滞，久而导致积聚内生。

（2）饮食失调：嗜食烟酒辛辣，或饥饱失当，或恣食肥甘厚腻，损伤脾胃，脾失健运，胃失和降，导致正气亏虚，聚湿生痰，留滞中焦，日久血络瘀滞，形成积聚。

（3）情志失调：情志不遂，肝气郁结，横逆犯胃，致使中焦失运，久则气滞血瘀，津聚成痰，日久而生肿块。

（4）正气不足，素体虚弱：素体虚弱，脾胃虚寒，或劳倦过度，久病伤脾均可导致中焦运化无权，水谷留滞，客邪不去，气机不畅，终致血行瘀滞，结而成块。

3. 胃癌病机分析 本病往往是内外因共同作用而产生，外邪从皮毛及脏腑稽留不去，脏腑受损，气机阻滞，痰湿内生，瘀血留滞；脾胃升降失常，当升不升，当降不降，成朝食暮吐，或暮食朝吐。从病机来看多是因虚致病，本虚标实，正虚和邪实共同存在。初期以标实为主，多呈气滞、血瘀、痰湿、邪热；后期以本虚为主，出现气血亏虚、津液枯槁、脏器衰弱。

4. 胃癌辨识要点 早期症状：早期胃癌患者多无明显症状，随着病情的发展可逐渐出现非特异性的症状，如上腹部饱胀不适或隐痛、泛酸、嗳气、食欲减退、恶心、呕吐、黑便、乏力、消瘦、吞咽困难等；中、晚期症状：进展期胃癌症状同早期相似，其特点是上腹痛，同时伴有早期胃癌症状。但肿瘤的部位及性质可以决定症状出现的早晚，如位于幽门、贲门附近，或属于隆起型、溃疡型的肿瘤症状出现较早，位于胃底或属于浸润型的肿瘤症状出现较晚。

5. 胃癌治法方药

（1）气血亏虚证，以补气养血为法，配伍人参、白术、茯苓、当归、白芍、熟地黄、川芎等。

（2）脾虚证，以健脾益气为法，配伍黄芪、人参、白术、炙甘草、当归、陈皮、升麻、柴胡等。

（3）痰瘀互结证，以化痰祛瘀、活血止痛为法，配伍法半夏、陈皮、茯苓、五灵脂、当归、川芎、桃仁、牡丹皮、赤芍、乌药、延胡索、香附、红花、枳壳等。

（4）胃热伤阴证，以清热养阴为法，配伍麦冬、半夏、人参、甘草、竹叶、石膏、麦冬、玉竹、石斛等。

（5）肝肾阴虚证，以滋补肝肾为法，配伍熟地黄、山茱萸、山药、泽泻、牡丹皮、茯苓、墨旱莲、女贞子、生地黄、菟丝子、杜仲、补骨脂等。

6. 胃癌常见并发症

（1）出血：出血多表现为呕血或者黑便。

（2）幽门或贲门梗阻：可出现进食困难、呕吐、腹胀及营养不良等症状。

（3）穿孔：较良性溃疡少见，多见于幽门前区的溃疡型癌。

（二）医案选录

[案1]

滕某，男，49岁，2020年5月就诊。

主诉：胃癌术后3月余。

患者确诊胃癌，已行手术治疗。刻下膈满胸闷，口干咽燥，胃脘刺痛，舌紫暗，苔腻，脉弦涩。

诊断：胃痛。

辨证：痰瘀互结，气阴两虚。

治法：化痰祛瘀，益气养阴。

处方：醋鳖甲20g^(先煎)　　莪术10g　　冬凌草20g　　姜厚朴10g

　　　麸炒苍术12g　　草豆蔻10g　　猫爪草10g　　酒黄精20g

　　　山茱萸20g

10剂，水煎服，日1剂。

二诊：10日后复诊，药后腹痛减轻，感睡眠欠佳，胃脘隐痛。舌红、苔腻。当辨为气阴两虚，痰湿内生，故去原方黄精、山茱萸、厚朴、苍术，加玉竹、石斛滋养胃阴，加用益智仁20g安神益智，草豆蔻10g、枳壳10g化痰。

三诊：患者胃脘部疼痛较前明显好转，胃脘隐痛、口干咽燥、舌苔腻仍存，前方去益智仁、草豆蔻、枳壳，加入黄精20g，山茱萸20g，酒苁蓉20g，继用10剂，药后诸症进一步好转。此后门诊定期随诊，扶正祛邪相兼，生活质量尚可。

按语：患者初诊时积聚日久，痰湿凝聚，津液运行障碍，一诊时使用鳖甲养阴散结，姜厚朴、麸炒苍术、草豆蔻化痰湿，猫爪草、莪术行气活血，冬凌草清热解毒，黄精、山茱萸补益肝肾。二诊时患者腹痛有所改善，舌红苔腻，睡眠欠佳，辨证属气阴两虚，痰湿内生，故原方去黄精、山茱萸、厚朴、苍术等；而胃喜润恶燥，故加玉竹、石斛滋养胃阴，加用益智仁安神益智，草豆蔻、枳壳化痰。三诊时患者感诸症明显好转，刘老认为肿瘤致病为阳热之邪，故继续予甘凉之品以养阴散结，药后患者病情逐渐改善。

[案2]

王某，男，67岁，2021年3月就诊。

主诉：确诊胃癌3年余。

患者3年前无明显诱因出现胃脘部疼痛不适，呈烧灼感，伴反酸，与进食无明显关系，伴有头晕、头痛，无发热、恶心、呕吐、腹痛、腹胀等不适，就诊于当地医院，行相关检查考虑诊断为胃底部占位、胃癌，排除手术禁忌后于全麻下行"胃空肠吻合术"，术后病检证实：高-中分化管状腺癌，癌组织浸润至胃壁外脂肪组织。术后患者行规范化疗。患者为求中医治疗，就诊于我院门诊，刻下症见：胃脘部疼痛不适，呈烧灼感，伴反酸，无发热、恶心、呕吐、腹痛、腹胀等不适，舌淡红，苔薄白，脉细弱。

诊断：胃积。

辨证：气血两虚。

治法：补益气血。

处方：醋鳖甲 20g^(先煎)　　莪　术 10g　　冬凌草 20g　　猫爪草 10g

熟地黄 20g　　酒黄精 20g　　山茱萸 20g　　川　芎 10g

羌　活 10g

10 剂，水煎服，日 1 剂。

二诊：患者头晕、头痛较前明显缓解，仍感胃脘部隐痛不适，时感反酸，前方去熟地黄、黄精，加用黄连 6g、黄芩 10g，取其辛开苦降之意。

三诊：患者胃脘部隐痛不适较前明显好转，无明显反酸，予前方去黄连、黄芩，加用玉竹 20g、石斛 20g 滋养胃阴。

按语：本病病位在脾胃，涉及肾，病性为本虚标实。刘尚义教授在采用疡法治瘤时，主张"以风论治"，论治时佐以祛风之药，高巅之上，唯风可到，可借助风药将药力上引，事半功倍。故一诊刘老方中使用川芎、羌活祛风止痛；鳖甲软坚散结，化瘀通络；莪术破血祛瘀；冬凌草清热解毒；猫爪草化痰散结；方中加熟地黄、黄精、山茱萸养阴；全方补而不滞，使气血生化有源。二诊患者仍感胃脘部隐痛不适，故加黄连、黄芩，取其辛开苦降之意，患者胃脘部疼痛较前好转之后，继续予玉竹、石斛养阴。

［**案 3**］

黄某，女，46 岁，2021 年 5 月就诊。

主诉：胃癌术后 11 月余。

患者 11 个月前无明显诱因出现腹痛，以左上腹、剑突下明显，呈间断性隐痛，无放射痛，无反酸、嗳气，无恶心、呕吐，无黑便、血便等不适，就诊于外院，行胃镜检查提示胃窦巨大溃疡（胃癌？），病理检查提示：（胃窦）胃黏膜组织，固有层见少量异性细胞浸润，考虑癌；排除手术禁忌后，在腹腔镜下行"远端胃切除术"，术后病理：胃窦小弯侧溃疡型浸润性低分化腺癌，含印戒细胞癌成分。现患者为求进一步诊治就诊于我院门诊，刻下症见：腹痛，以左上腹、剑突下明显，呈间断性隐痛，腹胀，饮食不佳，大便干结难解，无放射痛，无反酸、嗳气，无恶心、呕吐，无黑便、血便等不适，舌淡，苔薄白，脉细弱。

诊断：反胃。

辨证：气阴两虚。

治法：软坚散结，益气养阴。

处方：醋鳖甲 20g^(先煎)　　莪　术 10g　　玉　竹 20g　　干石斛 20g

　　　　百　合 20g　　　　桑　椹 20g　　冬凌草 20g　　猫爪草 10g

　　　　蜜紫菀 20g

10 剂，水煎服，日 1 剂。

二诊：10 日后复诊，患者感腹痛较前明显好转，腹胀较前改善，饮食不佳，大便干结难解较前明显改善，舌淡，苔薄白，脉细。患者药后诸症减轻，效不更方，继服前方 10 剂。

三诊：10 日后复诊，患者药后诸症明显改善，继服。

按语：刘尚义教授认为胃癌的病因不外虚、痰、瘀、毒、郁，为局部标实，整体属虚之证。"久病不愈，非痰则瘀"，肿瘤乃阴中之阳，而其中又复有阴阳，其阴基坚固难撼，阳毒炽烈又灼津耗气，又提出"平衡阴阳，损有余，补不足，内外修制"的治疗原则，故取玉竹、干石斛、百合、桑椹滋养胃阴。患者大便干燥难解，故取蜜制紫菀润肠之功。

[案 4]

钱某，女，49 岁，2020 年 6 月就诊。

主诉：确诊胃窦腺癌 3 年余。

患者 3 年前无明显诱因出现腹痛伴腹部不适，疼痛为阵发性钝痛，伴恶心呕吐，呕吐物为胃内容物，无畏寒、发热，无呕血、黑便等症，于外院行胃镜检查提示：胃窦黏膜重度慢性炎，固有层见少许印戒样细胞，疑肿瘤。免疫组化标记结果支持为胃（窦）低分化腺癌，部分为印戒细胞癌。行根治性远半胃切除术，术后病理回示：胃窦小弯侧浸润性低分化腺癌，以印戒细胞癌为主。刻下症见：腹痛伴腹部不适，疼痛为阵发性钝痛，伴恶心呕吐，呕吐物为胃内容物，无畏寒、发热，无呕血、黑便等症，舌红，少苔，脉细数。

诊断：胃积。

辨证：胃阴虚证。

治法：益气养阴。

处方：醋鳖甲 20g^(先煎)　　莪　术 10g　　酒黄精 20g　　山茱萸 20g

　　　　百　合 20g　　　　法半夏 9g　　麸煨肉豆蔻 10g　冬凌草 20g

　　　　葎　草 20g

10 剂，水煎服，日 1 剂。

二诊：腹痛伴腹部不适较前有所改善，恶心呕吐较前明显减轻，无畏寒、发热,无呕血、黑便等症,舌淡红,苔腻,脉细数。患者药后腹痛、呕吐等症较前明显改善,前方有效,结合患者舌脉,阴虚证较前改善,仍属痰湿之象,故前方去黄精、山茱萸,加姜厚朴10g、草豆蔻10g化痰。继予中药10剂。

三诊:患者药后诸症明显改善,前法治疗有效,继续化痰养阴散结。

按语:本案患者手术治疗后,胃阴亏虚,阴液不足不能润咽喉,则口燥咽干;胃阴耗伤,不荣则痛,见胃脘部疼痛;胃气上逆,可见干呕呃逆;舌红,少苔,脉细数。综观舌脉证,病位在胃,证属本虚,与阴虚有关,当辨为胃阴虚证之胃癌。刘老常将补虚药用于中晚期肿瘤患者,强调扶正补虚,调整阴阳,善用补阴药,倡导带瘤生存。方中鳖甲与莪术、冬凌草与葎草为临床常用抗癌药对。患者阴虚,予酒黄精、山茱萸、百合合用养阴,肉豆蔻温中行气,法半夏降逆止呕。

[案5]

吴某,男,74岁,2021年6月就诊。

主诉:确诊胃腺癌2年。

患者2年前因“上腹胀满,食欲欠佳”就诊于外院,查胃镜示:胃窦溃疡(胃癌?);病理报告示:(胃窦、幽门前区)腺癌、(食管下段)黏膜慢性炎症。后予药物治疗,患者感腹胀、腹痛,现为求中医治疗就诊于我院。刻下症见:腹胀、腹痛,偶有恶心、呕吐,呕吐物为胃内容物,痰黏难咳,睡眠欠佳,大便难解,约3日一行,小便尚可。舌红,苔腻,脉细数。

诊断:胃积。

辨证:痰瘀互结。

治法:化痰祛瘀散结。

处方:醋鳖甲20g^(先煎)　　莪　术10g　　瓜蒌皮10g　　法半夏9g
　　　酒黄连6g　　　　冬凌草20g　　葎　草20g　　徐长卿20g
　　　黄　芩10g

10剂,水煎服,日1剂。

二诊:患者腹胀、腹痛较前有所改善,恶心、呕吐较前缓解,痰黏难咳,睡眠欠佳,大便难解,约3日一行,小便尚可,舌红,苔腻,脉细数。患者药后疼痛较前改善,恶心呕吐较前缓解,故前方去黄连、黄芩、徐长卿,予蜜紫菀20g润肠通便,炒酸枣仁20g养心安神,麸炒苍术12g化湿,继服中药10剂。

三诊:药后患者诸症明显改善,继予前法治疗。

按语:本病位在脾胃,病性属虚。当辨为痰瘀互结之胃积。刘尚义教授将"甲术二草"四药合用,君臣分明,相使有规,具消、清、补三法,体现其治疗肿瘤"阴阳双消、滋阴起亟"之理念,"阳化气、阴成形"其中双消同损癌物之阴阳。连、芩二药伍用,相互促进,相须为用,加强清利肺胃实热之力。以瓜蒌皮、法半夏清热化痰,徐长卿止痛。

[案6]

杜某,男,50岁,2021年9月就诊。

主诉:确诊胃癌1月余。

患者1个月前进油腻食物后出现恶心呕吐,遂就诊于外院行上腹部CT:结合影像学表现,考虑胃癌并肝内、腹腔及胸膜后淋巴结多发转移;脾脏稍增大,胰管稍扩张,建议超声检查;腹腔少量积液;腰椎退变。行病理会诊蜡块1块:"胃窦黏膜"少许胃黏膜组织,内见低分化腺癌浸润。后于我院行化疗。刻下症见:精神萎靡,时有恶心呕吐,呕吐物为未消化内容物,进食后加重,时感腰背部、双下肢酸胀痛,形体消瘦,肢软乏力,纳眠差,大小便可,舌淡红,苔腻,脉滑数。

诊断:胃积。

辨证:痰瘀互结。

治法:软坚散结。

处方:醋鳖甲20g^(先煎)　莪　术10g　姜厚朴10g　麸炒苍术9g
　　　草豆蔻10g　　　冬凌草20g　萹　草20g　黄　精20g
　　　山茱萸20g

10剂,水煎服,日1剂。

二诊:药后患者精神萎靡较前改善,恶心呕吐较前缓解,进食后加重,腰背部、双下肢酸胀痛较前减轻,肢软乏力较前缓解,纳眠差,大小便可,舌淡红,苔薄白,脉细数。患者舌脉,痰湿症状较前有所改善,故去姜厚朴、苍术,加生地黄20g、玉竹20g养阴。

三诊:药后患者诸症较前明显改善,继续予前方10剂内服。

按语:患者平素嗜食肥甘厚味之物,损伤脾胃,脾失运化,痰湿内生,阻滞不通,胃气上逆则见纳差、恶心呕吐;脾主四肢,脾虚则见消瘦、乏力。舌淡,苔薄白,脉滑,均为痰瘀互结之症,本病为本虚标实,病位在脾、胃。刘尚义教授疡法治瘤时主张从痰瘀论治,指出"怪病难症不离痰瘀",方中"甲术二草"合用使"阳化气、阴成形"。方中苍术味苦性温,苦温以燥脾湿,辛香以健脾化湿,治湿困脾胃;厚朴、草豆蔻苦燥辛散,能燥湿行气除满;三药相须为用,使燥湿健脾益彰;再以黄精、山茱萸滋阴胃阴。二诊时患者诸症较前改善,治疗上继续予养阴为大法;三诊时患者药后诸症自减。

[案7]

梁某,男,52岁,2022年3月就诊。

主诉:上腹胀痛9月余,胃癌术后3月余。

患者9个月前无明显诱因出现上腹部胀痛,伴恶心呕吐,解黑稀便,无反酸烧心,无头晕、心慌、汗出等症,当时患者未重视,后患者饮酒后上症加重,遂就诊于外院查胃镜示:胃窦溃疡A₁期,胃潴留;病理结果回示:(胃幽门)低分化腺癌(印戒细胞癌)。患者3个月前于医院行全麻下"远端胃癌姑息性切除术",术后病理示:胃低分化腺癌(含印戒细胞癌)。刻下症见:神志清楚,精神可,时有脘痞不舒,偶有上腹隐痛,无腹泻,无恶心呕吐,无发热、恶寒等不适,纳眠可,大小便调,舌淡暗,边有齿痕,苔白稍厚,脉细。

诊断:反胃。

辨证:气血亏虚。

治法:补益气血。

处方:醋鳖甲20g^(先煎)　　莪　术10g　　冬凌草20g　　萹　草20g
　　　　当　归20g　　玉　竹20g　　干石斛20g　　白　术10g
　　　　茯　苓20g

10剂,水煎服,日1剂。

二诊:患者脘痞不舒较前好转,上腹隐痛较前明显改善,无腹泻,无恶心呕吐,无发热、恶寒等不适,纳眠可,大小便调,舌淡暗,边有齿痕,苔白稍厚,脉细。患者药后诸症明显改善,效不更方,继以前方治疗。

三诊:药后患者诸症皆平,继服前方。

按语:患者男性,既往多年吸烟、饮酒史,伤及脾胃,加之行胃部分切除术,脾胃受损,正气亏损;脾胃受损,则气血生化乏源,不能濡养,不荣则痛,故见上腹部偶有隐痛,脘痞不舒;舌淡暗,边有齿痕,苔白稍厚,脉细为气血亏虚之证。综观舌脉症,病位在胃,证属本虚,当为气血亏虚之反胃。方中鳖甲、莪术、冬凌草、萹草为刘老抗肿瘤常用药对,当归活血补血,白术、茯苓益气健脾，石斛甘咸而寒，补中有清，以养胃肾之阴为长，玉竹甘平质润，补而不腻，以养肺胃之阴为优。

[案8]

胡某，男，66岁，2022年4月就诊。

主诉：上腹部刺痛伴腹胀1月余，确诊贲门鳞癌4天。

患者1月前无明显诱因出现上腹部疼痛，呈间歇性刺痛，伴腹胀，当时无发热、畏寒，无反酸、烧心、嗳气等不适，未予重视；4天前因上述症状持续未缓解就诊于当地医院，查全身PET-CT提示：胃贲门及邻近胃体胃壁不均匀增厚，代谢增高，考虑原发恶性病变；肝内数枚稍低密度影，代谢未见增高，考虑转移；胆囊受侵可疑。胃肠镜提示：贲门新生物（考虑进展癌）。病理检查报告：（贲门）见鳞状细胞癌。刻下症见：患者神清，精神稍萎靡，时有上腹部疼痛，疼痛性质为刺痛，伴腹胀，无恶心呕吐，爬坡时偶感喘息气促，纳少，眠尚可，小便调，大便2～3次每日，质软成形，色黑，偶带鲜血，舌淡白，苔白腻，脉细弱。

诊断：反胃。

辨证：气血亏虚。

治法：补益气血。

处方：醋鳖甲20g^{（先煎）}　莪　术10g　　冬凌草20g　　葎　草20g
　　　诃子炭20g　　　麸炒白术20g　酒黄精20g　　五味子6g
　　　当　归20g

10剂，水煎服，日1剂。

二诊：患者药后上腹部疼痛较前明显改善，腹胀较前明显减轻，喘息气促，饮食等较前有所改善，眠尚可，小便调，大便2～3次每日，质软成形，色黑，偶带鲜血，舌淡白，苔白腻，脉细弱。

三诊：患者药后诸症明显改善，继予前法治疗。

按语：胃属阳土，喜湿恶燥。患者平素饮食不节等，日久脾胃虚弱，脾升胃降功能失调，脾胃气滞，气滞血瘀，不通则痛，加之胃失濡养，故上腹部刺痛，腹胀；脾胃虚弱则受纳运化失常，故食纳较差；脾为气血生化之源，运化不足则气血虚弱；气不摄血，则见便带鲜血；气滞血瘀，瘀滞肠腑，则见黑便；舌淡，苔薄白，脉细弱，皆为气血虚弱，中气不足之象；故当辨为反胃之气血亏虚之证。方中用鳖甲、莪术、冬凌草、葎草抗癌，诃子炭涩肠兼止血，五味子敛肺定喘,白术益气健脾,当归活血补血,黄精益气养阴。

[案9]

任某,女,66岁,2022年7月就诊。

主诉:胃癌3年余,上腹部隐痛3天。

患者3年前无明显诱因出现胃脘部不适,易饥,伴双下肢无力、水肿,就诊于外院行相关检查后诊断为胃癌,后全麻下行"胃大部分切除术"。刻下症见:精神尚可,肢软乏力,无头痛、头晕、恶寒、发热、咳嗽、咳痰等症,双下肢水肿,纳眠可,二便调,舌淡红,苔薄白,脉细弱。

诊断:胃痛。

辨证:气血亏虚。

治法:补益气血。

处方:醋鳖甲20g^(先煎) 莪术10g 冬凌草20g 葎草20g
　　　猫爪草10g 炒王不留行20g 茺蔚子20g 泽兰20g
　　　当归20g

10剂,水煎服,日1剂。

二诊:患者肢软乏力及双下肢水肿较前明显改善,纳眠可,二便调,舌淡红,苔薄白,脉细弱。患者服药后上症明显好转,效不更方,继续前方治疗。

三诊:患者药后诸症明显改善,继予前法治疗。

按语:患者既往饮食不节损伤脾胃,致脾胃运化失常,气血生化乏源。气血亏虚,脾主四肢,脾气亏虚,故见肢软乏力;气虚推动无力,故见双下肢无力、水肿;舌淡红,脉象细弱为气血两虚证之佐证;综上所述,本病病位在脾胃,病性为本虚标实。方中鳖甲、莪术、冬凌草、葎草抗肿瘤,当归活血补血,王不留行、茺蔚子、泽兰利水消肿,猫爪草化痰散结。

七、结直肠癌

(一)概述

1. 引疡入瘤用于结直肠癌的立论基础　结直肠癌亦指大肠癌,是指原发于结肠、直肠的恶性肿瘤,是最常见的消化道癌瘤之一。本病属于中医"肠蕈""积聚""脏毒""锁肛痔"等范畴。"从膜论治"特别适用于富含黏膜的空腔脏器疾病,大肠是空腔脏器,隶属于人体消化系统,将之翻转过来,其黏膜好比在外之皮肤,"膜肤同位",故而"肤药治膜"。

2. 结直肠癌病因认识 大肠癌主要有内、外两方面病因,素体虚弱,脾肾不足是内因;饮食不节,情志不畅,起居不慎,感受外邪是外因。具体论述如下:

(1)嗜食肥甘,饮食不节,损伤脾胃,脾胃运化水谷之功能减弱,清浊分化不细致,邪客留于肠,湿热、火毒积聚,导致癌变。

(2)情志不畅,肝气郁结乘脾犯胃致运化失司,湿浊内生郁积于内,湿、热、瘀相互搏结于肠道,留结为痈为疽,加之症情久延,三者进一步盘结,亏耗正气致抗邪无力,日久发为本病。

(3)寒温失节或久居湿地,感受邪气导致脾胃受伤,升降失常,气机不畅,气滞血瘀结于肠道变生为癌。

(4)年老体弱,正气不足,感受外邪,邪毒下注浸淫肠道,气血运行受阻,气滞血瘀,湿毒瘀滞凝结成患。

3. 结直肠癌病机分析 人作为一个整体,结直肠癌虽多数发生于大肠某局部,但与脏腑、经络却有密切关系。当脏腑功能失调,机体抗邪无力时,可发生包括肿瘤在内的各种疾患。本病发病多和脾肾密切相关,脾虚痰湿,瘀阻毒结为主要发病机制。

4. 结直肠癌辨识要点

(1)临床特点:主要有腹痛,腹胀,排便困难,大便习惯改变,血便,腹部包块等,但早期常无明显症状。

(2)各期体征:初期多为湿热蕴结,表现为腹痛腹胀,大便滞下,里急后重,大便黏液,时伴有脓血,肛门灼热感,口苦口干,溲短赤,舌质暗红,苔黄腻,脉滑数等一派实证。继而瘀毒内阻,呈现腹痛腹胀,痛有定处,腹有肿块,便下脓血黏液,或里急后重,便秘或便溏,大便扁平或变细,舌质暗红有瘀斑,苔薄黄,脉弦数之候。病至后期,症情迁延,正不胜邪,导致脾肾亏虚,故而腹痛下坠,腹部肿块增大,大便频数,便下脓血腥臭,口淡乏味,少气纳呆,腰膝酸软,形神俱衰,舌质淡暗,苔白,脉沉细;肝肾阴虚,则形体消瘦,五心烦热,头晕头痛,耳鸣耳聋,腰膝酸软,肢体乏力,口干口渴,舌质红或绛、少苔或花薄苔,脉弦细。

(3)本病病位:本病的病位在大肠,发病和脾肾密切相关。

（4）病理性质：本病以痰湿、热毒、瘀滞为标，正气不足为本，二者互为因果，是一种全身属虚、局部属实的疾病。

5. 结直肠癌治法方药　健脾补肾养肝是本病的治疗核心，祛痰利湿解毒、活血通络散结是本病的重要治法。结合一些经现代药理研究证实明确有抗结直肠癌功效的药物，即辨病治疗，用之临床可获良效。例如刘老论治结直肠癌常以"甲术二草汤"为基础方，随症加减，如下：

（1）湿热蕴结：清热利湿、解毒散结，配伍败酱草、白头翁、金银花、玄参、猪苓、泽泻、苍术、猫爪草、鳖甲、浙贝母等。

（2）瘀毒内阻：活血通络、清热解毒，配伍莪术、水蛭、威灵仙、川芎、泽兰、贯众、虎杖等。

（3）脾肾亏虚：健脾补肾、益气活血，配伍白术、肉豆蔻、百合、茯苓、菟丝子、淫羊藿、白芍、砂仁等。

（4）肝肾阴虚：滋阴潜阳、平补肝肾，配伍龟甲、熟地黄、知母、黄柏、桑椹、女贞子、墨旱莲等。

亦可加入一些对症性的药物，如便血者加仙鹤草、地榆、槐花；腹胀腹痛重加九香虫、土鳖虫、槟榔、枳壳；腹泻频数、下痢赤白加肉豆蔻、吴茱萸、白头翁；神疲乏力加黄精、山茱萸等。

6. 结直肠癌常见并发症

（1）肝转移：受肿瘤微环境、循环肿瘤细胞和转移前微环境的影响，晚期结直肠癌肝转移以与肝脏相关疾病为主要表现，如"黄疸""臌胀"等。可从"肝与大肠相通"的中医理论理解，即肝与大肠在功能、生理上息息相关，大肠的传导顺畅依赖于肝之疏泄条达，二者密切相关。因此，肝与大肠相表里，病理方面相互影响，大肠失和则瘀毒结聚发生癌瘤，大肠失畅则无法传化糟粕，浊气上攻于肝而发生肝转移。现代医学从结直肠血液回流的解剖学角度解释了肝脏是结直肠癌主要转移的部位。

（2）肠梗阻（肠结）：肠梗阻是结直肠癌晚期较为常见的并发症之一，其发生可表现为突然性，亦可是渐进性。多由肿瘤增生阻塞肠腔或肠腔缩窄所致，也可由于肿瘤处发生急性炎症、充血、水肿、出血等所致。主要表现为腹痛、腹胀、呕吐、停止排气排便等。

（3）肠穿孔伴腹膜炎：直肠癌并发穿孔有 2 种情况，即穿孔发生在癌肿局部和近侧结肠穿孔，系癌肿梗阻的并发症。穿孔发生后，临床可表现为弥漫性腹膜炎、局限性腹膜炎或局部脓肿形成；弥漫性腹膜炎常伴有中毒性休克，病死率极高。

（4）肠穿孔伴出血：肠穿孔破坏周围组织，损伤血管引发出血，导致低血容量性休克。

（二）医案选录

［案1］

聂某，女，44岁，2021年8月9日初诊。

主诉：直肠癌根治术后3月。

患者3个月前因"腹痛伴便血"到当地某三甲医院就诊，确诊为"直肠癌"，并行"直肠癌根治术"治疗，未予放、化疗。术后患者出现腹泻，表现为便质溏薄，量少色黄，每日约4次不等。经治后病情好转出院。出院后患者上述症状持续出现，间断加重。刻下症见：腹泻，便质、频次约同前，肛门时有轻微坠胀感，未见黏液脓血便，伴五心烦热、腰膝酸软、肢软乏力，饮食、睡眠较差，舌淡暗，苔薄白，边有齿痕，脉细缓。查体：体温36.6℃，表情焦虑，面色欠华，巩膜无黄染，心肺(-)，腹部可见陈旧性手术瘢痕，愈合良好，无异常增生及分泌物，触之平软、轻压痛，脾未触及。腹部无移动性浊音，下肢未见浮肿。

诊断：肠蕈。

辨证：脾肾亏虚。

治法：滋阴补肾，益气健脾。

处方：醋鳖甲20g^{（先煎）}　莪　术10g　冬凌草20g　肉豆蔻10g

　　　白　术10g　　　山茱萸20g　酒黄精20g　石　斛20g

　　　百　合20g

20剂，水煎服，日1剂。

二诊：半月后复诊，服药后腹泻较前好转，大便每日约2次，粪质成形，色黄质软，肛门伴有瘙痒感，时有咳嗽咳痰，咳痰色白量不多，五心烦热、腰膝酸软减轻，饮食、睡眠改善，舌淡红，苔白腻，脉细滑。患者刻下症情好转，前方有效，但咳嗽、咳白痰，前方肉豆蔻、白术、石斛易白附片10g^{（先煎）}、草豆蔻10g、桔梗20g，续服10剂。

三诊：患者腹泻症状基本消失，便质、便色正常，无明显肛门瘙痒感，无咳嗽咳痰，五心烦热、腰膝酸软好转，遵前法去白附片、草豆蔻、桔梗，加杜仲20g、桑椹20g、百合20g，续服10剂，诸症悉好。

按语：结直肠癌的病位主要在大肠（结肠、直肠）部，与肝、脾、肾三脏密切相关，是一种脏腑功能失常的病变。以经络学说为导引，手阳明大肠经主要行于人体上肢伸侧前缘，且为三阳经之一，气血旺盛，对人体微循环血流灌注和能量代谢具有重要作用。一般认为，本病早期以实证为主，如饮食不节，或情志不调，或外邪犯内，皆可导致经络凝滞不通，日久气滞、血瘀、邪毒、痰湿等互结，聚而成积。该患者肠癌术后，未行放、化疗，欲中药治疗，故予甲术二草汤演化，以扶正抗癌。本方适用于癥肿、包块类疾病，证属实或虚实夹杂者，主以破血消癥，软坚散结。方中莪术破血行气、消积止痛，鉴于该药力量较强，应慢用少用，防止药过病所而产生不良作用。又因癌毒耗损机体正气，日久形成"气阴两虚、痰瘀交阻"之候；针对这一病理机制，刘老提出"阴阳双消、滋阴起亟"的治疗理念，故合鳖甲以养阴清热，软坚散结，助莪术以达阴血同治之效，使患者获得较好生存质量及较长生存周期。冬凌草具有清热解毒，活血止痛之效，且归肺、胃、肝经，加之肺和大肠相表里，胃与大肠隶属消化系统，同为六腑且以通为用，合用可协同增效。肾为元阴元阳之根本，故予山茱萸、酒黄精、石斛培元补肾；脾胃为后天之本，后天滋养先天，肉豆蔻、白术益气健脾；百合养阴润肺，清心安神；全方合用，共奏内外兼修、扶正抗癌之效。

[案2]

赵某，女，67岁，2021年9月20日初诊。

主诉：结肠癌术后2个月。

患者2个月前因"腹痛呈持续性加重"到某军区医院就诊，确诊为"结肠癌"，遂行结肠癌根治术治疗，术后根据病情予以阶段化疗，经治后腹部时有隐痛不适，伴口干、口苦，饮水后口干不能缓解，饮食、睡眠较差。刻下症见：腹部隐痛不舒，食欲不振，睡眠较差，情绪急躁，舌淡暗，苔薄黄腻，舌体偏瘦，脉细滑。辅助检查：肿瘤标志物及肝功能（谷丙转氨酶、谷草转氨酶）异常升高。

诊断：肠蕈。

辨证：阴虚夹湿。

治法：滋肾养阴，清热利湿。

处方：醋鳖甲 20g^{（先煎）}　　莪　术 10g　　冬凌草 20g　　葎　草 20g

白头翁 20g　　田基黄 20g　　茵　陈 20g　　酒黄精 20g

山茱萸 20g

20 剂，水煎服，日 1 剂。

二诊：服药 20 天后患者感上述症状明显改善，口干不适缓解，诉当前时有腰膝酸软，劳累后尤甚，饮食、睡眠较差，舌淡红，少苔、尤以舌根部为甚，脉细弦。证属阴虚之候，肝肾不足，鉴于患者服原方有效，结合刻下症情辨证施药，方中去田基黄、茵陈、葎草，加入土鳖虫 5g、酸枣仁 20g、淫羊藿 20g，20 剂，同前法续服。

三诊：服药 1 月后患者自诉病情总体较前有明显好转，但 2 天前因误食羊肉火锅后腹部隐痛加重伴坠胀不舒，时有里急后重感，大便肉眼可见少量鲜血，均为便后出现，质清色艳，口干舌燥，舌尖处可见少量点刺，色红，苔黄腻，脉细数。辨证属湿热阻络，当以清热祛湿、凉血止血为法，予前方去淫羊藿、土鳖虫、酸枣仁，加地榆 20g、槐花 10g、百合 20g，20 剂，续前法继服。嘱忌食辛辣肥甘及生冷发物之类。经治后，患者上述症情悉除。

按语：刘老认为，患者出现便血等情况，无疑是辛辣之物造成湿热毒邪内生，损伤肠道黏膜，如同"肤膜同位"，膜烂即出血。本例患者为老年女性，机体功能减弱，正气不足而抗邪能力下降，加之饮食不节损伤脾胃致运化失司，湿热邪毒蕴结，日久耗气伤津，病生为癌。该患者肿瘤标志物、肝功能表达阳性高达 70% 以上，结合术后、化疗后耗气伤津，邪毒内蕴。湿浊、热毒之邪深伏体内与瘀血交阻，加之外因刺激，脏腑阴阳气血失衡而成。所以，解毒化湿，扶正抗癌是重要治法之一，治以甲术二草汤为基本方加减。另外，患者肝胆湿热症状较为明显，一般情况较差，治以茵陈、田基黄清热利湿退黄，酒黄精、山茱萸健脾补肾，益气养阴。该方配伍清热解毒、滋阴补肾、凉血止血之品于一身。诸药相合，契合结直肠癌病理机制，疗效显著。后期患者出现潮热、乏力和剧烈癌痛，处方据症情变化予以调整，加入枳壳、槟榔、威灵仙等行气通络之药，效果较好。

[**案 3**]

陶某，男，42 岁，2021 年 9 月 22 日初诊。

主诉：乙状结肠癌术后化疗后 1 年余。

患者因"肛门坠胀伴间断性黏液血便"到某县医院就诊，肠镜检查结果提示:直肠近乙状结肠癌,确诊为"乙状结肠癌"。行手术治疗,病理结果为直肠低分化腺癌($T_4N_1M_{1b}$),且予口服替吉奥胶囊化疗(50mg,日2次,2W),经治后病情好转出院,出院1月后继续返院化疗。刻下症见:腹隐痛、胀痛不舒,大便不成形,每日5次不等,肢软乏力,畏寒怕冷,精神状态差,不欲饮食,睡眠差,舌暗淡,苔厚腻,脉沉细。

诊断:肠蕈。

辨证:湿热蕴结,脾肾两虚。

治法:清热燥湿,补肾健脾。

处方:醋鳖甲20g^(先煎)　莪　术10g　白头翁20g　姜厚朴10g

炒苍术9g　草豆蔻10g　建　曲6g　酸枣仁20g

百　合20g

15剂,水煎服,日1剂。

二诊:患者2周后复诊,感身体轻松,上述诸症改善明显。原方治疗有效,前方基础上去姜厚朴、炒苍术、草豆蔻、建曲,加酒黄精20g、山茱萸20g、白术10g、淫羊藿20g,以健脾扶正。

三诊:患者一般情况可,诉现无明显腹痛,纳眠正常,二便调,复查腹部CT:腹部肿块较前有所减小,故于原方基础上做适当调整以扶正抗癌治疗。嘱注意固护机体,注意饮食,忌食发物,适度锻炼,定期复查腹部CT、肿瘤标志物等。

按语:本病发病乃脏腑虚损,气血阴阳不足,外邪入侵所致,消化不良、腹痛、腹胀是结直肠癌的常见并发症,故治以扶正祛邪。醋鳖甲咸寒,软坚散结,滋阴潜阳以消癌肿,现代药理研究证实其具有抗癌作用;莪术破血化瘀,亦可消癌肿;患者苔腻,用草豆蔻化痰除湿;黄精、山茱萸补益机体正气;白头翁除大肠湿、毒。在整个治疗过程中,刘老以"五脏之伤,穷必及肾"为主体思路,治疗时除健脾燥湿,亦注意养精固肾,如方中黄精、山茱萸是刘老常用益肾之品,能做到祛邪而不伤正,扶正而不留邪。

[案4]

罗某,男,56岁,2021年10月13日初诊。

主诉:直肠癌术后5个月。

患者6个月前因"大便次数增多,纳差,无腹痛、腹泻"到县医院就诊,确诊为"直肠癌",后行手术治疗,术后大便不成形,时感肛门灼热。刻下症见：大便不成形，偶尔带血，便次增多，每日 5～6 次，时有肛门灼热感，神清，精神欠佳，纳差，眠可，舌红，苔黄腻，脉弦数。

诊断：肠蕈。

辨证：湿热蕴结。

治法：清热燥湿，化瘀解毒。

处方：醋鳖甲 20g^(先煎)　　莪术 10g　　白头翁 20g　　地榆 20g
　　　炒槐花 10g　　醋乌梅 6g　　冬凌草 20g　　葎草 20g
　　　酒苁蓉 20g

20 剂，水煎服，日 1 剂。

二诊：20 日后患者复诊，诉未见大便带血，大便次数较前减少，每日 2～3 次，偶有口干咽燥，舌红少津少苔，脉细数。当辨为胃阴亏虚，治以养阴润燥生津，故去原方地榆、槐花、乌梅，加入玉竹 20g、石斛 20g、酒黄精 20g。

三诊：服药 1 个月后复诊，患者诉大便日一行，质地稀溏，脘腹胀闷不舒，口干咽燥症状缓解，舌淡红，苔白腻，脉弦。故在前方基础上去掉玉竹、石斛、酒黄精、酒苁蓉，加入白术 20g、麸煨肉豆蔻 10g、郁金 10g、木香 5g，治以健脾燥湿行气。服药 20 剂后复诊，患者上述症状明显好转，生活质量提高。

按语：患者脾胃久伤于辛辣之品，伤于酒则酝酿湿热更甚，湿热日久成毒，结于肠道则形成肿块，血瘀是疡科的重要病因病机，亦是肿瘤的主要病因病机之一。刘老认为"怪病难症不离痰瘀"，肿瘤的治疗可从瘀、痰论治，运用活血化瘀之药。鳖甲、莪术、冬凌草、葎草，刘老惯用。地榆、槐花凉血止血，白头翁清热解毒、凉血止痢。又久病治肾，故加肉苁蓉温肾助阳。复诊中患者诉未见大便带血，大便次数较前减少，每日 2～3 次，出现口干咽燥，舌红少津少苔，脉细数，符合胃阴亏虚之证，故在原方基础上去掉地榆、槐花、乌梅，加以玉竹、石斛、黄精养阴润燥生津。再诊时，患者口干咽燥症状已缓解，出现大便稀溏，脘腹胀闷不舒，故去掉上方养阴润燥生津之品，加以白术健脾燥湿，肉豆蔻温中行气，涩肠止泻，郁金、木香行气，全方标本兼治，共奏清热燥湿，化瘀解毒之效。

[案 5]

韦某，女，59 岁，2021 年 10 月 28 日初诊。

主诉：直肠癌根治术后化疗后 7 个月。

患者 1 年前因"腹痛、腹泻伴便血"到某肿瘤医院就诊，确诊为"直肠癌"，行直肠癌根治术，术后化疗 6 疗程，化疗后患者出现大便次数多，每日 4～5 次，服用"蒙脱石散"后次数稍有减少，每日 2～3 次。刻下症见：腹泻，每日 2～3 次，稀溏，质黏，未见脓血，腰膝酸软，手足烦热，夜间偶有汗出，舌红，苔腻，脉细数。

诊断：肠蕈。

辨证：湿热蕴结，肾阴虚衰。

治法：清热解毒散结，滋阴补肾。

处方：醋鳖甲20g^{（先煎）}

醋鳖甲20g^{（先煎）}	莪 术10g	白头翁20g	冬凌草20g
猫爪草10g	草豆蔻10g	酒黄精20g	酒苁蓉20g
桑 椹20g			

20 剂，水煎服，日 1 剂。

二诊：1 个月后复诊，偶有腹泻，大便基本成形，仍有腰膝酸软，睡眠差，舌淡，苔白腻，脉滑数。故去原方肉苁蓉、桑椹、草豆蔻、猫爪草，加萆草20g、山茱萸20g、百合20g、炒酸枣仁20g，治以解毒散结，滋阴安神。

三诊：患者未再腹泻及大便不成形，睡眠较前好转，偶有腰膝酸软，复查后发现肝转移。前方去萆草、炒酸枣仁、山茱萸、黄精，加用烫水蛭 6g、茵陈20g、田基黄20g、桑椹20g。

按语：肠癌，在清热解毒、活血化瘀的同时，温胃健脾同样重要。同时佐以补肾养血之品，在清热解毒的同时扶助正气，使祛邪不伤正。若一味蛮攻，可导致脾胃虚，正气大伤，则可能会加速病情的发展。运用白头翁、冬凌草、猫爪草清热燥湿的同时，加用草豆蔻温中，酒黄精、酒苁蓉、桑椹补肾阴阳。刘老认为"怪病难症不离热痰瘀"，故可从清热、化瘀、化痰论治。方中鳖甲软坚散结，化瘀通络；莪术破血祛瘀；冬凌草、猫爪草清热解毒散结，祛除顽邪，三药连用以清热祛瘀消积；并佐以黄精、肉苁蓉滋阴补肾；诸药合用，瘀、热得消。二诊中，患者出现睡眠差，故加用养心安神之品。

[案6]

王某，男，72 岁，2021 年 11 月 8 日初诊。

主诉：直肠癌根治术后化疗后 1 年余。

患者 1 年前因"腹痛、便血"到某肿瘤医院就诊，完善肠镜检查及病理后确诊直肠癌，行直肠癌根治术后，已行 7 周期化疗，化疗后患者出现双下肢乏力、食欲欠佳等症状。刻下症见：腹胀、食欲欠佳，神疲乏力，腰膝酸软，手足烦热，面色无华，舌暗红，苔白，脉细弱。

诊断：肠蕈。

辨证：肾气亏虚。

治法：祛瘀散结，补肾益气。

处方：醋鳖甲20g^(先煎)　莪　术10g　冬凌草20g　白附片10g^(先煎)

姜厚朴10g　白头翁20g　砂　仁6g^(后下)　威灵仙20g

百　合20g

20剂，水煎服，日1剂。

二诊：10日后复诊，腰膝酸软、腹胀较前好转，偶有咳嗽、气喘，舌暗红，苔黄，脉濡。治以补脾益肺，化痰止咳，故去威灵仙、白附片、姜厚朴，加用炒葶苈子20g、炒芥子10g。

三诊：患者咳嗽、气喘、腰膝酸软、乏力等症状明显好转，前方去葶苈子、炒芥子，加入法半夏15g、炒莱菔子20g、柿蒂15g、丁香6g，继用10剂，药后诸症进一步好转。

按语：刘老认为肠道癌肿，犹如外在痈疽疮疡脓肿，乃气血生化乏源，正气虚损，邪气乘袭，蕴结于大肠，气机受阻，血行不畅，痰瘀毒结，形成肿瘤，故可运用疡科理论进行辨证治疗。余听鸿所著《外证医案汇编》中云正虚则为岩，以此看出正气不足亦是瘤的病因，所以虚、瘀是两者共有的病理因素。方中鳖甲软坚散结，化瘀通络；莪术破血祛瘀；白头翁清热下痢，祛除顽邪，三药连用以祛瘀消积。并辅以温阳之品，如白附片、威灵仙，诸药合用，阴阳得补。复诊中，患者出现咳嗽、气喘，加强补益肺气，予以平喘要药葶苈子进行治疗。

[案7]

刘某，女，44岁，2021年11月8日初诊。

主诉：结肠癌术后2年余。

患者1年前因"腹痛、便血、肛门灼热"到医院就诊，确诊结肠癌，行结肠癌手术（具体不详），未行放化疗，术后患者出现便血、肛门灼热，每日3～4次。刻下症见：腹泻，每日3～4次，未见脓血，神疲乏力，腰膝酸软，手足烦热，面色无华，舌暗红，苔腻，脉滑数。辅助检查：大便潜血（+）。

诊断：肠蕈。

辨证：湿热瘀结，气阴两虚。

治法：祛瘀散结，清热燥湿，益气养阴。

处方：醋鳖甲20g^{（先煎）}　莪　术10g　酒黄精20g　猫爪草10g

　　　白头翁20g　　　冬凌草20g　　萆　草20g　　土鳖虫5g

　　　百　合20g

20剂，水煎服，日1剂。

二诊：30日后复诊，药后腹泻渐止，现大便每日1次，便质偏干，偶有肛门灼热，自诉咳嗽、有痰难以咳出，舌暗红，苔黄，脉濡。治以软坚散结，祛痰止咳，原方加入蜜紫菀20g、炒枳壳20g、百合20g、决明子20g。

三诊：患者大便基本正常，肛门灼热感消失，腰膝酸软、乏力、五心烦热仍存，继服前方，药后诸症进一步好转。

按语：复诊时患者出现咳嗽、咳痰、便秘，肺为"治节之官"，与大肠在生理上密切相关，肺主宣发则大肠得以濡润，肺主肃降则大肠传导动力充足，故予紫菀化痰止咳，炒枳壳下气，通过肺的宣发把清气布散全身，内而脏腑；与决明子配伍润肠通便，调理气机。刘老在用药方面除了清热燥湿，亦注意养精固肾，补益肺阴，如方中百合、黄精可养阴而治本；且肾司二便，肾气的固摄和肾精的润泽对于二便的正常排泄也很重要。

[案8]

朱某，男，65岁，2021年11月15日初诊。

主诉：结直肠癌术后1年，腹胀痛加重1周。

患者2020年8月行"腹腔镜下左半结肠切除术＋结肠造瘘术"，术后定期行FOLFOX方案化疗4次，2021年1月行"腹腔镜下肠粘连松解术＋横结肠造口还纳术"，手术顺利，同年3月复查胸腹部CT提示肝肺多发转移，随后定期行FOLFOX方案化疗4次，8月复查胸腹部CT提示右肺及左下肺结节较前增大，肝内多发转移较前增大，近1周感大便秘结，伴胁肋部疼痛。刻下症见：大便秘结难解，约1周1次，时有全腹部胀痛感，伴轻压痛，稍影响睡眠，无明显发热恶寒、恶心呕吐、咳嗽咳痰等症，精神可，纳差，眠欠佳，小便调，舌暗淡，苔腻，脉弦滑。辅助检查：腹部CT提示结直肠癌术后改变，肝脏多发转移可能。

诊断：肠蕈。

辨证：湿热瘀结。

治法：清热燥湿祛瘀，行气润肠通便。

处方：醋鳖甲 20g^{（先煎）}　　莪 术 10g　　白头翁 20g　　猫爪草 10g

　　　冬凌草 20g　　草豆蔻 10g　　蜜紫菀 20g　　炒决明子 20g

　　　肉苁蓉 20g

20 剂，水煎服，日 1 剂。

二诊：半月后复诊，大便虽解出，仍干结难解，状如羊屎，腹部胀痛较前缓解，不思饮食，神疲乏力，心烦少眠，盗汗，舌暗红，苔黄，脉细数，当辨为肠燥津伤，气阴两虚，故去原方草豆蔻、蜜紫菀，加入大黄 10g，麻子仁 8g，当归 15g，生地黄 20g，麸炒白术 12g，治以泻热通便，益气养阴。

三诊：患者大便通畅，3～4 天一解，腹痛腹胀症状明显缓解，睡眠尚可，仍感神疲，肢软乏力，不欲饮食，潮热盗汗，前方去大黄、麻子仁、炒决明子，加入炙黄芪 50g、酒黄精 30g、麸炒枳壳 10g、茯苓 12g、炒鸡内金 12g，继用 10 剂。药后诸症进一步缓解，嘱患者门诊随诊，定期复查胸腹部 CT、肿瘤标志物等。

按语：刘老结合自己数十年治疗恶性肿瘤的经验，认为结直肠癌多因素体虚弱、脾肾不足、饮食不节、情志不畅、久居湿地、久泻久痢而致脾虚失运，外邪内侵，营卫失调，湿热内生，下通大肠，湿热蕴毒互结发为本病，有虚实之分，肝脾肾虚是关键。复诊中患者大便干结，状如羊屎状，此时湿去热重，肠燥津伤，兼有气阴两亏，在加强泻热润肠通便同时顾护气阴，扶正抗癌；再诊患者便通，腹胀腹痛诸症皆消，遗留阴虚气伤，脾胃虚损之象，在前方基础上去大黄、麻仁等强有力的泻热通便药，加强健脾益气养阴之功，强调养精固肾。

[案 9]

李某，男，75 岁，2021 年 12 月 13 日初诊。

主诉：直肠癌根治术后 8 个月。

患者 8 个月前因"腹痛、便血、泄泻与便秘交替出现"到某三甲医院就诊，确诊直肠癌，行直肠癌根治术，术后未行放化疗，术后患者出现大便稀溏，每日 5～6 次，服用"鞣酸苦参碱"后次数稍有减少，每日 3～4 次。刻下症见：腹泻，每日 3～4 次，未见脓血，神疲乏力，腰膝酸软，手足烦热，面色无华。舌暗红，苔腻，脉滑数。辅助检查：腹部 CT 提示直肠癌根治术后改变。

诊断：肠蕈。

辨证：湿热瘀结，气阴两虚。

治法：祛瘀散结，清热燥湿，益气养阴。

处方：醋鳖甲 20g^{（先煎）}　　莪　术 10g　　生地黄 20g　　猫爪草 10g

白头翁 20g　　冬凌草 20g　　白　术 10g　　水　蛭 6g

桑　椹 20g

10 剂，水煎服，日 1 剂。

二诊：10 日后复诊，药后腹泻减轻，大便日 2～3 次，偶有肛门灼热、瘙痒，舌暗红，苔黄，脉濡。当辨为湿热内蕴，邪热生风，故原方加入威灵仙 20g，羌活 10g，治以祛风通络止痛。

三诊：患者大便基本成形，肛门灼热感消失，腰膝酸软、乏力、五心烦热仍存，加入黄精 20g，山萸肉 20g，继用 15 剂，药后诸症进一步好转。患者此后门诊定期随诊，扶正祛邪相兼，生活质量尚可。

按语：患者肛门瘙痒，乃肠风内扰，故虽无表证，但选用羌活以祛风止痒，此与刘老从风论治的观点相契合。肿瘤的论治过程中，刘老平衡于祛邪与扶正，除健脾燥湿，亦注意养精固肾，方中生地黄、酒黄精、山萸肉是刘老常用之品。后期随诊更是做到如此，祛邪不伤正，扶正不留邪。

八、子宫内膜癌

（一）概述

1. 引疡入瘤用于子宫内膜癌的立论基础　子宫内膜癌类似的症状和体征在中医"崩漏""瘕痞""积聚""五色带下"等病症中均有涉及。刘老将疡科相关理论引用到子宫内膜癌的治疗中，"在内之膜，如在外之肤"进行论治，在临床子宫内膜癌的治疗中取得了显著的疗效。

2. 子宫内膜癌病因认识　子宫内膜癌的病因有内因和外因两个方面。外因多由邪毒内侵，内因则多和情志失调、饮食不节、房事不洁、劳倦过度、素体亏虚等有关。

（1）七情内伤：情志为病，肝气不舒，肝气郁结，气机阻滞，由气及血，血行不畅，经脉阻滞，脉络瘀阻而发病。

（2）饮食不节：平素嗜食肥甘厚味、辛辣之品，或饮食不节，损伤脾胃，

113

脾失健运，湿浊内阻，痰瘀互结，日久发为癥瘕。

（3）邪毒内侵：房事不洁，或月事正行，寒、湿、热所侵，留而不去，脏腑失和，气血运行不畅，凝结于胞宫，痰湿瘀阻滞发为癥瘕。

（4）素体亏虚：禀赋不足或后天失养，肝肾阴虚，产生内热，虚火妄动，脉络受损，或冲任诸脉失于调养而发本病。

3. 子宫内膜癌病机分析　子宫内膜癌的发生，是多种因素综合的结果，直接病位在子宫，而间接病位在肝、脾、肾。脾肝肾三脏功能失调，冲任失调，湿热瘀毒，蕴结胞宫，或肝气郁结，气滞血瘀，经络阻塞，日久积于腹中所致。正虚邪积是子宫内膜癌发生的具体病机。子宫内膜癌病机以虚为本，就其根本而言，仍属阴阳失调。

4. 子宫内膜癌辨识要点

（1）辨舌苔：舌质暗或有瘀斑，苔薄白，脉弦或涩为肝郁气滞，冲任失调；舌质红，苔黄腻，脉滑数或弦数为肝经湿热下注；舌质淡，苔白腻，脉沉细或弦细而涩为肝肾阴虚。

（2）辨标本：局部临床表现为出血，带下等多为标，以肝肾亏虚、冲任失调为本。

（3）辨证候虚实：子宫内膜癌可分为早、中、晚期进行辨证论治，疡科内治以消、托、补三法为治疗总则。疡科与内科疾病在辨证上是一致的，子宫内膜癌患者大多存在子宫体增大，早中期临床上首先表现为阴道不规则出血，多与肝郁气滞，血瘀不行，冲任失调有关，一般遵循以消为主。子宫内膜癌患者晚期以腹痛、带下量增多为主要症状，这多与肝肾阴虚，瘀毒内结，带脉失约有关，多以托、补为主。

5. 子宫内膜癌治法方药　刘老治疗子宫内膜癌的用药特点，使用频次靠前的药物有鳖甲、莪术、冬凌草、萆草、花蕊石、白茅根等，以软坚散结、化瘀止血等为主，并将消法、托法、补法治疗理念融会贯通，推陈致新，灵活应用于子宫内膜癌的治疗中。刘老认为，子宫内膜癌临床常见以下几个证型，但不拘泥于以下几个证型，常夹杂其他。

（1）肝郁血热，以疏肝清热、凉血止血为法，配伍佛手、郁金、花蕊石、白茅根等。

（2）瘀毒内结，以软坚散结、解毒消癥为法，配伍鳖甲、莪术、冬凌草、白花蛇舌草、萆草、金银花、当归、玄参等。

（3）湿热下注，以清热利湿、软坚散结为法，配伍金钱草、萆薢、六月雪、牡丹皮等。

（4）脾肾阳虚，以温肾健脾、益气固涩为法，配伍黄精、山茱萸、肉苁蓉、狗脊、续断、白术、茯苓等。

6. 子宫内膜癌常见并发症

（1）阴道出血：五色带下属中医"崩漏"范畴。患者可出现突然的大出血或少量出血淋漓不尽，出血量多时常夹有血块，血色鲜红或紫暗，味腥臭，部分患者可伴有脓性或血性分泌物。常伴有贫血症状，若不快速、有效地止血，常会导致气随血脱，甚至危及生命，因而止血防脱为当务之急。宜"急则治其标"，在此基础上，再以辨证止血以治其本。刘老将子宫内膜癌阴道出血归属于"膜烂出血"范畴进行辨证论治；膜烂出血可用花蕊石、仙鹤草等收涩之品止血。

（2）腹痛：早期患者无明显的盆腔疼痛或轻微疼痛，一般疼痛多伴有下腹部酸胀不适感。在宫腔出血较多或积有血块时，患者可感到痉挛性疼痛，晚期由于肿瘤侵及或压迫盆腔神经而造成持续性疼痛，且常较剧烈。继发的宫腔感染或积脓也是造成疼痛的原因。若以胀痛为主，予香附、乌药、佛手、郁金理气止痛；以刺痛为主，用益母草、当归、五灵脂、蒲黄祛瘀止痛；若影像学检查提示有积液或积脓者，可加用木通、泽泻、茯苓皮等利水渗湿。子宫内膜癌所引起的腹痛可分为实证的"不通则痛"和虚证的"不荣则痛"进行论治，实证则多采用莪术、川芎、刘寄奴等活血化瘀类药物；虚证多采用玉竹、石斛、黄精、桑椹等补益之药，强调扶正补虚，调整阴阳。

（3）发热：子宫内膜癌可因宫腔或宫旁组织感染严重而出现发热，可为高热或低热，常伴有疼痛等症状。若热象明显，口干尿黄，或伴带下黄稠腥臭，舌红苔黄，脉数，证属湿热者，治以疏肝清热，除湿解毒为法。刘老将其归属于"膜热"范畴进行辨证论治，常用冬凌草、葎草、柴胡等清热解毒之品除热。清热解毒法在疡科临床应用广泛，热毒也是子宫内膜癌的重要病因之一，但是临床单纯属于热毒者不多，多为几种病因同时致病。

（二）医案选录

[案1]

李某，女，50岁，2020年5月25日初诊。

主诉：子宫内膜癌化疗介入栓塞术后 2 年余。

2 年前患者无明显诱因出现阴道流血，时崩时止，淋漓不净，夹有瘀块，少腹疼痛拒按，就诊于妇科，行妇科 B 超、盆腔 MRI 回示：宫颈占位，考虑宫颈癌可能性大，病灶累及子宫体及阴道上段，阴道下段团块影。行宫颈组织活检提示：子宫内膜癌。治予"紫杉醇"化疗介入栓塞术，术后阴道流血缓解，但恶心呕吐明显，家属考虑患者无法耐受，拒绝行后续化疗。刻下症见：带下色黄赤，臭秽难闻，小腹隐痛，舌质红，苔黄腻，脉滑数。

诊断：五色带下。

辨证：湿热下注。

治法：清热利湿，软坚散结。

处方：醋鳖甲 20g^{（先煎）}　　莪　术 10g　　金银花 20g　　当　归 20g
　　　玄　参 20g　　　　冬凌草 20g　　猫爪草 20g　　贯　众 20g
　　　虎　杖 20g

10 剂，水煎服，日 1 剂。

二诊：10 日后复诊，药后小腹隐痛减轻，但阴道仍有少量黄色液体，伴活动后感肢软乏力，舌淡红，苔薄黄，脉沉细，当辨为湿热瘀毒，久病体虚，故去原方贯众、虎杖，加入黄芪、川芎，治以补益气血。

三诊：患者腹部无明显疼痛及肢软乏力，带下明显减少，前方有效，效不更方，继用 15 剂，药后诸症进一步好转。患者此后门诊定期随诊，扶正祛邪相兼，生活质量改善。

按语：本证乃五色带下之湿热下注，刘老认为体腔疾患可以想象把内"皮"翻过来，犹如子宫黏膜暴露在视野下，"在内之膜，如在外之肤"，故将子宫内膜癌按疡科理论来辨证施治。刘老喜用疡药疗瘤，方中鳖甲软坚散结；莪术行气破血，消积止痛；并用冬凌草，猫爪草清热解毒，散结消肿；加之金银花、当归、玄参三味药清热解毒，活血化瘀；再入贯众、虎杖清热利湿，散瘀定痛。诸药合用，湿热、瘀毒得消。二诊中，患者出现活动后感肢软乏力，病性属本虚标实，祛邪时应注意扶正，故去贯众、虎杖，加黄芪联合当归组成当归补血汤益气养血，川芎活血行气，做到祛邪不伤正，扶正不留邪。三诊时诸症好转，效不更方，继予扶正祛邪，标本兼顾。

[案 2]

姜某，女，50 岁，2020 年 1 月 21 日初诊。

116

主诉：子宫内膜中分化腺癌术后 1 年余。

患者 1 年前无明显诱因出现腹部胀痛不适，于遵义医科大学附属医院行 B 超及病检后诊断为"子宫内膜低分化腺癌"，并予行"腹腔镜全子宫切除术＋双侧附件切除术＋盆腔淋巴结清扫术＋大网膜切除术＋阑尾切除术"，术后病检诊断为"子宫内膜中分化腺癌ⅢA 期"，术后反复出现左下肢肿胀，小腿以下为甚，局部灼热感，外阴瘙痒。刻下症见：左下肢肿胀，小腿以下为甚，局部灼热感，外阴瘙痒，精神欠佳，舌淡红，苔黄腻，脉滑数。

诊断：五色带下（膜痒）。

辨证：湿热下注，邪热生风。

治法：软坚散结，清热利湿，祛风止痒。

处方：醋鳖甲 20g^{（先煎）}　莪　术 10g　冬凌草 20g　萆　草 20g
　　　厚　朴 20g　　　苍　术 20g　白鲜皮 20g　石菖蒲 20g
　　　蝉　蜕 6g

10 剂，水煎服，日 1 剂。

二诊：10 日后复诊，药后外阴瘙痒、左下肢局部灼热感明显减轻，但左下肢肿胀缓解不明显，舌暗红，苔薄黄，脉细滑。仍辨为湿热下注，故去原方厚朴、苍术，加用茯苓 20g、泽泻 20g 增强利水渗湿之效。

三诊：患者外阴瘙痒，下肢局部灼热感消失，左下肢肿胀较前消退，出现口干，前方去白鲜皮、蝉蜕，加入玉竹 20g、石斛 20g，继用 15 剂，药后诸症进一步好转。此后门诊定期随诊，扶正消癥并行。

按语：百病多因风作祟，刘老临床论治肿瘤时常佐以祛风之药，借助风药温通走散的作用疏通经络，事半功倍，多有奇效。本证乃五色带下之湿热下注，邪热生风，故用苍术、厚朴、石菖蒲三味药化湿行气，鳖甲、莪术活血化瘀，缓消癥块；冬凌草、萆草清热解毒，增强软坚散结之功；膜痒用蝉蜕、白鲜皮祛风之品止痒。二诊时患者药后外阴瘙痒、左下肢局部灼热感明显减轻，但左下肢肿胀缓解不明显，故去原方厚朴、苍术，加用茯苓、泽泻增强利水渗湿之效。三诊中患者外阴瘙痒、下肢局部灼热感消失，左下肢肿胀较前消退，出现口干阴伤症状，予玉竹、石斛养阴生津，同时补益五脏，滋养气血，平补而润，兼除风热，祛邪时不忘扶正。

[案 3]

欧某，女，57 岁，2021 年 2 月 23 日初诊。

主诉：确诊子宫内膜癌 3 年余。

3 年前因白带增多就诊于贵阳某妇幼保健医院行诊断性刮宫病理活检，确诊为子宫内膜癌，并行"子宫及双侧输卵管卵巢切除术"，术后恢复可。后规律行 6 个疗程化疗及 25 个疗程放疗，放化疗后患者长期感小腹胀痛，夜寐难安，胁肋胀满。刻下症见：小腹胀痛，夜寐难安，胁肋胀满，胸闷善太息，阴道出血淋漓不尽，小便黄赤，精神萎靡，舌淡红、苔薄白，脉弦数。

诊断：五色带下。

辨证：肝郁血热。

治法：软坚散结，疏肝清热，凉血止血。

处方：醋鳖甲 20g^{（先煎）}　莪　术 10g　冬凌草 20g　猫爪草 20g
　　　酸枣仁 20g　　　　川　芎 10g　佛　手 10g　郁　金 10g
　　　柴　胡 20g

10 剂，水煎服，日 1 剂。

二诊：半个月后复诊，患者精神纳眠渐佳，阴道出血淋漓不尽，小便黄赤，胸肋胀满，胸闷善太息减轻，仍有小腹胀痛，咽干口燥，舌淡红，苔薄白，脉弦细。当辨为肝血不足，虚热内扰，故去原方柴胡，加入知母以滋阴润燥。

三诊：半个月后复诊，患者睡眠质量提高，可达到 4～5 小时，诸症进一步好转，故继予上方加减以巩固疗效。

按语：患者绝经后老年女性，胞脉空虚，余血未尽之际，调护不当，瘀血内停，渐积成块，滞于胞宫而成本病。患者平素情志不畅，郁怒伤肝，肝失条达，气机不畅，郁久化火，热伤冲任，迫血妄行，故阴道出血淋漓；肝经湿热下注，故见小便黄赤；肝郁化火，上扰心神，神不安则眠不安，患者初诊时表现夜寐难安，烦躁易怒，胸闷，善太息，胁肋胀满，舌红，苔白，脉弦数。故在软坚散结抗癌的基础上，予疏肝清热，凉血止血为法。柴胡清热疏肝；佛手、郁金疏肝理气；川芎乃血中之气药，理气行血，并调肝血而疏肝气，与酸枣仁相伍，辛散与酸收并用，补血与行血相结合，具有养血调肝之妙；鳖甲、莪术软坚散结，活血化瘀；并用冬凌草清热解毒，同时增强软坚散结之功。二诊时患者口干症状明显，上方去柴胡加知母，取其苦寒质润，滋阴润燥，清热除烦。肝郁气滞证的治疗体现了刘老"重视气化，强调气机的升降出入，注意病情虚实盈亏"的思想。诸药合用，标本兼治，养中兼清，补中有行。

[案4]

梁某，女，61岁，2021年1月26日初诊。

主诉：子宫内膜癌淋巴结转移术后6月余。

1年前无明显诱因出现阴道流血，量多色红，伴腹痛，就诊于我院门诊，行"刮宫术"，病理检查结果示：(宫颈、宫腔内容物)恶性肿瘤，结合免疫组化结果倾向子宫内膜腺癌，完善腹部CT及病理检查考虑"子宫内膜癌淋巴结转移"，行"子宫及附件全切术，淋巴结清扫术"，术后放疗后再次行3周期放化疗，后规律复查未发现复发，但出现咳嗽，咳白色稀痰，咽部异物感，右胸钝痛，纳眠欠佳等。刻下症见：咳嗽，咳白稀痰，咽部异物感，下腹部刺痛，但不影响患者休息及睡眠，目前无阴道流血，不思饮食，舌淡紫，苔白腻，脉细滑。

诊断：五色带下。

辨证：痰瘀阻滞。

治法：理气化痰，活血化瘀。

处方：醋鳖甲20g^(先煎)　　莪　术10g　　胆南星10g　　浙贝母10g
　　　　猫爪草10g　　　　炒芥子20g　　败酱草20g　　水　蛭6g
　　　　厚　朴10g

7剂，水煎服，日1剂。

二诊：10日后复诊，药后饮食渐佳，咳嗽、咳痰减轻，下腹部刺痛减轻，咽部仍有异物感，大便干燥，舌淡紫，苔白腻，脉滑数。仍辨为痰瘀阻滞，综合患者当前病情，前方去炒芥子，加入胖大海清热润肺，利咽开音，润肠通便。

三诊：患者咳嗽、咳痰、咽部异物感逐渐消失，偶有下腹部刺痛，前方去厚朴，加入延胡索20g活血行气止痛，继用15剂，药后诸症进一步好转。患者此后门诊定期随诊辨证论治调理。

按语：患者化疗后元气虚衰，不能运行血脉，加之情志、外感、饮食、劳倦等多种因素，日久成瘀，积久不去，化火成毒，形成瘀毒。因此肿瘤的治疗可遵循叶天士"久病入络"之说，采用仲景辛润通络之法。刘老以醋鳖甲、莪术、败酱草、水蛭活血化瘀，软坚散结，猫爪草散结消肿，胆南星、浙贝母、炒芥子理气化痰，厚朴燥湿化痰，下气除满。二诊时咽部仍有异物感，大便干燥，去炒芥子，加入胖大海清热润肺，利咽开音，润肠通便。三诊时患者偶有下腹部刺痛,前方去厚朴,加入延胡索活血行气止痛。本案例主要体现了祛痰化瘀之"消"法,使邪去之。

[案5]

刘某,女,61岁,2021年1月20日初诊。

主诉:子宫内膜癌术后化疗后2年余。

患者2年前无明显诱因出现阴道不规则流血,就诊于贵州医科大学附属医院,行相关检查提示子宫内膜恶性肿瘤,后行"腹腔镜下全子宫+双侧附件区+盆腔粘连分解术",术后病理诊断"子宫内膜浆液性腺癌",术后予3周期TP方案化疗,化疗后出现腰膝酸软,失眠多梦,咽干口渴,患者拒绝继续术后辅助治疗。刻下症见:腰膝酸软,失眠多梦,咽干口渴,纳食欠佳,精神萎靡,舌红,少苔,脉细数。

诊断:五色带下。

辨证:肝肾阴虚。

治法:软坚散结,补益肝肾。

处方:醋鳖甲20g^(先煎)　　莪　术20g　　玉　竹20g　　石　斛20g
　　　黄　精20g　　山茱萸20g　　冬凌草20g　　葎草花20g
　　　酒苁蓉20g

10剂,水煎服,日1剂。

二诊:10日后复诊,药后精神渐佳,腰膝酸软,失眠多梦,咽干口渴减轻,纳食欠佳,肢软乏力,舌淡红,少苔,脉细弱。当辨为气阴两虚,故去酒苁蓉、葎草花,加入黄芪20g、当归10g联合玉竹20g、石斛20g以益气养阴,继予服用10剂。

三诊:10日后复诊,患者诸症缓解,纳食欠佳,上方去黄精、山茱萸,予茯苓20g、白术10g健脾益气,继用10剂。

按语:刘老常言"五脏之伤,穷必及肾",患者化疗后药毒损伤患者机体,应标本兼顾,方中予醋鳖甲、莪术软坚散结消癥,冬凌草、葎草花清热解毒,增强抗肿瘤之效,肝肾同源,予黄精、山茱萸、酒苁蓉补益肝肾,玉竹、石斛养阴润燥。黄精、山茱萸、酒苁蓉、玉竹、石斛合用主要补益肝肾之阴,养血润燥。二诊时患者纳食欠佳,肢软乏力,为气阴两虚,故去原方酒苁蓉、葎草花,加入黄芪、当归组成当归补血汤益气养血。三诊时患者仍纳食欠佳,去黄精、山茱萸,予茯苓、白术健脾益气开胃。

[**案6**]

姜某，女，63岁，2022年1月初诊。

主诉：子宫内膜癌术后7月余，乏力、汗出1月余。

7个月前患者因阴道流血于贵州省肿瘤医院行盆腔MRI示：符合宫颈癌ⅡA期增强表现，排除手术禁忌证后行"经腹的广泛子宫切除术＋双侧附件切除术＋盆腔淋巴结清除术＋肠粘连松解术"，术后病理示：子宫内膜癌，予化疗6疗程，末次化疗后出现骨髓抑制伴发热，经升白、输红细胞悬液及输注血小板等治疗后患者病情改善，出院后患者仍诉乏力、自汗出。刻下症见：肢软乏力，以双下肢为甚，自汗出，动则汗出甚，少气懒言，舌淡红，苔白，脉细弱。

诊断：五色带下。

辨证：气血亏虚。

治法：软坚散结，补益气血。

处方：醋鳖甲20g^(先煎)　　莪　术10g　　防　风10g　　黄　芪20g
　　　白　术10g　　当　归10g　　麻黄根20g　　浮小麦20g
　　　冬凌草20g

7剂，水煎服，日1剂。

二诊：7日后复诊，患者诸症缓解，继服前方半月后患者未诉特殊不适。

按语：患者术后体质虚弱，久病脏腑虚衰，"精气夺则虚"，脾胃亏虚，气血化生无源，肢体失于濡养，故见肢软乏力，以双下肢为甚，自汗出，少气懒言等虚症。刘老论药处方以醋鳖甲、莪术、冬凌草软坚散结消癥、清热解毒，防风、黄芪、白术组成玉屏风散益气固表止汗，黄芪当归又为当归补血汤补益气血，加用麻黄根、浮小麦增强收敛止汗之效。正虚邪积是肿瘤发生的具体病机，玉屏风散合当归补血汤的应用体现了刘老借助补益之药来补偏纠弊，补不足损有余以平衡阴阳的思想，亦体现了刘老疡药疗瘤之"补法"。

[**案7**]

杜某，女，69岁，2022年6月初诊。

主诉：阴道不规则阴道流血3月余，咳嗽1月余。

患者3个月前因阴道不规则流血就诊于贵州医科大学附属医院，完善检查提示"宫颈息肉"，于门诊切除后患者仍"阴道间断流血"，遂行宫腔镜，结合 B 超提示"子宫内膜癌"。患者 1 个月前行术前检查提示"肺转移瘤"，考虑患者病情进展情况及手术风险，予行化疗治疗。患者行 2 周期化疗后出现喘息、气促，活动后加重，畏寒，右胸钝痛。刻下症见：喘息、气促，活动后加重，畏寒，右胸钝痛，目前无阴道流血，二便可，舌淡紫，苔薄白，脉数。

诊断：五色带下。

辨证：正虚瘀结。

治法：补虚化瘀，宣肺平喘。

处方：醋鳖甲 20g^{（先煎）}　莪　术 10g　冬凌草 20g　黄　芪 20g

葶苈子 20g^{（布包）}　百　部 20g　白　术 20g　防　风 10g

白附片 10g^{（先煎）}

10 剂，水煎服，日 1 剂。

二诊：10 日后复诊，活动后感喘息、气促，静息状态下无明显症状，畏寒明显减轻，仍感右胸钝痛，不思饮食，故仍以扶正祛邪为主，去白术、防风、黄芪，加延胡索 10g 行气止痛，山楂 20g 健脾开胃，肉桂 3g 引火归元。右胸钝痛处外敷温阳化癥膏。

三诊：药后诸症进一步好转，效不更方，继予上方加减服用 10 剂。

按语："肤"为人体外在皮毛，皮毛位于人体之肤，具有温养肌肤、调节体温、抵御外邪等作用，内覆之"膜"翻之于外，亦同理，膜失去滋润、濡养则御邪能力减弱，邪气入里则病情加重发为肺疾，故见喘息、气促等，以宣肺、肃肺、清肺等为治法。方中醋鳖甲、莪术软坚散结消癥，冬凌草清热解毒，黄芪、白术、防风益气固表，葶苈子、百部宣肺平喘，山楂健脾开胃，肉桂引火归元。内外皆修，同时针对患者右胸钝痛症状，予延胡索行气止痛，温阳化癥膏外敷消癥止痛。

[案 8]

李某，女，51 岁，2020 年 3 月 9 日初诊。

主诉：子宫内膜癌淋巴结转移术后伴左下肢肿胀 1 年余。

1 年前患者无明显诱因出现阴道流血，量多色红，伴腹痛，遂就诊于我院门诊，行"刮宫术"，病理检查结果：子宫内膜腺癌，因免疫标记有限不能确诊分型，予行"子宫及附件全切术，淋巴结清扫术"，术后出现左下肢肿胀不适。刻下症见：左下肢浮肿肢冷，腰痛，小腹冷痛，大便稀溏，小便清长，舌淡苔白,脉沉细无力。

诊断:五色带下。

辨证:脾肾阳虚。

治法:软坚散结,补肾健脾。

处方:醋鳖甲20g^(先煎)　莪　术10g　白附片10g^(先煎)　冬凌草20g

葎　草20g　黄　精20g　桑　椹20g　茯　苓20g

白　术10g

14剂,水煎服,日1剂。

二诊:14日后复诊,药后左下肢浮肿肢冷、腰痛、小腹冷痛、小便清长等症状减轻,仍有大便稀溏,去鳖甲、茯苓、白术,改予醋龟甲20g滋阴潜阳,补骨脂20g、五味子6g补肾止泻。

三诊:药后诸症进一步好转,继予本方服用10剂。此后门诊定期随诊辨证论治。

按语:刘老认为肿瘤根本病机仍属阴阳失调,所以肿瘤治则以"平衡阴阳"为首要。本病例乃属五色带下之脾肾阳虚,方中以醋鳖甲、莪术软坚散结消癥,冬凌草、葎草清热解毒,白附片温补肾阳,黄精、桑椹补益肝肾,茯苓、白术健脾益气。二诊时,药后左下肢浮肿肢冷、腰痛、小腹冷痛、小便清长等症状减轻,仍有大便稀溏,去鳖甲、茯苓、白术,改予醋龟甲滋阴潜阳,以补骨脂补肾阳以暖脾土,五味子性温味酸,固肾止泻。刘老全程注重阴阳调和,正所谓"善补阳中,必于阴中求阳,则阳得阴助而生化无穷"。

［案9］

刘某,女,67岁,2021年8月1日初诊。

主诉:下腹部隐痛5月余,确诊子宫颈内膜癌2月余。

5个月前患者无明显诱因出现下腹部隐痛,疼痛不影响睡眠及生活,故未予重视。2个月前患者无明显诱因感上症加重,伴下腹坠胀感,遂就诊于贵州医科大学第二附属医院,完善相关检查后行宫颈活检示:子宫颈内膜癌,院方建议患者行手术及化疗,患者因自身原因拒绝,后阴道间断出血,量具体不详,自行口服云南白药胶囊未见明显好转。刻下症见:腹部隐痛伴下腹坠胀感,阴道间断少量流血,淋漓不尽,肢软乏力,低热,无畏寒及寒战,精神欠佳,舌质紫暗,苔黄腻,脉细弱。

诊断:五色带下。

辨证：正虚邪盛，脓毒未净。

治法：补益气血，托毒透脓。

处方：醋鳖甲 20g^(先煎)　莪　术 10g　冬凌草 20g　猫爪草 20g

黄　精 20g　黄　芪 20g　当　归 10g　花蕊石 20g^(先煎)

仙鹤草 20g

14 剂，水煎服，日 1 剂。

二诊：14 日后复诊，药后精神渐佳，肢软乏力与腹部隐痛好转，阴道间断少量流血明显减少，仍感下腹坠胀感，去原方之黄精，予升麻 20g 升阳解毒。

三诊：药后诸症进一步好转，仍有间断低热，故上方加用柴胡，热除后予固垒膏口服益气养血固表。患者此后门诊定期随诊辨证论治。

按语：刘老认为，患者癌肿分泌物向外流出，癌毒外溃乃邪有出路，从疡科托里排毒之法进行论治。方中以甲术二草汤软坚散结消癥为基础；黄芪为疮家圣药，方中重用以益气托毒，加之当归补益气血；花蕊石化瘀止血，仙鹤草收敛止血；子宫内膜病变在下焦，以黄精补益肝肾。二诊时患者仍感下腹坠胀感，去原方之黄精，予升麻升阳解毒。三诊时诸症进一步好转，仍有间断低热，加用柴胡以疏散退热，和解表里；患者热去毒清后刘老采用自制膏方以固表益气，培补元气，填精补髓，扶正祛邪，使脓尽口收。

九、卵巢癌

（一）概述

1. 引疡入瘤用于卵巢癌的立论基础　卵巢癌属中医"癥瘕、石瘕"等病症范畴。刘尚义教授认为在肿瘤疾病的临证中疮疡、溃烂、流脓流水等同疡科之症，可以把治疡的思路运用于卵巢癌的防治中。疡科疾病与卵巢癌在病因病机方面有诸多相通之处，均是外感或内伤因素致使阴阳、脏腑功能失调，气血凝滞，邪气稽留所致。

2. 卵巢癌病因认识　卵巢癌的病因包括外感六淫、内伤七情，又涉及气虚、气滞、血瘀、脾虚等因素。卵巢癌的形成与正气虚弱，机体阴阳失调，脏腑经络气血功能障碍密切相关，气滞、血瘀、痰凝、湿聚、热毒等互相交结，是卵巢癌发生发展和转移的重要病因病机。

（1）素体不足，外感六淫：年老体弱，卫外不固，六淫之邪侵袭机体，寒温失节，营卫失调，进一步损伤脏腑功能。卵巢为虚处，此处正气不足，癌毒侵袭，伤其正气，气不足则瘀血内生，水湿运行无道，酿生痰浊，痰、瘀、癌毒互结导致卵巢癌的发生。

（2）饮食不节，伤脾生痰：过食膏粱厚味，损伤脾胃，脾失健运，津聚为痰，痰阻气滞，气滞血瘀，日久凝聚在内而生积。

（3）冲任亏虚，脏腑功能失调：女子七七，天癸竭，致使脏腑功能失调，肾气已衰，阴阳之本耗之殆尽，机体之防御、温煦、内守，滋养功能衰退，气血无以生无以养，致元气渐衰为本病发生之根本。

3. 卵巢癌病机分析 卵巢癌的中医病机归纳起来有正虚、痰湿、血瘀、癌毒四个方面，其中癌毒之性暴烈顽固，病位深痼，攻溃脏腑，具有耗损气血、流走再生等特性。

4. 卵巢癌辨识要点

（1）辨病位：卵巢上皮癌多见于绝经后女性，卵巢癌早期症状不明显，往往是非特异性症状而难以早期诊断，大部分患者确诊时已经是晚期。初期在卫分、气分，病位较浅，久病入里，入血，入脏腑，病位较里。

（2）辨病理性质：气滞、血瘀、痰凝、湿聚、热毒、正虚是导致卵巢癌形成的重要病理因素。

（3）辨证候虚实：卵巢癌的发病以正虚为本，气滞、血瘀、痰凝、湿聚、热毒为标，其症候特点为本虚标实。疾病早期以邪实为主，正虚次之；疾病中期正气虚邪亦实，但正气尚可与邪气抗衡。疾病晚期正气渐衰，邪气渐胜，表现以正虚为主。

5. 卵巢癌治法方药 在肿瘤产生初期以消为主，可采用清热解毒、活血化瘀、散癥消积等药物，并随其症适有所补；在肿瘤发展中后期遵循虚则补之、托邪外出的原则，而在此阶段扶正亦是祛邪，用药以益气养阴之品为主。

（1）湿热瘀毒证，以湿热利湿、解毒散结为法，配伍白花蛇舌草、半枝莲、车前草、木通、三棱、莪术、蒲公英、败酱草等。

（2）气滞血瘀证，以行气活血、软积消坚为法，配伍水蛭、当归、川芎、桃仁、红花、制香附、青皮、木香、山楂、佛手等。

（3）冲任失调证，以疏肝散结、调理冲任为法，配伍柴胡、白芍、茯苓等。

（4）痰湿蕴结证，以健脾化痰、软坚散结为法，配伍陈皮、法半夏、白术、茯苓、海藻、山慈菇、车前子、泽泻等。

（5）气血两虚证，以益气补血、扶正抗癌为法，配伍党参、白术、茯苓、黄芪、当归、熟地黄、白芍、川芎、大枣、山药等。

（6）水湿停聚证，以利水导湿为法，配伍商陆、泽泻、椒目、木通、茯苓皮、大腹皮、槟榔等。

（7）肝肾阴虚证，以滋补肝肾为法，配伍泽泻、山药、山茱萸、女贞子、墨旱莲、枸杞子、酒黄精、肉苁蓉等。

6. 卵巢癌常见并发症 常见癌性腹水、癌性胸腔积液，肿瘤蒂扭转、破裂等。

（二）医案选录

［案1］

王某，女，63岁，2019年6月7日初诊。

主诉：确诊卵巢恶性肿瘤7月余。

患者7个月前因"腹胀伴肢软乏力、盆腔包块"于外院行相关检查后考虑为卵巢癌伴腹腔、脾脏多发转移，遂行卡铂＋紫杉醇化疗，化疗后出现胃肠道不良反应，经中医药联合化疗后病情明显好转。化疗结束后规律服用复方红豆杉胶囊控制肿瘤，病后体重明显减轻。刻下症见：形体消瘦，偶感肢软乏力，时有前胸部皮肤瘙痒感，无皮疹、皮肤破溃，偶有右胸部不适，口渴，手足心热，纳眠尚可，二便调。

诊断：积聚。

辨证：瘀毒互结。

治法：清热解毒，软坚散结。

处方：醋鳖甲20g^{（先煎）}　　莪　术10g　　冬凌草20g　　萹　草20g

金银花20g　　当　归20g　　玄　参20g　　玉　竹20g

干石斛20g

15剂，水煎服，日1剂。

二诊：15日后复诊，患者皮肤瘙痒等症状缓解，仍有口渴，手足心热，乏力，睡眠欠佳，舌质红，苔少，脉细数。当辨证为肝肾阴虚，阴津亏损，故原方去金银花、当归、玄参，加生地黄 20g、百合 20g、桑椹 20g，治以滋补肝肾，养阴安神。

三诊：患者口渴、手足心热、睡眠等症状较前明显改善，仍有肢软乏力，前方继服 15 剂，药后诸症进一步好转。患者此后门诊定期随诊，长期服用中药，治以扶正祛邪，未诉特殊不适。

按语：由于各种毒邪易于裹挟热毒而形成癌毒，刘老在使用补虚、化瘀、利湿、祛痰、疏肝等诸多治法的同时均佐以清热解毒之品，故在此亦使用冬凌草、薜草，攻其肿瘤阳热，散其肿瘤瘀滞，攻补兼济，具有"消、清、补"之势。临证中针对津亏不甚者，多从滋养肺胃肾之阴入手，多选用平和之品如玉竹、石斛等养阴而不滋腻；阴伤较重虚不受补者以鳖甲等血肉有情之品滋阴复阳。金银花甘寒入心，善于清热解毒，当归活血散瘀，玄参泻火解毒，既能清热解毒，又能活血散瘀。

[**案 2**]

徐某，女，48 岁，2017 年 6 月 7 日初诊。

主诉：确诊卵巢癌综合治疗后 1 年。

患者 1 年前因腹胀行相关检查后确诊为卵巢癌并腹腔积液，行新辅助化疗及手术治疗，行 8 周期紫杉醇＋铂类化疗后耐药，改服奥拉帕尼靶向治疗。复查提示病情进展，患者逐渐出现腹胀加重，伴下腹部、腰部疼痛，疼痛影响睡眠。刻下症见：腹胀，偶感下腹部及腰部疼痛，精神萎靡，肢软乏力，睡眠欠佳，饮食可，二便可，舌质红，苔黄，脉细数。

诊断：癥瘕。

辨证：脾肾两虚。

治法：益气养阴，软坚散结。

处方：醋鳖甲 20g^(先煎)　　莪　术 10g　　冬凌草 20g　　薜　草 20g
　　　黄　精 20g　　　　肉苁蓉 20g　　百　合 20g　　桑　椹 20g
　　　炙甘草 20g

10 剂，水煎服，日 1 剂。

二诊：10 日后患者腹胀、下腹部及腰部疼痛较前减轻，睡眠较前明显改善，仍感四肢乏力，舌质红，苔少，脉细数。当辨证为脾肾亏虚，气阴两虚，故前方去百合、炙甘草，加白术、茯苓以健脾益肾，益气养阴，软坚散结。

三诊：患者无腹胀，偶有腰部疼痛，四肢乏力症状较前缓解，前方去白术、茯苓、桑椹，加熟地黄、山茱萸以滋补肝肾，炒芥子以行气，治以消癥散结，药后诸症进一步好转。患者此后门诊定期随诊，长期服用中药，治以扶正祛邪，生活质量可。

按语：膜病的病理基础为风痰瘀毒，病邪入侵易伤阴液，治疗中苦燥、辛散、热灼之品均易耗伤阴液，阴虚则阳无以附，因此临证中注重养阴药的运用，通过物质的补充使功能有所依附，即阴中求阳。方予滋养肝肾，养阴清热；睡眠欠佳，加百合、炙甘草等安神助眠；口干欲饮者，加黄精、肉苁蓉、桑椹等滋肾养阴。卵巢癌晚期，因疾病消耗导致气血阴阳亏损，脏腑功能障碍，最终导致脏腑功能衰竭，严重影响患者预后。先天之本难以填充，故培补脾肾，益气填精养血类中药的长期维持治疗，对改善卵巢癌患者的预后具有重要意义。

[**案3**]

张某，女，58岁，2021年2月22日初诊。

主诉：确诊卵巢癌，双侧卵巢切除术后2年。

患者2年前因确诊卵巢癌行新辅助化疗后行"双侧卵巢切除术"，半年前复查提示复发，行3周期化疗后因不能耐受化疗不良反应而未继续行化疗治疗，故转求中医治疗来诊。刻下症见：下腹部疼痛，形体消瘦，精神欠佳，手足心热，口干渴，睡眠欠佳，入睡困难，睡后易醒，舌质暗红，苔少，脉数。

诊断：腹痛。

辨证：热毒郁结。

治法：清热养阴，软坚散结。

处方：醋鳖甲20g^(先煎)　　莪　术10g　　冬凌草20g　　萹　草20g
　　　　白附片20g^(先煎)　　百　合20g　　炒酸枣仁20g　　麻黄根20g
　　　　炙甘草20g

20剂，水煎服，日1剂。

二诊：15日后复诊，患者下腹部疼痛缓解，睡眠较前明显改善，仍有口渴，手足心热，乏力，舌质红，苔少，脉细数。当辨证为肝肾阴虚，阴津亏损，治以滋补肝肾，软坚散结，故原方去白附片、麻黄根、炙甘草、酸枣仁，加黄精20g、山茱萸20g、巴戟天20g、羌活10g、鹿角霜20g，30剂。

三诊：患者口渴、手足心热等症状较前明显缓解，仍有下腹部疼痛，程度较前稍减轻，肢软乏力，治以健脾益气，扶正祛邪，原方去羌活、鹿角霜、巴戟天，加白术 10g、茯苓 20g、黄芪 20g，药后诸症进一步好转。患者此后门诊定期随诊，长期服用中药，治以扶正祛邪，未诉特殊不适。

按语：肾阳虚衰，血瘀于胞是导致卵巢癌发生的主要病因病机，肾阳为无形之气，可促进机体的化气功能，若机体肾阳虚则气化无权，阴邪成实，蓄积成形，日久发展为卵巢癌。卵巢癌化疗的过程实质是以火热之毒攻治肿瘤之毒，但攻毒亦伤正，不仅内损脏腑功能，也导致气血津液的损耗。患者经手术、化疗等治疗后，由于正气损伤，阴津亏虚，因此治疗以益气养阴，扶正祛邪，达到改善化疗耐药性及其不良反应的目的。在治疗中补阴药适量配伍补阳药，"阳中求阴"以达到阴阳相对平衡。

[案 4]

杨某，女，68 岁，2019 年 7 月 13 日初诊。

主诉：发现右下腹包块 11 月余，纳差乏力 10 月。

患者 11 个月前无明显诱因出现右下腹包块，未重视及系统治疗，后包块逐渐增大，伴钝痛，遂于外院行相关检查考虑为卵巢恶性肿瘤，未经手术、放化疗等治疗。10 个月前因饮食不节出现恶心、呕吐，纳差乏力，体重明显下降。刻下症见：精神欠佳，肢软乏力，右下腹可扪及多个质硬包块，腹胀纳呆，大便 3 天未解，小便量少，齿痕舌，有瘀点，苔厚腻，脉弦。

诊断：积聚。

辨证：气虚痰阻。

治法：行气化痰，软坚散结。

处方：醋鳖甲 20g^{（先煎）}　　莪　术 10g　　冬凌草 20g　　葎　草 20g
　　　　黄　精 20g　　　　　草豆蔻 20g　　炒枳壳 20g　　槟　榔 20g
　　　　徐长卿 20g

20 剂，水煎服，日 1 剂。

二诊：20 日后复诊，患者腹胀明显缓解，肢软乏力、饮食情况均有所改善，二便可，舌质淡，苔白，脉细涩。当辨证为脾气虚，故原方去炒枳壳、槟榔、徐长卿，加厚朴 10g、苍术 10g、白术 10g、茯苓 20g，治以益气健脾，扶正祛邪。

三诊：1 个月后复诊，患者无腹胀，饮食睡眠可，肢软乏力较前明显减轻，二便可，舌淡红，苔白，脉细。前方去厚朴、苍术，加肉苁蓉以健脾益肾，药后症状均较前明显好转。患者门诊定期随诊，治以扶正祛邪，未诉特殊不适。

按语：长期饮食不节，导致脾胃运化无力，食饮难消，痰湿结聚于内，日久遂为癥瘕。用厚朴、槟榔等通腑降泄，恢复宣肃功能使大便通，肺经之邪从下而解。为防脾胃虚不受补，补而不纳，加枳壳、徐长卿等调理脾胃及肝经气机之药。

[案5]

王某，女，63岁，2020年12月28日初诊。

主诉：卵巢癌综合治疗后3月余，头晕、乏力近半月。

患者1年前因小便淋沥不尽，伴肉眼血尿，未重视，自服中药后缓解。半年后无明显诱因出现腹水，行相关检查后诊断为卵巢恶性肿瘤，予手术及化疗（紫杉醇＋卡铂＋信迪利单抗）治疗。近半月以来患者出现头晕，记忆力进行性减退，体重下降8kg。刻下症见：头晕，乏力、精神萎靡，形体消瘦，咳嗽，咳少量白色黏痰，纳眠欠佳，大便难解，小便可，舌质红，苔腻，脉细。

诊断：积聚。

辨证：痰瘀互结。

治法：行气化痰，活血通络。

处方：醋鳖甲20g^(先煎)　　莪 术10g　　冬凌草20g　　萹 草20g
　　　白头翁20g　　　法半夏9g　　天 麻20g　　羌 活10g
　　　贯 众20g

20剂，水煎服，日1剂。

二诊：20日后复诊，患者精神尚可，头晕较前减轻，腹胀，偶有下腹痛疼痛，纳眠较前稍改善，二便可。舌质淡，有瘀斑，苔白，脉细涩，当辨证为气虚血瘀，治以益气扶正，活血消癥，故原方去白头翁、羌活、贯众，加草豆蔻10g、白术10g、水蛭6g。

三诊：1个月后复诊，患者无腹痛、腹胀，头晕明显改善，饮食睡眠可，大便可，小便淋沥。前方留鳖甲、莪术、冬凌草、草豆蔻，加猫爪草20g、百合20g、桑椹20g、泽兰20g、苍术10g，以健脾益肾，扶正消癥。

按语：痰瘀互阻于脉络，导致头晕，健忘。方中鳖甲滋阴潜阳，软坚散结，化瘀通络，退虚热；莪术温通，破血祛瘀，行气止痛，病痰饮者当以温药和之，其可振奋阳气，阳气通达以清络中痰瘀毒；法半夏、贯众、天麻以化痰通络，以羌活为引经药使药力直达头部，行气、豁痰、开窍以使症状明显缓解。

[**案6**]

李某，女，66岁，2021年1月25日初诊。

主诉：确诊卵巢癌2年余，下腹部及腰部疼痛9天。

患者2年前出现腹胀、腹痛，完善相关检查后诊断为卵巢高级别浆液性癌，遂行化疗及手术治疗。3个月前因腹部及腰部隐痛，行检查提示多发转移，遂再次行化疗治疗。9天前自觉疼痛加重，影响睡眠及休息。刻下症见：腹部及腰部疼痛，疼痛偶影响睡眠及休息，腰膝酸软，手足心热，咽干口渴，精神睡眠欠佳，饮食可，二便调，舌质红，苔少，脉细数。

诊断：积聚。

辨证：肝肾阴虚。

治法：滋补肝肾，活血消癥。

处方：醋鳖甲20g^(先煎)　　莪　术10g　　冬凌草20g　　葎　草20g

　　　　淫羊藿20g　　　　菟丝子20g　　黄　精20g　　山茱萸20g

　　　　水　蛭6g

30剂，水煎服，日1剂。

二诊：1个月后复诊，患者感腰痛及腰膝酸软较前缓解，腰部隐痛偶影响睡眠，睡眠欠佳，治以滋阴养肾，活血祛瘀，原方去淫羊藿、菟丝子、水蛭，加百合20g、桑椹20g、炒芥子20g。

三诊：患者纳眠较前明显改善，偶有腹部及腰部隐痛，继以上方30剂，患者药后诸症进一步好转。患者此后门诊定期随诊，扶正祛邪相兼，未诉特殊不适。

按语：患者咽干口渴，手足心热，舌红，脉细数，皆为阴虚内热之象。刘老对手术并放化疗后患者多用益气养阴、滋补肝肾、调和脾胃之品以减轻放化疗的毒副作用，增强放化疗效果，达到减毒增效目的。刘老疡科托法的运用体现在以黄精、桑椹补益肝肾，化生精血促进皮肤黏膜的濡养，同时化生精微物质促进功能的恢复，即阴中求阳；冬凌草、葎草清热解毒，使邪有出路；莪术、水蛭、炒芥子活血通络，促进血液运行，以活血消癥。

[**案7**]

杨某，女，69岁，2017年6月7日初诊。

主诉：发现卵巢癌多发转移1月余，胸闷、咳嗽3天。

患者1月前因腹胀不适，食欲不振，完善检查考虑卵巢癌多发转移。目前以靶向药阿帕替尼治疗控制病情。3天前患者无明显诱因出现胸闷，咳嗽，咳少量白色黏痰。刻下症见：胸闷，咳嗽，咳少量白色黏痰，偶有下腹部隐痛不适，肢软乏力，不思饮食，睡眠差，二便可，舌质红，苔黄腻，脉滑。

诊断：积聚。

辨证：痰瘀互结。

治法：清热化痰，软坚散结。

处方：醋鳖甲20g^(先煎)　莪　术10g　冬凌草20g　葎　草20g
　　　盐泽泻20g　　　　淫羊藿20g　百　合20g　猫爪草20g
　　　蜜紫菀20g

15剂，水煎服，日1剂。

二诊：15日后复诊，患者咳嗽、咳痰较前缓解，睡眠改善，偶感胸闷，仍偶感下腹部隐痛不适，乏力，舌红，苔腻，脉滑。原方去百合、盐泽泻、淫羊藿，加王不留行20g、茺蔚子20g、泽兰20g，治以清热化痰，活血通络，消癥散结。

三诊：1月后复诊，患者无明显咳嗽、咳痰，无腹痛、腹胀等不适，精神睡眠可。故上方留鳖甲、莪术、冬凌草、葎草，加玉竹、石斛、黄精、山茱萸、水蛭。治以滋阴养肾，活血消癥。

按语：患者嗜食辛辣肥甘易损伤脾胃，脾运失职，化湿为痰，痰郁久化热，痰热阻滞，血运失畅，痰瘀互结，日久湿热滞于经络，缠绵难愈，久而化火生毒，痰瘀毒胶结，正不胜邪，邪毒内陷而致迁延难愈，邪毒流注而致全身蔓延。治疗采用豁痰软坚散结，化瘀搜络扶正。

[案8]

师某，女，48岁，2017年6月7日初诊。

主诉：确诊卵巢癌2年，腹胀4天。

患者2年前因腹痛腹胀，完善相关检查后提示卵巢癌，行手术及化疗等治疗。但化疗2周期后，因患者无法耐受化疗后不良反应，未继续行化疗治疗，长期口服中药控制疾病发展。4天前无明显诱因出现腹胀，偶有腹痛。刻下症见：精神尚可，肢软乏力，腹胀，胃脘部痞满感，偶有腹痛，纳眠欠佳，二便尚可，舌质红，苔白，脉细数。

诊断：积聚。

辨证：气血亏虚。

治法：健脾益气，滋阴安神，软坚散结。

处方：醋鳖甲 20g^(先煎)　　莪　术 10g　　冬凌草 20g　　葎　草 20g

　　　姜厚朴 20g　　　　炒苍术 20g　　草豆蔻 20g　　百　合 20g

　　　炒酸枣仁 20g

10 剂，水煎服，日 1 剂。

二诊：10 日后复诊，患者睡眠明显改善，仍腹胀、痞满，偶有腹部隐痛，肢软乏力，饮食欠佳，舌质红，苔白，脉细涩，当辨证为痰气交阻于中焦，故上方去百合、酸枣仁，加炒枳壳 10g，槟榔 10g，治以行气健脾，扶正祛邪。

三诊：15 日后复诊，患者感腹胀、痞满明显缓解，饮食较前改善，偶有肢软乏力，治疗上原方去枳壳、槟榔、草豆蔻，加茯苓 20g、黄精 20g、肉苁蓉 20g，治以健脾益肾。

按语：刘老常用的补虚药有醋鳖甲、制龟甲等，李东垣提出"养正积自除"，肾为先天之本，主元阴元阳，手术、放化疗等耗伤肾阴，脾胃为后天之本，气血生化之源，以黄精、桑椹、玉竹、石斛滋养肾胃之阴，先后天同补充实物质基础。

[案 9]

王某，女，75 岁，2017 年 6 月 7 日初诊。

主诉：确诊卵巢恶性肿瘤 9 月余，腹胀、腹痛 1 月余。

患者 9 个月前因腹胀影响睡眠及生活，行相关检查后考虑为卵巢癌多发转移，因患者年龄较大而拒绝化疗，长期服用中药对症治疗控制疾病发展。1 个月前患者感腹胀加重，以左侧尤甚，偶有腹部隐痛。刻下症见：腹胀，以左侧尤甚，偶有腹部隐痛，精神纳眠欠佳，四肢乏力，大便干，2 日未解，小便尚可。

诊断：积聚。

辨证：气滞血瘀。

治法：行气活血，消癥散结。

处方：醋鳖甲 20g^(先煎)　　莪　术 10g　　冬凌草 20g　　葎　草 20g

　　　烫水蛭 6g　　　　猫爪草 20g　　槟　榔 20g　　徐长卿 20g

　　　炒芥子 20g

15 剂，水煎服，日 1 剂。

二诊：15 日后复诊，患者腹胀较前缓解，但仍偶有腹痛，四肢乏力，口干口渴，睡眠差，二便尚可。当辨证为气滞血瘀，肾阴虚，予原方去槟榔、徐长卿、猫爪草，加百合 20g，酸枣仁 20g，黄精 20g，山茱萸 20g，以滋养肾阴，安神助眠。

三诊：患者腹痛、腹胀较前明显缓解，口干、乏力等症改善，精神纳眠可。前方基础上去水蛭，加肉苁蓉，治以滋肾养阴，软坚散结。患者长期服用中药控制病情，改善临床症状，经治疗后生活质量提高。

按语：对无法手术及放化疗者，选用活血化瘀、软坚散结、扶正固本之品改善症状，减轻疼痛，提高生存质量，延长生存期。膜病初起气结在经，久病血伤入络，络病的治疗推崇张仲景，其所创大黄䗪虫丸、抵当汤、鳖甲煎丸等通络之方沿用至今。刘老认为膜病日久，风痰瘀毒混处络中，草木之品难以奏效，常以蜈蚣、鳖甲、水蛭、地龙等虫类药物搜剔经络。在络病的用药中还注重风药的运用，风药多辛香走窜，能散能行，其性通络。在临床用药中，普通活血化瘀药能疏通经脉，但难入络脉，常用羌活、川芎、葛根，取其风药走窜，无处不至，引药入络，透络达邪之功。二者视病情合理使用，一般病情较轻、初入络脉者多用风药通络，病势较重、络伤血瘀者，加虫类药搜剔络中伏邪。

十、阴道癌

（一）概述

1. 引疡入瘤用于阴道癌的立论基础 本病属中医学"阴蕈""阴蕈""五色带下""癥瘕"等病症范畴。阴道为空腔器官，阴道癌临床表现为阴道水样、血性分泌物增多，局部病灶为溃疡状，如体表之疮疡，引用疡科理论诊治阴道癌，取类比象，理论科学；再根据疾病分期，辨证用药，收效良好。

2. 阴道癌病因认识 中医认为发病外因多为感受寒、湿、热之邪，内因则与肝、脾、肾相关，常表现为肝郁、脾虚、肾虚，病理产物为痰凝、血瘀、湿浊、热毒。

（1）肝经湿热：多由外感湿热之邪，或嗜食酒肉及辛辣，脾胃运化失常，湿浊内生，日久化热，湿热下注损伤任脉、带脉，致使带下量增多，黏腻臭秽，色黄稠，灼痛。湿邪与热邪相搏，阻遏于阴道，气血津液行而不畅，聚生肿块，多见阴部红肿热痛，便秘溲臭，阴部瘙痒，溃后流脓，舌红，苔黄腻，脉弦滑数等症。

（2）痰凝血瘀：忧思郁怒，伤及肝脾，肝失疏泄，脾胃运化失司，痰湿内蕴，冲任失调，痰凝、血瘀、气滞互相搏结，气血津液留滞不通，阻遏于阴道，聚集形成局部的肿块，多见阴部肿胀疼痛，脓水清稀，淋漓不止，溃后久不收敛，神疲乏力，苔薄白，脉细等症。

（3）脾虚寒湿：素体脾虚，情志不畅，饮食不节，酿生寒湿。寒湿侵袭，寒为阴邪，易伤阳气，伤及脾阳致脾虚不运，脾主肌肉四肢则出现畏寒肢冷，寒主收引凝滞，侵袭阴道引起筋脉挛急而痛；脾虚则湿浊内生，病势缠绵不愈，寒湿互相搏结于阴道，蕴生肿块。多见食少纳呆，溃后脓水淋漓，舌淡，苔白滑，脉细弱等症。

（4）肝肾阴虚：久病不愈，房事不节，情志失调，致脾肾两脏阴液耗损太过，或温病后期劫伤肝肾之阴。肝肾为乙癸同源，肝藏血，肾藏精，肝血有赖肾精的化生，肾精有赖肝血的滋养，肝肾之阴液不足，精血无力化生，阴道经脉血络失于濡养，日久萎缩成积块。多见阴部干涩、腰膝酸软、五心烦热、阴部奇痒，皮肤萎缩，舌红，少苔，脉弦细等症。

3. 阴道癌病机分析　阴道癌患者接受放疗或者手术治疗后，因癌毒侵袭太过，阴阳失衡，痰浊结聚，正气亏虚则生癌病。本病位在阴道，冲任为气血之海，上行为乳，下行为经。女子以肝为先天，肝藏血，调理经血；肾藏精，肾精化血，肝肾为乙癸同源，互相滋生和转化；脾主升清，运化水液和精微。情志不调，房事、饮食不节致冲任损伤，肝、脾、肾三脏受损，脉络不通，痰凝、血瘀、湿浊相互搏结留滞不去形成肿物；气血行而不畅，水液不通，气机升降失常，阴道失养；本病以冲任失调、肝郁、脾虚、肾气不足为本，痰浊、湿热、瘀毒为标。

4. 阴道癌辨识要点

（1）辨标本：临证时首先标本并调，本质为冲任、正气亏虚，故以调理肝脾肾、冲任的功能为治本。痰浊、血瘀、湿浊为病理产物则为标。

（2）辨虚实：其虚为肝脾肾的虚损，气血阴阳的亏虚；其实为湿热、痰瘀、瘀毒互结；辨病位，脾为上焦，主运化，以助运为主；肝肾藏精血，居下焦，以养阴为主。虚证可分为脾虚寒湿、肝肾阴虚、气血亏虚；实证可分为肝经湿热型、痰瘀毒热型、气滞血瘀型。

（3）辨阴阳：若发热急骤，分泌物脓臭，红肿热痛，则为湿热证，属阳；若肿块坚硬，久不消散，溃烂后脓水淋漓，形体羸弱，则为寒湿证，属阴。

5. 阴道癌治法方药　阴道癌的现代医学治疗手段主要是放射治疗，包括体外及腔内照射，以及化疗、手术治疗，与中药合用可减轻毒副作用。中医方面，刘老倡导阴阳平衡，攻补兼施，以顾护阴液来制约癌毒的热性从而减少对机体的损害。运用"甲术二草汤"基础方，分别是鳖甲、莪术、冬凌草、葎草以养阴清热，解毒散结为法，养阴药常用黄精、桑椹、百合等滋阴益肾之品，或予墨旱莲、女贞子补益肝肾，滋补先天之本，上述药物合用具有抗肿瘤、抑制瘤体增大、减轻放疗毒性等作用。①肝经湿热证，以清热泻肝利湿为法，配伍龙胆草、黄芩、栀子等。②痰凝血瘀证，以温经散寒除瘀为法，配伍浙贝母、川芎、白芥子等。③脾虚寒湿证，以健脾温经祛湿为法，配伍黄芪、当归、皂角刺等。④肝肾阴虚证，以调补肝肾滋阴为法，配伍山茱萸、熟地黄、知母等。

6. 阴道癌常见并发症

（1）阴道分泌物增多：阴道肿瘤常见阴道分泌物增多，呈白色、黄色脓性或血性，类似中医的"五色带下"。基于疡科理论，刘老治疗带下病常配伍黄柏、知母、白花蛇舌草等清热利湿止带之药，以及健脾利湿之品，如黄芪、白术等。

（2）阴道不规则出血：阴道癌患者体内感受邪毒，阳热偏盛，血热妄行，血不循经，出现阴道不规则出血，可予疡药疗瘤。

（3）阴道局部病灶多为乳头状或菜花型，还可见溃疡状或浸润型。与疮疡溃破后形成的创面症状非常相似，类似中医的"痈疡"，诊断、原理、用药均可参照疡科理论来进行辨治。

（二）医案选录

[**案1**]

高某，女，56岁，2021年10月20日初诊。

主诉：阴道癌放疗治疗6个月。

患者6个月前感白带增多，带下呈水样、血性，于某医院就诊确诊为阴道癌，行放射治疗后病情好转出院，未行化疗及手术，出现阴道分泌物增多，呈脓性，小便频，每日8～9次。刻下症见：面色白，体倦乏力，下腹及阴部疼痛，失眠多梦，食欲欠佳，大便难解，小便频数，舌红苔黄腻，脉细滑。既往有高血压10余年，平素喜食肥甘厚味之品，偶有白带增多，未予重视及治疗。查体：体温36.5℃，面色微黄，心肺（-），妇科检查：尿道口周围内侧黏膜面可见片状赘生物，色红，颗粒状，有触痛，有接触性出血。复查全腹部CT示：回肠末端局部炎性病变，妇科阴道超声无明显异常。

诊断：阴菌。

辨证：湿热瘀结，肾阴亏虚。

治法：祛瘀散结，清热燥湿，养阴润肠。

处方：醋鳖甲20g^(先煎)   莪　术10g   冬凌草20g   萆　草20g

草豆蔻10g   百　合20g   黄　精20g   蜈　蚣4条

肉苁蓉30g

7剂，水煎服，日1剂。

二诊：10日后复诊，药后阴道分泌物减少，大便干结好转，小便次数仍频数，偶有小便涩痛，舌红，苔白滑，脉濡。当辨为湿热蕴结，水湿内停，故去原方蜈蚣，加入车前子20g，泽泻10g，治以清利湿热，利尿通淋。

三诊：患者带下减少，大便易解，小便次数减少，每日5～6次，下腹疼痛、乏力、失眠仍存，前方去车前子及肉苁蓉，加入酸枣仁20g、桑椹20g，继用15剂，药后诸症进一步好转。患者阴道癌基础，嘱其定期门诊随诊，综观身体情况尚可。

按语：患者平素嗜食肥甘厚味，易于酿生湿邪，加之阴道病变致冲任失调，气血津液难以运行，湿热瘀毒阻于阴道则结为肿物；湿热下注，带脉失约，则为带下。刘老予以草豆蔻燥湿减少带下，予肉苁蓉润肠以改善大便干结。刘老重视阴阳平衡，祛邪与扶正共用，辅以滋肾益阴，化生精气，制约癌毒的阳热。方中黄精、百合是刘老常用的养阴药，诸药合用以扶正为主，兼顾祛邪。

[案2]

常某，女，50岁，2021年9月16日初诊。

主诉：阴道癌切除术后1年。

1年前因阴道不规则流血，带下呈水样增多而发现阴道癌，行手术切除治疗后出现阴道血性分泌物，伴恶臭，大便干结难解。刻下症见：面红，阴部疼痛，带下量多，呈血性，失眠多梦，纳差，大便难解，小便尚可，舌暗红，苔黄腻，脉涩。既往体健，平素易于郁闷，不爱与人倾诉，偶尔吸烟，少量饮酒。查体：体温 36.6℃，颜面红润，心肺（-）。妇科检查：阴道黏膜糜烂充血，宫体大小正常，无压痛，双侧附件未见明显异常。全腹部 CT：术后改变。

诊断：阴菌。

辨证：痰热瘀结。

治法：祛瘀化痰，散结通便。

处方：醋鳖甲 20g^{（先煎）}　　莪　术 10g　　冬凌草 20g　　萆　草 20g
　　　仙鹤草 10g　　　　苍　术 9g　　　黄　柏 20g　　川　芎 10g
　　　火麻仁 20g

10 剂，水煎服，日 1 剂。

二诊：10 日后复诊，药后带下血性分泌物减少，大便干结稍改善，偶有便血，舌红，苔黄，脉滑数。当辨为湿热蕴结，肠胃积热，故去原方仙鹤草，加入肉苁蓉 20g，白头翁 20g，治以清利湿热，润肠通便。

三诊：患者带下好转，未见便血，纳差、失眠、乏力仍存，前方去肉苁蓉及白头翁，加入玉竹 20g、石斛 20g，继用 15 剂，药后诸症进一步好转。

按语：阴道癌因冲任带脉不固，功能失调，致湿热下注，积滞成瘀成毒，症见赤白带下。苍术、黄柏清下焦湿热，减轻带下症状。肿物压迫肠道，邪热侵袭，肠道受外风出现便血；便秘因湿热瘀积肠胃，进一步损伤阴络而出血，予白头翁润肠以凉血止痢，仙鹤草收敛止血，减轻带下出血症状。本病重视抑制肿瘤生长，减轻毒副作用以及并发症的治疗。后期注意阴液的滋养，方中予玉竹、石斛养阴生津，诸药合用，攻补兼施，使热、瘀、毒得去。

[案 3]

杨某，女，69 岁，2021 年 10 月 18 日初诊。

主诉：阴道流水样分泌物 3 月。

患者 3 个月前因带下水性分泌物增多，于某医院就诊行活检发现阴道癌，未行手术及放化疗。刻下症见：腰酸，腹痛，带下量多，色白，黏稠，伴阴部瘙痒，奇臭，偶感胸闷心烦，食欲尚可，睡眠欠佳，口苦咽干，二便可，舌红，苔黄腻，脉濡数。既往糖尿病病史 20 年，平素喜食辛辣之品，时有白带增多,未予重视及治疗。查体:体温 36.2℃,生命体征平稳,神清,全身浅表淋巴结未扪及异常肿大。腹软,无腹部压痛、反跳痛、肌紧张,无移动性浊音,无肾区叩痛,肠鸣音如常。妇科检查:外阴无皮疹、色素减退及色素沉着;阴道左侧壁可扪及一大小约 2cm×3cm×3cm 的质硬肿块,活动尚可;双侧附件未扪及异常。

诊断:阴蕈。

辨证:肝经湿热下注。

治法:清热利湿,散结通便。

处方:醋鳖甲 20g^(先煎)　　莪　术 10g　　冬凌草 20g　　萹　草 20g
　　　茯　苓 20g　　　　赤　芍 20g　　黄　柏 20g　　牛　膝 10g
　　　栀　子 20g

10 剂,水煎服,日 1 剂。

二诊:10 日后复诊,药后带下黏稠分泌物减少,胸闷、心烦稍改善,舌红,苔少,脉细数。当辨为阴虚夹湿型,故去原方牛膝,加入熟地黄 20g,黄精 20g,治以养阴益肾,清热祛湿。

三诊:患者带下黏稠好转,量少,胸闷心烦未见,失眠改善,腰酸好转,食欲不振、咽干口苦仍存,前方去赤芍、栀子,加入山楂 20g、神曲 20g、玉竹 20g,继用 15 剂,药后诸症进一步好转。

按语:湿邪侵袭胸膈,可出现胸闷不适,侵袭中焦可引起纳运失调,侵袭下焦可引起小便不畅,带下淋漓。脾胃为气血生化之源,予山楂、神曲健脾助运,以助食欲;予以牛膝引火下行,栀子清三焦湿热,治疗带下黏稠症状。肿瘤侵袭阴道,累及邻近器官及组织,出现腰酸、腹痛,此与刘老久病伤肾理论相契合。疾病的初中后期用药重点不一,初期注重攻邪,中期扶正与祛邪并用,后期注重扶正。

[案 4]

张某,女,50 岁,2021 年 8 月 19 日初诊。

主诉:阴道分泌物增多 5 月。

5 个月前因阴道分泌物增多,于某医院就诊检查发现阴道癌,行放疗治疗后好转出院,未行化疗、手术等,时有白带增多,流白色或黄色脓性分泌物等症状。刻下症见:神疲倦怠,下腹痛,带下量多,色白清冷,稀薄如水样,伴阴部瘙痒,偶感头晕耳鸣,腰膝酸软,四肢不温,纳少,大便溏,有血便,每日 3~4 次,小便频数,每日 7~8 次,舌淡白,苔薄白,脉沉细。既往患者曾行子宫切除术 5 年,有吸烟史 10 余年,约每日 3 支,嗜食辛辣。查体:心肺(-),面色萎黄,妇科检查:阴道左侧有一 2cm×1cm×2cm 的赘生物,呈菜花状,有接触性出血,宫颈Ⅱ度糜烂,子宫及附件无明显异常。阴道 B 超:子宫大小形态正常,轮廓清楚,内部回声均匀,双侧附件未见异常回声。

诊断:五色带下。

辨证:脾肾阳虚。

治法:温运脾肾,除湿散结。

处方:醋鳖甲 20g^(先煎) 莪 术 10g 冬凌草 20g 白头翁 20g
黄 柏 10g 苍 术 9g 车前子 20g 菟丝子 20g
桑螵蛸 20g

10 剂,水煎服,日 1 剂。

二诊:10 日后复诊,药后水样分泌物减少,小便次数减少,仍感腰膝酸软,畏寒肢冷,舌淡,苔白,脉沉迟。当辨为肾阳虚衰型,故去原方苍术,加入枸杞子 20g,山茱萸 20g,治以温肾益精,解毒除湿。

三诊:患者带下分泌物量少,较前好转,无尿频,无血便,腰膝酸软、畏寒好转,纳差、大便溏仍存,前方去车前子、菟丝子,加入山楂 10g、肉豆蔻 20g、五味子 6g,继用 15 剂,药后诸症进一步好转。

按语:阴道癌患者早期症状不明显,首选放射治疗,治疗后易引起放射性直肠炎等并发症,表现为腹痛、腹泻、便血等。放疗损伤破坏阴阳平衡,损伤肝、脾、肾,阴道失养,脉络不通而为病。女子以肝为先天,肾藏精,肝藏血,精血同源,滋养机体;予山楂健脾消食,运化脾胃,提高生活品质;予以肉豆蔻、五味子温肾止泻,治疗大便溏薄症状。阴道癌放疗后久病必虚,累及脾肾,出现腰膝酸软、畏寒等症。癌毒耗伤正气,形体羸弱,需扶正为主,以补法为重点。故扶助阳气,温运脾肾,使先天与后天之本得以互资。本病例治疗注重整体与局部的统一性,局部症状可反映疾病发生、发展进程,用药侧重点不同,疗效也各具特色。

[案 5]

唐某,女,58 岁,2021 年 7 月 15 日初诊。

主诉:阴道分泌物增多 2 月。

2个月前患者因阴道脓性分泌物增多，偶有血性分泌物，于某三甲医院就诊查阴道病理活检确诊为阴道癌，未行放疗及手术治疗。刻下症见：带下色黄黏稠，伴阴部瘙痒，有腥臭味，偶感心慌、胸闷，口干，纳食少，大便干，小便短赤，舌红，苔黄腻，脉濡数。既往体健，偶有饮酒史，带下分泌物呈黄色脓性。查体：腹部平坦，触之平软，下腹轻压痛，心肺(−)，妇科检查：阴道右侧有一3cm×2cm×4cm的肿块，乳头状，质硬，有接触性出血，其余黏膜正常，宫颈糜烂，子宫及附件无明显异常。病理报告：阴道鳞状细胞癌。

诊断：五色带下。

辨证：湿热蕴结。

治法：清利湿热，除湿止带。

处方：醋鳖甲20g^{（先煎）}　莪　术10g　冬凌草20g　猫爪草20g
　　　牡丹皮10g　　　茯　苓20g　泽　泻10g　黄　柏10g
　　　栀　子20g

10剂，水煎服，日1剂。

二诊：10日后复诊，药后带下脓性分泌物较前减少，仍感口干，口苦，舌红，苔黄腻，脉滑涩。当辨为痰瘀互结型，故去原方牡丹皮、泽泻，加入黄芩10g、浙贝母10g、川芎10g，治以清热化痰，活血散结。

三诊：患者未见脓性分泌物，无瘙痒，无口干、口苦，无心慌，大便干结、纳眠差仍存，前方去茯苓、栀子，加入火麻仁10g、黄精20g，继用15剂，药后诸症进一步好转。

按语：患者喜食肥甘，因饮食不节而生湿邪，湿邪郁而化热而生成脓性物，热灼阴液，灼伤阴道血络，流血性分泌物。予火麻仁润肠通便改善患者便秘情况；予以川芎、浙贝母消痰化瘀散结，治疗痰、瘀阻滞化热引起的黏稠黄色带下。痰、热、瘀、虚互相搏结而形成肿块，肿块破溃后形成脓性分泌物，痰、瘀为有形实邪，易于阻碍机体功能而引起气机紊乱，升降出入失常，应重视标证的治疗。此即刘老重视气化，强调"升降出入，虚实盈亏"的思想。化痰、清热、化瘀，清除实邪的阻滞，调理内部的动态平衡，方使各药对机体都能起到良效。

[**案6**]

曹某，女，59岁，2021年6月7日初诊。

主诉：下腹胀痛伴不规则流血3月。

3个月前患者因下腹胀痛伴不规则流血，于某军区医院行病理诊断确诊为阴道癌，行手术切除治疗后好转出院。术后未行放疗及化疗，出现阴部瘙痒，分泌物增多，呈血性，量少，下腹间断胀痛。刻下症见：精神不振，阴道不规则流血，面色暗，量少色红，阴部红肿热痛，带下量少，伴阴部瘙痒，有臭味，偶感心悸，胸胁胀痛，腹部走窜疼痛，纳尚可，伴血便，小便尚可，舌紫暗，苔白滑，脉濡。15年前患者行"子宫肌瘤切除术"，术后恢复可，未诉不适。平素喜食肥甘之品，感阴道、外阴部瘙痒，不规则流血，量少，下腹部偶有疼痛，未予重视及系统治疗。查体：神志清楚，面色如常，心肺（−），腹部可见一陈旧性的手术瘢痕，恢复可。全腹部CT：术后改变。

诊断：阴茄。

辨证：气滞血瘀，湿热下注。

治法：活血化瘀，清热利湿。

处方：醋鳖甲20g^(先煎)　莪 术10g　冬凌草20g　白头翁20g
　　　当 归10g　　　枳 壳10g　赤 芍10g　桃 仁20g
　　　仙鹤草20g

10剂，水煎服，日1剂。

二诊：10日后复诊，服前药后阴道不规则流血减少，腹痛好转，无心慌、胸闷，带下分泌物仍存，舌淡红，苔黄腻，脉弦滑。当辨为湿热蕴结型，故去原方仙鹤草、枳壳，加入苍术9g，黄柏10g，治以清热利湿，软坚散结。

三诊：患者无阴道流血，带下分泌物好转，情志不畅、胸闷、失眠仍存，前方去当归、赤芍，加入百合20g、桑椹20g，继用15剂，药后诸症进一步好转。

按语：患者情志不遂引起气机的升降出入失常，气滞不通则痛，故予枳壳、桃仁活血化瘀，行气止痛以治疗腹痛；予以仙鹤草、当归养血止血，治疗阴道不规则流血。肿瘤患者手术治疗后，机体阴阳失衡，气机失调，应重视气化的功能，调理升降出入，形成正常的运行机制，从而促进气血津液运行，濡养各脏腑经络，激发和调控机体新陈代谢，改善癌症机体的营养缺乏状态，提高其生理活动能力，改善生活质量水平。

[案7]

何某，女，54岁，2021年10月28日初诊。

主诉：阴道不规则流血4月余。

4个月前患者因阴道不规则流血，带下增多于某医院活检确诊阴道癌，未行手术及放疗。刻下症见：神疲乏力，阴道不规则流血，色红量少，带下量多，色白稀薄呈水样，伴阴部瘙痒，溃烂，疮久不敛，左阴麻木，面色红，烦热，偶感头晕目眩，耳鸣，腰酸，肛门坠胀，纳眠差，大便难解，小便频，每日9～10次，舌红，苔少，脉细数。患者平素喜食肥甘厚腻，吸烟史20余年，约每日5支，阴道不规则流血，左阴麻木。查体：36.5℃，面色红润，心肺（－），全身浅表淋巴结未扪及肿大。妇科检查：阴道前壁可见约3cm×2cm的溃疡面，质地较硬，表面有小肉芽，表面有灰白色坏死组织附着，无活动性出血。宫颈糜烂，宫体萎缩。病理活检：阴道腺癌。

诊断：阴茄。

辨证：肝肾阴虚，湿热毒蕴。

治法：滋补肝肾，清热解毒。

处方：醋鳖甲20g^(先煎)　　莪　术10g　　冬凌草20g　　葎　草20g

枸杞子20g　　　牛　膝10g　　地　榆20g　　白　术20g

蜈　蚣4条

10剂，水煎服，日1剂。

二诊：10日后复诊，药后阴道不规则流血、带下流脓性分泌物，仍感腰膝酸痛，头晕耳鸣，烦热，舌红，少苔，脉细数。当辨为肾阴亏虚型，故去原方蜈蚣，加入女贞子20g、墨旱莲20g、黄芪20g，治以滋阴益肾，散结止血。

三诊：患者阴道不规则流血改善，无带下物，无烦热、头晕耳鸣，纳眠差、大便难解仍存，前方去地榆、白术，加入酸枣仁20g、黄精20g、百合20g，继用15剂，药后诸症进一步好转。

按语：刘老认为，坚者削之，下陷托之，虚者补之。阴部的肿物可削之，予鳖甲、莪术等软坚散结之品以消结；予以黄芪托毒生肌，治疗带下脓性分泌物；予枸杞子、牛膝、女贞子、墨旱莲调理冲任，补益肝肾以补养机体，有助于调蓄人体脏腑经络气血功能的失常、阴阳失衡、气机失调，从而影响女性的生殖系统功能，改善腰膝酸软等阴虚症状。

[案8]

罗某，女，56岁，2021年9月20日初诊。

主诉：阴道分泌物增多3年。

3 年前患者因阴道分泌物增多，于某三甲医院行相关检查诊断为阴道癌，行放疗治疗 7 个月，病情好转后出院。刻下症见：神疲乏力，面色萎黄，带下量多，色白黏稠，伴阴部瘙痒，心悸，失眠多梦，头晕乏力，左腿麻木，腰酸，纳少，健忘失眠，大便溏薄，每日 4～5 次，小便清长，尿频数，每日 9～10 次，舌淡白，苔少津，脉细滑。既往体健，患者平素嗜食辛辣，偶有带下分泌物量多，质稠，未就诊及系统治疗。体温 36.4℃，心肺（-），面色微黄，腹部平坦，触之柔软，无压痛，无移动性浊音。妇科检查：宫颈下侧可见一直径约 0.2cm 的鲜红色区域，有接触性出血，双侧附件区未扪及明显肿块，无压痛。

诊断：阴菌。

辨证：湿热蕴结，气血亏虚。

治法：益气养血，清利湿热。

处方：醋鳖甲 20g$^{（先煎）}$　　莪　术 10g　　冬凌草 20g　　猫爪草 20g
　　　黄　柏 10g　　　　阿　胶 6g　　　苍　术 9g　　　桑　椹 20g
　　　熟地黄 20g

10 剂，水煎服，日 1 剂。

二诊：10 日后复诊，药后带下分泌物减少，无心悸、失眠，仍感腰膝酸软，健忘失眠，大便溏薄，尿频，舌淡，苔少，脉沉细。当辨为肾阳亏虚型，故去原方黄柏、苍术，加入补骨脂 20g、肉苁蓉 20g，治以温肾缩尿，益精通便。

三诊：患者下腹痛好转，带下分泌物明显改善，无尿频，大便溏薄，但纳少仍存，前方去补骨脂、熟地黄，加入山楂 20g、鸡内金 10g，继用 15 剂，药后诸症进一步好转。

按语：患者喜食辛辣，与湿邪搏结则生湿热，加之肿物的侵袭，体虚无力运化水湿，下注阴道则为白色黏稠分泌物，久滞不去。予熟地黄、桑椹滋阴益肾以治疗腰膝酸软；予补骨脂、肉苁蓉补肾通便，固精缩尿以改善尿频；予山楂、鸡内金合用健脾消食以促进食欲。肿瘤放疗过程热毒侵袭，阳热之邪偏盛，应损其有余，实则泻之，治热以寒。阳盛阴伤，阳盛则阴病，当滋阴清热，特别注意顾护阴液。

［案 9］

李某，女，54 岁，2021 年 9 月 6 日初诊。

主诉：下腹胀痛伴分泌物增多 3 月余。

3 个月前患者因下腹胀痛,伴阴道分泌物增多,于某医院就诊检查后确诊为阴道癌,未行手术及放疗。刻下症见:神疲乏力,下腹疼痛,腰骶部酸痛,带下量多,色黄臭秽,咽干,心烦,纳尚可,眠差,大便干,小便短少,色黄,舌红,苔黄腻,脉滑涩。患者既往体健,平素喜食辛辣之品,分泌物量多,黄色脓样,未予重视及规范治疗。查体:心肺(-),颜面如常,体重无明显减轻,腹部稍膨隆,触之平软,下腹有压痛。妇科检查:阴道左侧有一 2cm×2cm×2cm 的肿块,菜花状,质硬,有接触性出血,宫颈糜烂。

诊断:阴蕈。

辨证:痰瘀阻滞,湿毒蕴结。

治法:化痰消瘀,解毒利湿。

处方:醋鳖甲 20g(先煎)　　莪　术 10g　　冬凌草 20g　　猫爪草 20g
　　　金银花 20g　　　　　虎　杖 20g　　浙贝母 10g　　川　芎 10g
　　　苍　术 9g

10 剂,水煎服,日 1 剂。

二诊:10 日后复诊,药后带下黄色分泌物减少,无腥臭味,仍感心烦,肢软乏力,咽干,舌红,苔少,脉细数。当辨为气阴两虚型,故去原方金银花、川芎,加入玉竹 20g、石斛 20g,治以益气养阴,解毒散结。

三诊:患者下腹胀痛好转,无分泌物,无咽干、心烦,但见腰痛,下腹痛,咳嗽,咳痰,痰稀色白,前方去猫爪草、虎杖,加入白芥子 20g、淫羊藿 20g,继用 15 剂,外用刘老的温阳化癥膏 10 贴外敷下腹部,药后诸症进一步好转。

按语:阴部肿物引起局部阻滞,影响机体营养供给,进一步恶化可波及邻近器官,影响患者的生活质量。予虎杖、川芎化痰活血,散瘀止痛以治疗腰酸痛及下腹痛;予玉竹、石斛以养阴益肾,治疗咽干、心烦。同时外敷温阳化癥膏,内外合治。

十一、前列腺癌

(一)概述

1. 引疡入瘤用于前列腺癌的立论基础　前列腺癌,根据其尿频、尿急、进行性排尿困难,尿流变细、尿程延长,尿潴留或尿失禁,甚至腰痛,会阴部疼痛,下肢水肿或骨盆持续疼痛等临床症状,可归属于中医"癃闭""淋证""虚劳""腰痛""癌病"等范畴。刘老治疗上倡导祛除外邪从痰瘀论治,内外皆修,阴阳互济,论药处方分期论治,其中尤其重视"损有余,补不足"原则在前列腺癌中的运用。

2. 前列腺癌病因认识 刘老认为,本病病位在下焦,涉及肺、脾、肾及三焦,病因包括外邪和内伤。其中外邪包括饮食不节、外邪侵袭等;内伤包括先天不足、后天失养、年老体虚、房劳过度、情志内伤、久病体虚等,形成湿热、瘀血、痰浊蕴结体内,发为本病。

(1)外因:嗜食烟酒、肥甘厚味、生冷辛辣刺激之品,损伤脾胃,运化失司,日久致湿热内蕴,气机升降失调,湿热下注而发为本病。或长期下阴不洁,湿热秽浊之邪内侵,久蕴不化,阻碍气机升降与气血运行,形成痰浊血瘀而致病。

(2)内因:先天不足、后天失养、年老体虚、房劳过度、情志内伤、久病体虚等因素致肾气耗伤,正气不足,命门火衰,膀胱气化不利,或热积下焦,精液耗伤而致本病。

3. 前列腺癌病机分析 中医注重"审证求机",把握病机是提高中医临床疗效的关键,前列腺癌中医病机复杂,临床症状较多,但病机总属正虚邪实,正虚以气血亏虚、阴阳失调为主,邪实以湿热、瘀血多见。正气亏虚是本病发生的根本原因,而外邪侵袭是本病的发病基础。

(1)湿热内蕴:嗜食烟酒、肥甘厚味、生冷辛辣刺激之品,损伤脾胃,脾胃运化失常,湿聚中焦,蕴久化热,致湿热内蕴,气机升降失调,湿热传入下焦;或长期下阴不洁,湿热秽浊之邪内侵等因素,导致排尿时感灼热感,尿不尽,排尿不畅,甚至尿潴留发生。若热邪偏盛,热灼血络,血溢脉外则见血尿;湿为阴邪易阻滞气机,若湿邪偏盛影响气机升降,阻遏清阳则见头昏头痛;湿困脾胃,升降不利,纳运失调则见脘痞腹胀;湿性重浊,注于下焦,则见小便短少,水肿等。

(2)痰瘀内阻:长期情志不畅,或饮食不节等导致脏腑功能失调,气机不利,水液代谢障碍,聚而成痰;或气机郁滞,气滞则血瘀;前列腺癌一般起病隐匿,病程较长,久病必瘀,瘀血内阻停于精室,积瘀成瘤,久则成癌,阻于局部可见癃闭;气机受阻,血行不畅,不通则痛,故见局部疼痛。

(3)气血亏虚:多数患者年老,脏腑功能渐退,气血生化功能减弱;加之水谷精微物质摄入不足,致气血生化乏源;或因前列腺癌患者病程长,久病必虚;同时放化疗及手术等治疗伤及气血,形成气血两虚的局面。

(4)阴阳失调:肾主一身之阴阳,为五脏六腑之本,内寓元阴元阳。先天不足、后天失养、年老体虚、房劳过度、久病及肾等因素使肾气损伤,阴阳失调。而肾阴虚或肾阳虚均可累及其他脏腑阴阳失调。

4. 前列腺癌辨识要点

(1)辨证候虚实:实者如湿热蕴结下焦,则排尿时灼热感,尿不尽,排尿不畅;痰瘀内阻则小便滴沥,尿流变细,尿时分叉或癃闭不通,腰痛,痛如针刺,固定不移等。虚者如气血两虚,则尿时无力或点滴不通,神疲乏力,少气懒言,面色无华等;阴虚则排尿困难,小便涩痛,五心烦热,口咽干燥等;阳虚则排尿乏力,尿流渐细,腰膝酸软,畏寒肢冷等。

(2)辨病理性质:痰、湿、瘀、热是导致前列腺癌形成的主要病理因素。

5. 前列腺癌治法方药 前列腺癌的患者多数接受过手术或化学药物治疗,肿瘤本身也会耗气伤阴。因此,刘老认为阴虚伴随前列腺癌的整个病理过程,在治疗中特别重视养阴散结药物的运用,将"养阴散结法"贯穿于治疗的整个过程中,主张本病宜养阴散结为主。基于数据挖掘分析刘老治疗前列腺癌的用药特点发现,使用频次靠前的药物有鳖甲、莪术、冬凌草、王不留行等,具有养阴散结,破血化瘀,软坚消癥的功效,能缩小瘤块,减轻或解除梗阻。①湿热内蕴证,以清热利湿为法,配伍萆薢、六月雪、车前草等。②痰瘀内阻证,以祛痰化瘀为法,配伍鳖甲、莪术、王不留行、水蛭、炒芥子、蜜紫菀、川芎、当归等。③气血亏虚证,以益气补血为法,配伍白术、苍术、生地黄、熟地黄等。④阴阳失调证,以补肾助阳,或滋补肾阴为法,配伍淫羊藿、锁阳、桑螵蛸、金樱子、补骨脂、骨碎补等。

6. 前列腺癌常见并发症

(1)癌性疼痛:晚期前列腺癌患者常常伴随腰椎、股骨、盆骨的转移,也有胸椎、肋骨等转移。临床表现为持续性骨痛,疼痛程度剧烈,常影响日常生活,重者发生骨折等情况。

(2)癌性疲乏:前列腺癌患者常因疼痛、排便不畅等因素影响饮食及睡眠,导致机体状态每况愈下。中医认为,多数前列腺癌患者年老脏腑功能渐退,化生气血功能减弱;加之水谷精微物质摄入不足,致气血生化乏源;或因病程长,久病必虚;放化疗及手术等治疗伤及气血;以及先天不足、后天失养、年老体虚、房劳过度、久病及肾等因素使肾气损伤,阴阳失调。

(3)淋巴结转移:部分前列腺癌患者在初诊时就伴随淋巴结的转移,多发生在髂内、髂外、腰部、腹股沟等部位,表现为转移部位相应的淋巴结肿大,或淋巴阻塞造成下肢水肿。对于前列腺癌合并淋巴结转移者,多考虑为痰瘀互结停于局部而发生肿大。

(二)医案选录

[**案1**]

杨某,男,62岁,2019年8月初诊。

主诉:前列腺癌根治性切除术后半年。

患者2019年2月因进行性排尿困难,尿程延长,尿不尽,伴腰痛,查肿瘤标志物回示:总前列腺特异性抗原(TPSA)78.17ng/ml,游离前列腺特异性抗原(FPSA)21.50ng/ml,直肠指诊示前列腺Ⅱ度肿大,B超提示前列腺内低回声占位性病变,磁共振回示骨转移可能,行前列腺穿刺活检确诊为前列腺癌。遂于全麻下行"腹腔镜下前列腺根治性切除术",术后未行放化疗。刻下症见:尿频,尿不尽,尿程延长,腰部偶有刺痛,腹胀,食后尤甚,每日大便4~5次,舌暗淡,苔腻,脉滑涩。

诊断:癃闭。

辨证:痰瘀内阻。

治法:祛痰散结,活血化瘀。

处方:醋鳖甲20g^(先煎)　莪　术10g　　冬凌草20g　　萹　草20g
　　　　猫爪草10g　　　　补骨脂20g　　骨碎补20g　　草豆蔻10g
　　　　姜厚朴10g

15剂,水煎服,日1剂。

二诊:半月后复诊,药后尿频、腹胀减轻,大便每日2~3次,腰痛,偶有后背痛,舌暗淡,苔微腻,脉滑涩。当辨为痰瘀内阻证,去原方萹草、草豆蔻、姜厚朴,加入炒芥子20g、菟丝子20g、芜蔚子20g,治以祛痰化瘀,补肾强骨。

三诊:半月后复诊,患者尿频、尿不尽改善,尿程较前缩短,偶有腰痛,无后背疼痛,无腹胀,大便基本成形,出现夜尿每日3~4次,舌暗淡,苔腻,脉滑涩。前方去补骨脂、骨碎补、炒芥子、菟丝子,加入姜厚朴10g,炒苍术

12g,石菖蒲 20g,桑螵蛸 20g,王不留行 20g,继用 15 剂,药后诸症进一步好转。

按语：刘老认为"怪病难症不离痰瘀"，故对于肿瘤的治疗常从瘀、痰论治，方中鳖甲、莪术、冬凌草、葎草组成常用经验方甲术二草汤，亦称抗瘤四味方，此乃刘老治疗多种肿瘤的基础方。加猫爪草加强清热解毒，化痰散结之力。考虑"五脏之伤，穷必及肾"，加之该患者存在骨转移情况，故予补骨脂、骨碎补以补肾强骨止痛。复诊加入炒芥子、菟丝子、茺蔚子活血化瘀，温阳化痰，培补肝肾。再诊使用桑螵蛸滋补肝肾，固精缩尿；王不留行活血通经，利尿通淋；姜厚朴、炒苍术、石菖蒲燥湿化痰，顾护脾胃功能，脾为后天之本，需及时干预，做到未病先防，既病防变。

[案 2]

王某，男，60 岁，2019 年 7 月初诊。

主诉：确诊前列腺癌 1 年余。

患者 1 年前因长期饮食不节出现尿痛，排尿困难，偶见肉眼血尿，完善相关检查后诊断为前列腺癌，未行手术及放射线治疗，予化学药物治疗后出现严重不良反应，遂停止化疗。刻下症见：尿频，排尿不畅，小腹胀满，纳差，口干口苦，胃脘隐痛，偶有反酸烧心，舌暗红，苔黄腻，脉滑数。

诊断：癃闭。

辨证：湿热内蕴。

治法：清热利湿。

处方：醋鳖甲 20g（先煎）　　莪　术 10g　　冬凌草 20g　　黄　连 6g
　　　吴茱萸 3g　　　　　　草豆蔻 10g　　砂　仁 6g（后下）　炒芥子 20g
　　　蜜紫菀 20g

20 剂，水煎服，日 1 剂。

二诊：20 天后复诊，药后尿频、小腹胀满改善，无明显口干口苦及反酸烧心，仍感排尿不畅、饮食欠佳，舌暗淡，苔微黄腻，脉滑。当辨为湿热内蕴，湿重于热证，去原方黄连、吴茱萸，加入猫爪草 20g，王不留行 20g，水蛭 6g，治以利湿通淋，祛痰化瘀。

三诊：20 天后复诊，患者初诊时症状均改善，出现干咳，大便 2～3 日一行，前方去水蛭，加大蜜紫菀量。

按语：方选刘老经验方之"甲术二草汤"为基础方，去葎草。冬凌草解毒活血，消癥散痞。湿热内蕴，故予黄连、吴茱萸取左金丸之意，加草豆蔻、砂仁达清热化湿，理气和胃之目的，使气机升降有序，防止邪气上升及下降太过。辅以蜜紫菀润肺下气，通利二便。当疾病发生转变时以湿为主，湿为阴邪，"阳生阴长，阳杀阴藏，阳化气、阴成形"；当阴阳失调时应注重寒热药物的配伍，平衡阴阳，以平为期。复诊加猫爪草化痰散结，水蛭活血化瘀，通络止痛，从痰瘀论治，并辅以王不留行利尿通淋。再诊因患者干咳，用蜜紫菀润肺下气，通利二便。半月后复诊，患者药后诸症明显改善。

[案3]

唐某，男，58岁，职员，2018年8月初诊。

主诉：确诊前列腺癌2年余。

患者2年前无明显诱因出现排尿困难伴肉眼血尿、尿不尽，完善相关检查后诊断为前列腺癌。刻下症见：排尿困难伴肉眼血尿、尿不尽、排尿时刺痛，舌暗，有瘀斑，脉细涩。

诊断：癃闭。

辨证：瘀血内阻。

治法：活血化瘀，散结止痛。

处方：醋鳖甲20g(先煎)　　莪术10g　　川芎10g　　刘寄奴20g
　　　当归10g　　莵蔚子20g　　桑螵蛸20g　　炒芥子20g
　　　王不留行20g

15剂，水煎服，日1剂。

二诊：半月后复诊，药后肉眼血尿及排尿时刺痛明显改善，仍有排尿困难，尿不尽，尿时伴灼热感，舌暗淡，有瘀斑，脉细涩。当辨为瘀血内阻，同时伴随热象，去原方当归、桑螵蛸、炒芥子，加入猫爪草20g、冬凌草20g、水蛭6g，治以活血化瘀，养阴散结。

三诊：20天后复诊，未见肉眼血尿，无尿痛及尿时灼热不适，感轻度排尿困难及尿不尽，饮食欠佳，舌暗淡，有瘀斑，苔白腻，脉滑涩。前方去川芎、刘寄奴，加入草豆蔻20g、砂仁6g(后下)，继服1月，随访患者诉纳眠可，无尿血尿痛，轻度排尿困难及尿不尽。

按语：刘老提出应重视三期论治的把握，前列腺癌早期或瘀血内阻，或湿热蕴结，或痰瘀互结，阻于下焦，以邪实为主，治当活血化瘀，清热利湿，化痰散结；中期多见肝肾阴虚，阴虚生内热，热毒内蕴，或气阴两虚，虚实夹杂，治宜攻补兼施；晚期患者表现为久病伤正，正气亏虚，或久病及肾，肾脏亏虚，或气血两虚，或阴阳失调，治疗以扶正补虚为主。中医认为感受外邪、情志所伤、饮食不节、跌打损伤、正气亏虚等均可导致瘀血，凡气虚、气滞、寒凝、痰湿等亦如此。对于瘀血和肿块的关系，《医林改错》云："无论何处，皆有气血……气无形不能结块，结块者必有形之血也，血受寒则凝结成块，血受热则煎熬成块。"首诊中选用鳖甲行气破血，消结止痛，专治癥瘕坚积；莪术即入血分，又入气分，一方面增强鳖甲破血化瘀的作用，另一方面加强鳖甲行气散结之功效。瘀血阻滞，血不循经，溢出脉外，此时选用活血止血之法，方中川芎、当归、刘寄奴、茺蔚子活血通经，散结通脉而止血。炒芥子、王不留行活血通络，王不留行、桑螵蛸利尿通淋，桑螵蛸还可补助元阳。复诊时瘀血渐消，血循脉管而行，不溢出脉外，患者肉眼血尿及排尿时刺痛明显改善，考虑治疗有效。此时出现尿时伴灼热感，仍有排尿困难，尿不尽，考虑温药偏多，出现热象，故去当归、桑螵蛸、炒芥子，加猫爪草、冬凌草清热养阴散结，小剂量咸苦性平的水蛭平衡阴阳，破血通经，逐瘀消癥。再诊患者尿血尿痛等症状改善，但出现纳差，结合患者舌脉考虑湿邪中阻，湿困脾胃，升降不利，纳运失调，故去川芎、刘寄奴，加入草豆蔻、砂仁健脾行气，化湿开胃，使气机升降如常。

[案4]

邓某，男，53岁，2020年11月初诊。

主诉：前列腺癌根治术后1年余。

患者2019年3月因房劳过度出现尿不尽，腰膝酸软，双下肢怕冷，偶有遗精滑精，未予重视。2019年11月感上症加重，伴尿程延长，体重进行性下降，遂就诊于三甲医院，查肿瘤标志物回示：总前列腺特异性抗原（TPSA）80.13ng/ml，游离前列腺特异性抗原（FPSA）17.00ng/ml，直肠指诊提示前列腺Ⅱ度肿大，B超提示前列腺增生，内可见低回声结节，行病理活检确诊为前列腺癌。遂于全麻下行"前列腺根治性切除术"，术后未行放化疗。刻下症见：消瘦，尿不尽，排尿乏力，尿程延长，遗精滑精，腰膝酸软，畏寒肢冷，舌淡，苔白，脉弱。

诊断：癃闭。

辨证：肾阳亏虚。

治法：补肾助阳，养阴散结。

处方:醋鳖甲 20g^(先煎)　　莪 术 10g　　冬凌草 20g　　覆盆子 10g

炒芥子 10g　　　　菟丝子 20g　　桑螵蛸 20g　　淫羊藿 10g

王不留行 20g

15 剂,水煎服,日 1 剂。

二诊:半月后复诊,药后排尿乏力、遗精滑精、腰膝酸软、畏寒肢冷明显改善,复查肿瘤标志物回示:总前列腺特异性抗原(TPSA)35.11ng/ml,游离前列腺特异性抗原(FPSA)8.24ng/ml,舌淡红,苔薄白,脉弱。当辨为肾阳不足证,去原方冬凌草、王不留行、淫羊藿、覆盆子,加入萆薢 20g,六月雪20g,锁阳 20g,水蛭 6g,治以温肾散寒,利湿降浊。

三诊:半月后复诊,患者首诊症状均明显改善,复查肿瘤标志物回示:总前列腺特异性抗原(TPSA)17.10ng/ml,游离前列腺特异性抗原(FPSA)6.21ng/ml,舌淡红,苔薄白,脉弱。前方去萆薢、六月雪,加入补骨脂 20g、骨碎补 20g,继用 15 剂,药后未见遗精滑精、腰膝酸软、畏寒肢冷,尿不尽、排尿乏力、尿程延长改善,体重增加约 7kg。

按语:该患者因房劳过度耗伤肾精,致肾脏亏虚。方中鳖甲滋阴潜阳,软坚散结;莪术行气止痛,破血消积;冬凌草解毒活血,消癥散痞;王不留行活血化瘀,利尿通淋;炒芥子行气通络。患者首诊时虽以正虚为主,但虚则外邪内侵,积之成瘤,久病伤阴,故以养阴散结抗癌为基础。结合患者遗精滑精,腰膝酸软,畏寒肢冷,排尿乏力等症状,加桑螵蛸、淫羊藿、覆盆子、菟丝子补肾助阳,固精缩尿。综上,养阴以散结,补肾以助阳,二者合用,阴阳互济,逐渐恢复平衡。复诊时加入萆薢、六月雪,此乃刘老临床常用药对,治疗阴阳失调,不能分清泌浊者,可达到泌别清浊之效,同时还可治疗腰膝酸软等不适。考虑患者肾脏本虚,久病伤肾,肾精具有主持骨骼化生骨髓的作用,予补骨脂、骨碎补以补肾强骨,体现刘老重视未病先防。

[案 5]

徐某,男,80 岁,2021 年 9 月初诊。

主诉:反复血尿 11 月余。

患者 11 个月前无明显诱因出现肉眼血尿、排尿困难,伴尿频、尿急、尿痛不适,就诊于某三甲医院,行泌尿系 CT:左肾肾盂结石,右肾结石或钙化,膀胱多发结石,盆腔多发钙化淋巴结。前列腺彩超:前列腺大小 4.1cm×2.8cm×2.2cm。

尿动力学检查：储尿期膀胱感觉功能增强，顺应性可，膀胱容量偏小，储尿期未见逼尿肌不稳定收缩，遂行经"尿道前列腺等离子电切术、经尿道膀胱结石激光碎石取石术"，术后病理回示：（前列腺组织）前列腺腺泡腺癌，Gleason评分：3＋4＝7分，WHO/ISUP分级分组2组，肿瘤占送检组织约20%。免疫组化标记结果：P504S（＋）、CK34βE12（－），明确诊断为"前列腺腺癌"，经积极对症治疗好转出院，院外未定期复查及诊治。刻下症见：精神萎靡，贫血貌，排尿困难，伴尿频、尿急、尿痛，偶有尿血，便后出血，舌红，少苔，脉细数。

诊断：癃闭。

辨证：阴虚火旺。

治法：滋阴清火，宁络止血。

处方：醋鳖甲20g^{（先煎）} 莪术10g 龟甲20g^{（先煎）} 黄柏10g
地榆20g 槐花10g 醋乌梅20g 水蛭10g
花蕊石20g^{（先煎）}

10剂，水煎服，日1剂。

二诊：半月后复诊，药后精神状态尚可，排尿困难、尿频、尿急、尿痛改善，偶有便后出血，舌红，苔黄，脉细数。当辨为阴虚内热证，原方去醋乌梅、花蕊石，加入黄芪30g、当归10g，治以滋阴清热，软坚散结。

三诊：半月后复诊，患者精神可，排尿困难、尿频、尿急、尿痛明显改善，未见尿血、便血，继予原方加减治疗。

按语：刘老认为止血、祛瘀、宁血、补虚四法对血证的论治具有重要的指导意义。患者年老体虚，久病伤阴，阴虚火旺，迫血妄行，加之泌尿系结石伤及血络，故见血尿。方中鳖甲合龟甲滋阴潜阳，养阴散结力强；莪术破血散瘀，既能增强鳖甲、龟甲的滋阴效果，又能发挥散结化瘀作用；黄柏清热燥湿，除下焦虚热；地榆、槐花苦寒入血分，凡血热所致的各类出血证，均可使用，尤宜于下焦出血，如便血、尿血等；乌梅以酸为主，酸主收敛，因此可通过收敛作用达到止血效果；花蕊石化瘀止血，可以治疗各种出血证；水蛭咸苦入血分，通过破血逐瘀之功，以达通经、消癥之效。复诊加入黄芪、当归，取当归补血汤之意，患者失血后出现贫血，有形之血生于无形之气，故用黄芪补气，以资化源，使气旺血生，配伍少许当归养血和营。患者此后门诊定期随诊，扶正祛邪相兼，生活质量尚可。

[案6]

张某,男,77岁,2020年8月初诊。

主诉:确诊前列腺癌3年余。

患者3年前因排尿困难,尿程延长于外院就诊,诊断为前列腺癌,未行手术及放化疗。3个月前复查提示多发淋巴结及骨转移。刻下症见:小便滴沥,尿如细线,腰痛连及少腹,腹部及双侧腹股沟可触及多发肿大淋巴结,舌紫暗,有瘀斑,苔腻,脉滑涩。

诊断:癃闭。

辨证:痰瘀内阻。

治法:祛痰散结,活血化瘀。

处方:醋鳖甲20g^(先煎)　莪　术10g　附　片10g^(先煎)　胆南星10g
　　　川　芎10g　　　冬凌草20g　夏枯草10g　　山慈菇6g
　　　炒芥子20g

15剂,水煎服,日1剂。

温阳化癥膏(院内制剂),10剂,外用,每日1贴,每贴6~8小时。

二诊:半月后复诊,药后肿大淋巴结较前缩小,腰痛减轻,小便稍改善。考虑前方治疗有效,故继予。

三诊:半月后复诊,患者肿大淋巴结明显缩小,偶有腰痛,小便改善,舌暗,有瘀斑,苔微腻,脉滑涩。前方去夏枯草、山慈菇、炒芥子,加入补骨脂20g,骨碎补20g,王不留行20g,继用15剂。治以养阴散结,补肾强骨。同时予温阳化癥膏10剂外贴淋巴结肿大及疼痛部位。

按语:患者年过七旬,脏腑功能衰退,加之久病伤正而机体正气亏虚,气虚则无力推动血液在脉管内运动不息,温煦作用也减弱,故形成痰瘀,即所谓"得温则行,得寒则凝"。除此,久病伤阴,阴虚生内热,热邪煎熬成瘤;久病伤肾,肾主一身阴阳,为五脏六腑之本,肾脏亏虚,则影响全身脏腑功能。方中鳖甲滋阴潜阳,软坚散结,莪术行气止痛,破血消积,冬凌草解毒活血,消癥散痞。附片、胆南星、川芎是刘老临床常用药对,用于阳虚寒凝,痰瘀互结者,虽刘老临床常用养阴法,但也从不偏废温补,强调阴阳互济。夏枯草、山慈菇消痰散结。炒芥子温化寒痰,通络止痛。温阳化癥膏,该方主要由川乌、草乌、桂枝、木香、冰片等21味中药组成,对于痰瘀内阻所致的疼痛及肿块疗效显著。复诊时患者肿大淋巴结明显缩小,腰痛减轻,故继予首诊方。再诊肿大淋巴结明显缩小，偶有腰痛，小便改善，故去夏枯草、山慈菇、炒芥子，加入王不留行利尿通淋；补骨脂、骨碎补补肾助阳，培补元阳，加强一身之本。同时予温阳化癥膏10剂外贴淋巴结肿大及疼痛部位，半月后复诊，患者症状明显改善。

[**案7**]

刘某，男，79岁，2019年6月初诊。

主诉：确诊前列腺癌3月余。

患者1年前因长期下阴不洁出现尿频，排尿时伴灼热感，阴囊潮湿，患者未予重视。3个月前因小便量少，短赤灼热，阴囊潮湿伴瘙痒，诊断为前列腺癌，未行手术及放化疗。刻下症见：小便量少，短赤灼热，小腹胀满，阴囊潮湿，伴瘙痒，异味明显，舌红，苔黄腻，脉滑数。

诊断：癃闭。

辨证：湿热内蕴证。

治法：清热利湿。

处方：醋鳖甲20g^(先煎)　　莪　术10g　　冬凌草20g　　猫爪草10g
　　　苦　参20g　　　　萆　薢20g　　六月雪20g　　车前草20g
　　　王不留行20g

10剂，水煎服，日1剂。

二诊：10日后复诊，药后小便量少、短赤灼热、阴囊潮湿、瘙痒明显改善，舌红，苔黄微腻，脉滑数。当辨为湿热内蕴证，考虑前方有效，故前方苦参减量至10g，继以养阴散结，清热利湿。

三诊：半月后复诊，患者无明显小便量少、短赤灼热、阴囊潮湿、瘙痒等症。但出现胃脘部隐痛，喜饮温水，舌淡，苔白微腻，脉滑。前方去苦参、车前草，加草豆蔻10g、砂仁6g^(后下)，继用10剂，药后上症均明显改善，纳眠可。

按语：《诸病源候论·小便病诸候》云，"热气大盛"则令"小便不通"；"热势极微"故"但小便难"，说明热的程度不同出现小便不通和小便难的区别。患者因年老，长期下阴不洁，湿热秽浊之邪内侵，久蕴不化，积成肿块。方中鳖甲滋阴潜阳，软坚散结；莪术行气止痛，破血消积；冬凌草解毒活血，消癥散痞；猫爪草性寒，泻火解毒，化痰散结；王不留行活血化瘀，利尿通淋；萆薢味苦性平，能"除阳明之湿而固下焦，故能分清去浊"，六月雪清热解

155

毒，祛风除湿，两药相须为用，清热解毒，利湿祛浊益彰。车前草清热利尿，渗湿通淋，擅治下焦湿热证。苦参不仅可清热利尿，燥湿止痒，还能解毒消癌肿。复诊时患者小便量少、短赤灼热、阴囊潮湿、瘙痒明显改善，考虑效果明显，故在前方基础上苦参用量减半，避免寒凉碍胃，继服10天。再诊患者无明显小便量少短赤灼热、小腹胀满、阴囊潮湿、瘙痒等，但出现胃脘部隐痛，喜饮温水，舌淡，苔白微腻，脉滑，考虑苦参、车前草等药物寒凉碍胃，故减后加入草豆蔻、砂仁温中和胃，顾护后天之本。半月后电话随诊患者精神可，纳可，无胃痛不适。

［案8］

宋某，男，74岁，2019年5月初诊。

主诉：确诊前列腺癌5年余，伴多发骨转移半年。

患者5年前因小便排出不畅于外院就诊，诊断为前列腺癌，予手术及放化疗治疗，半年前出现腰部及骶尾部疼痛，查CT回示：腰3椎体、双侧髂骨、耻骨、骶骨见多发大小不等骨质破坏，考虑转移瘤。刻下症见：小便排出不畅，排尿乏力，尿线渐细，畏寒肢冷，腰部、骶尾部及双侧髂骨酸痛不适，双下肢轻度凹陷性水肿，舌淡，苔白，脉沉迟。

诊断：癃闭。

辨证：肾阳亏虚。

治法：补肾助阳，强骨止痛。

处方：醋鳖甲20g^(先煎)　　莪　术10g　　冬凌草20g　　猫爪草10g
　　　　炒芥子20g　　　菟丝子20g　　补骨脂20g　　骨碎补20g
　　　　威灵仙10g

15剂，水煎服，日1剂。

二诊：半月后复诊，药后排尿乏力改善，腰部、骶尾部及双侧髂骨酸痛减轻，双下肢未见水肿，舌淡，苔薄白，脉沉迟。当辨为肾阳亏虚证，去威灵仙、猫爪草、菟丝子，加淫羊藿20g、王不留行20g，继以补肾助阳，强骨止痛。

三诊：半月后再次复诊，患者小便排出不畅、排尿时感乏力明显好转，腰部、骶尾部及双侧髂骨酸痛明显减轻，无新增疼痛部位，双下肢不肿，舌淡红，苔薄白，脉沉。前方去淫羊藿、炒芥子，加猫爪草10g、菟丝子20g，继用15剂，药后上症均明显改善。

按语：患者排尿乏力，尿线渐细，畏寒肢冷，腰痛等，考虑阴阳两虚，以阳虚为主。故选用鳖甲滋阴潜阳，软坚散结；莪术行气止痛，破血消积；冬凌草解毒活血，消癥散痞；猫爪草解毒散结；四药合用，养阴散结，专攻癌肿。炒芥子温中利气，通络止痛。菟丝子补肝肾，益精髓。补骨脂、骨碎补，温肾助阳，强骨止痛，补肾阳力度强。适当加以威灵仙，重点针对癌症骨转移形成的顽固性骨痛，达到疏通经络止痛的目的。复诊去威灵仙、猫爪草、菟丝子，加淫羊藿加强补肾助阳功效，使肾阳盛满，推动激发全身脏腑经络的功能，促进精血津液的化生和输布运行。王不留行活血通经，使补而不滞。再诊去淫羊藿、炒芥子防止肾阳太过，加猫爪草清热散结，与养阴散结之鳖甲、莪术配伍应用以防苦寒伤阴。菟丝子性平，补益肝肾，益精填髓，还可固精缩尿。半月后随访，患者无明显不适，生活质量良好。

[案9]

陈某，男，71岁，2019年12月初诊。

主诉：确诊前列腺癌3年余。

患者3年前因体重下降明显，小便涩痛诊断为前列腺癌，行化疗过程中因机体不能耐受不良反应，故停止化疗。刻下症见：消瘦，小便涩痛，五心烦热，盗汗，口咽干燥，偶有遗精，舌红，无苔，脉细数。

诊断：癃闭。

辨证：阴虚内热。

治法：养阴散结，滋阴清热。

处方：醋鳖甲20g^(先煎) 龟　甲20g^(先煎)　 冬凌草20g　 生地黄20g
　　　玉　竹20g　 石　斛20g　　 青　蒿10g　 菟丝子20g
　　　王不留行20g

15剂，水煎服，日1剂。

二诊：半月后复诊，药后小便涩痛、五心烦热、盗汗、口咽干燥改善，舌红，少苔，脉细数。当辨为阴虚内热证，去青蒿、玉竹、石斛，加入黄柏10g、知母10g、莪术10g，继以养阴散结，滋阴清热。

三诊：半月后复诊，患者无明显小便涩痛、五心烦热、盗汗、口咽干燥等，舌淡红，苔薄黄，脉细。前方去黄柏、知母，加黄精20g、山茱萸10g，继用15剂，药后上症均明显改善。

按语：男子八八之年后，天癸竭，肝肾亏虚，阴虚生内热，热盛则煎熬成瘤。同时，放化疗及手术治疗会伤及人体阴液，肿瘤本身也会伤阴耗正，故阴虚贯穿前列腺癌整个病程。治疗中尤其重视"损有余，补不足"原则，所谓"留得一分津液，便有一分生机"。方中鳖甲、龟甲合用，具备滋阴潜阳，清退虚热，软坚散结，益肾强骨等多重功效。冬凌草清热养阴，解毒抗癌。生地黄乃清热凉血要药，擅治热入营分所表现出的五心烦热，口咽干燥等。玉竹、石斛是刘老临床使用频次最高的药对之一，二者皆能养阴，石斛甘咸而寒，补中有清，玉竹甘平质润，补而不滞。青蒿辛香透散，苦寒清热，擅于清虚热、退骨蒸。菟丝子补益肝肾，固精缩尿。王不留行利尿通淋。复诊去青蒿、玉竹、石斛，加莪术破血散瘀，既能增强鳖甲的滋阴效果，又能发挥散结化瘀作用。黄柏、知母，合龟甲、生地黄取大补阴丸之意。再诊去黄柏、知母，加黄精性甘味平，滋肾益精；山茱萸温而不燥，补而不峻，为阴阳双补之要药。半月后随访，患者无小便涩痛、五心烦热、盗汗、口干等不适，生活质量良好。

十二、肝癌

（一）概述

1. 引疡入瘤用于肝癌的立论基础 肝癌，依体征可归属于"臌胀""积聚""癥瘕""黄疸"等范畴。《素问·痿论》云"肝主身之筋膜"。膜是指体内形如薄皮的组织，遍及全身上下内外，有筋膜、膈膜、膜原、油膜、三焦等称谓。疡科诊病从阴从阳为大法，将其运用在肿瘤治疗中，补不足，损有余，以平衡阴阳，可达到控制肿瘤发展的作用，此为"引疡入瘤"治疗基础。

2. 肝癌病因认识 中医理论指出，肝居中焦，肝为刚脏，主升主动，藏血而主疏泄，喜条达而恶抑郁。肝体阴而用阳，肝癌致病会累及上、中、下三焦，因五行生克乘侮的关系，肝病多延及他脏，诸如肝病及脾，肝病及肾等。肝癌的病因有内因和外因两个方面，外因多由感受时邪热毒所致，内因则多和情志失调、饮食不节、久病正气不足有关。

（1）饮食不节：饮食不节，过食辛辣油腻肥甘厚味之品，伤及脾胃，脾胃失于健运，痰湿内生，蕴久化热，湿热互结；且痰湿阻滞气机，气滞血瘀，湿热、气滞、血瘀交结，聚于肝部，形成肝癌。

（2）情志失调：肝主疏泄，藏血，情志失调致肝气郁结，疏泄失常，气机不畅,血脉不通,气滞血瘀,酿于局部而成肿瘤。

（3）外邪侵袭：患者禀赋不足,脏腑亏虚,正气不足,邪气易侵,内生邪毒,导致人体气血失调,毒瘀互结而成癌。外感六淫之邪由表入里,湿热毒蕴于脾胃,肝失疏泄,脾失健运,胁痛、黄疸乃成,日久积渐,遂成本病。

（4）肝病迁延：肝炎、脂肪肝、肝硬化等诸多肝病,损伤肝气,导致肝失疏泄,肝血暗耗,气血失调影响脏腑功能,脏腑功能失调也会使气血化生无源,阴阳失调,邪毒内生,聚于局部而成肿瘤。

3. 肝癌病机分析 肝癌的病机概括为：正虚邪实。邪气致病一是即时发病,一是邪气内伏,复感其他致病因素而发病。其发病机理的核心是肝脾失调,正虚为本,邪实者,湿热、气滞、血瘀为标。其中,癌毒是发生发展的关键。癌毒由湿热痰瘀郁积肝脏而生,邪胜正虚,脏腑精气耗损日深,肝病继续恶化。总而言之,肝癌发生的本脏病位为肝,胆、脾、胃、肾是其相兼病位；主要病性为瘀、痰,常可兼湿、气滞、（火）热、水停、气虚、阴虚、阳虚等。

4. 肝癌辨识要点

（1）辨神色：中医望神察色是望诊中最重要的内容,临证中注意观其神色可测知胃气,色的润泽和枯槁能说明胃气强弱盛衰,进而判断肝癌的轻重缓急和预后。肝癌患者若面色明润光泽,神色自然,舌苔薄或厚而有根,脉从容和缓,谓有胃气；病为初起或病邪不深,或病情经过治疗有所好转。假如面色晦暗,形容枯槁,面目黄染色深暗,或面目无华,神志错乱,舌光红无苔或苔厚如畜粉而无根,脉促急或细数无力,则是预后不良的表现,甚至可出现血证、神昏等危象。

（2）辨舌脉：临证查看舌象,除了舌质和舌苔外,还要观察舌边、舌下静脉,常以舌之津液来辨别病势凶吉；《辨舌指南》里提到："舌全紫干老,如煮熟猪肝者,即死肝色也,多不救。"所以舌边有瘀斑瘀点,即肝瘿线,舌质青紫,多是血瘀为重的病例。弦脉主肝,弦而数者,是病重病进；弦而细为邪盛正虚；弦涩者,为血瘀；弦滑者,为湿聚；细缓或者滑缓者,为胃气尚存,病情发展相对缓慢；但细数甚或者是数而无根,则是病情急进的表现；脉细如丝,重按中空,形如雀啄,多见于破裂出血,或者有消化道出血的可能。

5. 肝癌治法方药 治病求本、治未病、分清标本缓急、扶正祛邪等为中医药治疗肝癌的常见治则。如气滞血瘀者,宜理气化瘀,痰湿内阻者,当燥湿化痰，这些治法体现了治病求本的思想。如《金匮要略》"见肝之病，知肝传脾，当先实脾"，正是治未病思想的表现；分清标本缓急则分为急则治其标、缓则治其本及标本兼治三方面。肝癌气机闭阻，瘀毒内结，且癥瘤病久病血伤入络。刘尚义教授指出本病正虚邪实，即肝气郁结、瘀血内停、湿热蕴结多属邪实，而阴血不足、肝络失养为正虚，临证选药或取其色，或取其性，或取其味，或取其形，或取其所生之处。刘老认为：肝癌患者病情复杂，不能同一而论，就诊时应据不同周期采取不同治疗措施。手术后未放化疗者注重调补，以扶正固本为主，宜用补脾肾，养气血之品；手术放化疗后"阴虚于内，阳显于外"者，应益气养阴，滋补肝肾，调和脾胃以减轻放化疗不良反应，达到减毒增效目的；对无法手术及放化疗者，主张带瘤生存，宜用活血化瘀、软坚散结、扶正固本之品改善症状，减轻疼痛，提高生存质量，延长生存期。刘老善用药对，临证时常以鳖甲、莪术等养阴散结，从本入手，配以活血解毒之品，从标治之，再根据气血阴阳的偏颇选药配伍，寥寥数味，标本兼顾，每获良效。

（1）清热解毒：热毒是肝癌的重要病因之一，血遇热则凝滞形成瘀血，津液遇火则易形成痰，痰瘀互结阻滞于肝聚而成瘤。刘老临证常予清热解毒药如冬凌草、猫爪草、葎草、白花蛇舌草、半枝莲、金银花等。

（2）活血化瘀：刘老常用莪术、蜈蚣、水蛭、当归、川芎、刘寄奴等活血化瘀之品。

（3）补虚药：肝癌发展至中晚期或放化疗后可出现肝肾阴虚或脾肾阳虚证候，最后发展为肾之阴阳两虚。刘老常将补虚药用于中晚期肝癌患者，强调以人为本，扶正补虚，调整阴阳。

（4）祛风药：百病多因风作祟，临床诊治肝癌时佐以祛风之药多有奇效。

6. 肝癌常见并发症　肝癌起病隐匿，早期症状不明显，或仅出现肝病所致的临床表现，如胁痛、纳呆、消瘦等。一旦临床表现典型时多已到中晚期，晚期的症状多种多样，以肝区疼痛为主，可伴有腹胀、纳差、呃逆、发热、腹泻、消瘦、呕血、便血、衄血、皮下瘀斑等。肝大，质地坚硬，伴或不伴结节，压痛明显、腹水、黄疸、脾大，这些都为肝癌的常见体征。而黄疸、腹水、消瘦、恶病质是肝癌晚期的表现。

（1）肝区疼痛：一般以右上腹疼痛为主，间歇性或持续性隐痛、钝痛或者胀痛，随病情发展加剧。刘尚义教授自制蟾灵膏内服、温阳化癥膏外敷防治肿瘤复发转移，控制癌性疼痛，堪称内外兼修的经典。

（2）黄疸：肝癌晚期黄疸常见，多是由于癌肿或者肿大的淋巴结压迫胆管引起胆道梗阻，也可因肝功能损害所致，所以黄疸一般都比较晚期，部分患者还可能合并发热，跟肿瘤坏死物吸收有关。茵陈蒿汤是治疗湿热黄疸的常用方。

（3）腹水：肝癌迁延日久，邪气久客体内，气、血、水等相互结聚体内，聚于腹腔乃成腹水。该病病位在肝、脾、肾三脏，风、湿、痰等邪兼见，久病者亦见血瘀、热邪、寒邪等实邪及气虚、血虚等虚证证候，呈虚实夹杂之象。刘尚义教授论药处方重视"十剂""八法"，查舌诊脉后辨证论治。

（二）医案选录

[案1]

周某，男，38岁，2020年1月14日初诊。

主诉：肝细胞癌靶向治疗后1年余，腹痛加重半月。

患者1年前餐后自感上腹部疼痛，呈持续性，逐渐放射至全腹部，不能平卧，无缓解原因，伴有恶心、呕吐，呕吐物为胃内容物，小便量减少，精神萎靡，意识稍模糊，就诊于当地医院，完善检查后考虑肝癌破裂出血，急诊行介入手术止血，术后上症缓解，以靶向药物仑伐替尼口服控制肿瘤生长。半月前患者无明显诱因出现腹部胀痛，查CT提示肝脏占位较前稍增大，刻下症见：腹部胀痛，右上腹轻压痛，无反跳痛及肌紧张，口苦，纳食欠佳，眠尚可，舌暗红，苔黄腻，脉细数。

诊断：肝积。

辨证：气滞血瘀证。

治法：活血化瘀，养阴散结。

处方：醋鳖甲20g^{先煎}　　莪　术10g　　炒水蛭6g　　茵　陈20g

田基黄20g　　猫爪草10g　　当　归10g　　川　芎10g

刘寄奴20g

10剂，水煎服，日1剂。

二诊：10日后复诊，药后腹痛稍减轻，舌暗红，苔黄腻，脉细数。原方加蜈蚣4条以攻毒散结。

三诊：患者腹痛基本控制，继用30剂，配合自拟膏方蟾灵膏，药后诸症进一步好转,此后门诊定期随诊,肿瘤控制,疼痛未再加重。

按语:肝癌的疼痛起初主要是气滞,大部分具有右胁胀闷,隐胁痛并时有攻窜,部位不定,还可向上方肩背部放射;随着病情发展瘀血内结,脉络受阻而疼痛加重,具有牵引痛、刺痛、灼热痛等表现;以此看出气滞血瘀亦是肝癌形成的病因。刘老认为癌性疼痛的治疗可从痰、瘀论治,当归、川芎、刘寄奴为临床常用活血化瘀经验药组。当归甘温养血活血,气厚味薄,可升可降;川芎入肝经而辛温,可舒筋活血;刘寄奴善行瘀血,能破癥行瘀;三药配伍,相须为用,补血而不滞血,行血而不伤血,化瘀而不留滞。并辅以清热解毒燥湿的田基黄、猫爪草,诸药合用,瘀、热得消。二诊中为加强攻毒散结之效加蜈蚣4条。三诊时患者病情平稳,为巩固疗效嘱患者长期服用蟾灵膏,其内含有行气活血之品以祛邪消积,又含补气养血益阴之物以扶正。

[**案2**]

姜某,男,63岁,2020年1月16日初诊。

主诉:肝癌根治术后2年余。

患者既往有多年乙肝、肝硬化病史,2个月前因腹部疼痛就诊,发现"肝内片状低密度影",考虑原发性肝癌,遂于外院行"右肝S8段肿瘤切除+肠粘连松解术",术后恢复尚可,稍感乏力,纳差,现为求中医药控制肿瘤生长而就诊。刻下症见:腹部隐痛,神疲乏力,腰膝酸软,食欲减退,大便不易解,小便可,舌淡红,苔白腻,脉濡。

诊断:肝积。

辨证:肝胃不和证。

治法:养阴消癥,和胃止呕。

处方:醋鳖甲20g^(先煎)　　莪　术10g　　茵　陈20g　　田基黄20g
姜厚朴10g　　麸炒苍术9g　　草豆蔻10g　　法半夏10g
甘　松6g^(后下)

10剂,水煎服,日1剂。

二诊:10日后复诊,药后食欲较前改善,舌淡红,苔白腻,脉细。当辨为瘀毒内结,故去原方法半夏、甘松,加入猫爪草20g、水蛭10g,治以活血化瘀,解毒散结。

三诊:患者腹痛消失,稍感乏力,前方去厚朴、苍术,加入黄精20g、山茱萸 20g，继用 20 剂，药后诸症进一步缓解。患者肝癌根治术后，肿瘤未再复发，此后门诊定期复查，随症加减，疾病控制。

按语：刘老结合中医经典理论及肝癌的病理演变过程，认为"痰、瘀、毒、虚"是乙肝 - 肝硬化 - 肝癌这一病程的核心病机，虚者由于肝气犯脾而使其亏虚，实证者具有肝胆湿热及阻滞表现；临床中以虚实夹杂多见，脾虚和湿热可兼见。该患者肝病日久，气机不利，血行不畅，瘀血内生；继则肝郁脾虚，运化失职，水湿停留；再则气血凝滞，脉络瘀阻导致瘀血凝滞，遂形成胁下积块。刘老认为肝癌临证可运用疡科理论，辨证与辨病共举，经方与专方同用，效方与达药相结合。其善用虫类药搜风通络，攻坚破积，活血化瘀。临床加予虫类药软坚散结，止痛，疗效显著。刘老治疗肝癌常用养阴解毒，凉血消癥之品配以温热药以扶正祛邪，既以"温药和之"，又寒热并用，阴阳相济，相制相成。

［案 3］

杨某，男，41 岁，2020 年 1 月 23 日初诊。

主诉：肝癌骨转移粒子植入术 5 月余，疼痛加重 1 周。

患者 5 个月前无明显诱因出现腰背部钝痛，右上腹隐痛，伴乏力、纳差，就诊于外院完善检查后诊断原发性肝癌骨转移，为控制肿瘤及疼痛，行骨转移粒子植入术，术后患者上症控制可。1 周前患者再次出现腰背疼痛，特此求诊于我院国医堂。刻下症见：腰背部钝痛，疼痛影响睡眠，腹部隐痛，稍感乏力，纳眠差，大便稀，小便可，舌暗红，苔黄腻，脉弦。

诊断：肝积。

辨证：肝火燔灼，脾肾两虚。

治法：清肝泻火，滋肾健脾。

处方：醋鳖甲 20g^{（先煎）}　　莪　术 10g　　山茱萸 20g　　补骨脂 20g

　　　骨碎补 20g　　草豆蔻 10g　　冬凌草 20g　　猫爪草 10g

　　　玉　竹 20g　　石　斛 20g

10 剂，水煎服，日 1 剂。

配合温阳化癥膏外贴疼痛处，每日两次，每次 3 小时。

二诊：10 日后复诊，药后疼痛减轻，口苦，舌暗红，苔黄，脉濡。当辨为湿热内蕴生风，故去原方玉竹、石斛，加入茵陈、降香 10g，治以清热解毒，祛风燥湿。

三诊：患者疼痛明显缓解，仍感乏力，久病脾肾亏虚，前方去草豆蔻，加入黄精20g、白术15g，继用15剂，药后乏力、疼痛控制。此后门诊定期随诊，中药内服调理，生活质量尚可。

按语：肝癌的病机在于肝火燔灼，脾肾两虚，刘老在此基础上论治肝癌，认为久病及肾，其论药处方重视"十剂""八法"。方中鳖甲、莪术行气化瘀，消癥止痛，软坚散结；冬凌草、猫爪草清热解毒；山茱萸、补骨脂、骨碎补滋肾健骨，具有抑制骨转移的作用；石斛、玉竹益胃养阴；再加草豆蔻化痰行气、温中；共奏滋阴散结，清热解毒，活血止痛之功，从而体现"清、补、消、温"四法。肝积为胁下的肿块，伴有胁痛、消瘦等症，可采用"坚者消之""结者散之"的原则，予以软坚散结、化痰散结、理气散结、解毒散结、活血祛瘀、化瘀通络、行气活血等治法，以达到标本兼治之效。癌性疼痛多为不通和不荣两个方面导致的，化癥痕，温寒凝，癥痕得化，寒凝得温，故可通、可荣，达到通则不痛、荣则不痛的目的。中药外敷于体表局部治疗癌性疼痛，主要是通过药物与机体皮肤直接接触，经皮直接吸收，将郁积体内的邪毒驱出体外或攻散，使机体局部气血津液得以疏通，"通则不痛"而使疼痛缓解。

[案4]

成某，男，54岁，2020年5月27日初诊。

主诉：肝癌化疗栓塞术后1年余，腹胀腹痛1周。

1年前患者因腹胀腹痛就诊，确诊为肝癌晚期，无法行手术根治，予肝脏介入化疗栓塞术及靶向药物口服治疗控制肿瘤，3个月前肿瘤复发，此后于当地医院以中西医结合对症支持治疗为主，近1周来患者感腹胀、腹痛控制不理想故前来就诊。刻下症见：腹胀腹痛，神疲乏力，腰膝酸软，面色萎黄，纳眠欠佳，小便黄，大便干结难解，舌暗红，苔腻，脉滑数。

诊断：肝积。

辨证：肝胆湿热，瘀毒内结。

治法：利湿退黄，养阴散结。

处方：醋鳖甲20g^(先煎)　　莪　术10g　　酒黄精20g　　山茱萸20g

　　　当　归15g　　田基黄20g　　茵　陈20g　　猫爪草10g

　　　大　黄6g^(后下)　　熟大黄10g^(后下)

　　　10剂，水煎服，日1剂。

配合温阳化癥膏外贴疼痛处，每日两次，每次 3 小时。

二诊：10 日后复诊，腹胀腹痛减轻，大便日 2～3 次，舌暗红，苔黄，脉数。当辨为痰瘀交阻，故去原方生、熟大黄，加入白术 15g，蜈蚣 4 条，治以健脾化痰，攻毒散结。

三诊：患者大便基本成形，腹痛明显减轻，稍感乏力，继用 30 剂，药后诸症缓解，配合蟾灵膏内服以扶正祛邪。患者肝癌晚期，预后不良，以中药内服、外用攻补兼施以改善生活质量，延长生存期。

按语：此患者为肝癌复发，病程日久，且先后经介入、靶向治疗，正气亏虚，癌毒肆虐，故治疗应注重久病治肾。刻下腹胀、乏力明显，"化疗药、靶向药"归属于"药毒""邪毒"，虽可攻毒散结，但也加重了热毒内蕴的症状，从而导致瘀毒互结。"清热解毒化瘀"乃当务之急，选用生熟大黄清热泻火，凉血解毒，逐瘀，并力求保持中焦枢机畅通，肝脾功能配合协调，此为延长肝脏代偿功能，提高患者生活质量的重要环节。一方面肝气条达可促进脾之运化及全身气血流畅；另一方面脾气健运，气血生化有源而使机体得养，全身正气强旺，邪无所聚，病情可渐稳定。温阳化癥膏具有温阳化癥、活血祛瘀、行气止痛等功效，适用于阴疽、流注、痰核、横痃、积聚肿块、肿硬等导致疼痛的多数病症，故将本膏方用于治疗此病。

[案 5]

周某，男，93 岁，2020 年 10 月 17 日初诊。

主诉：发现右肝占位 9 月余。

患者平素嗜酒，每日约 2 两，现间断少量饮酒。9 个月前体检时发现右肝占位，但未予重视及系统诊治。此后患者逐渐出现腹胀、纳差、腹部隐痛，自服中药后症状反复，为求中医药治疗前来就诊。刻下症见：脘腹胀满，右上腹轻压痛，精神萎靡，纳差，眠可，大便黏腻，小便可，舌暗红，苔腻，脉弦滑。

诊断：肝积。

辨证：痰瘀互结证。

治法：温阳化痰，活血消癥。

处方：醋鳖甲 20g^(先煎)　莪　术 10g　白头翁 20g　烫水蛭 6g
　　　白附片 10g^(先煎)　金银花 20g　当　归 20g　猫爪草 20g
　　　胆南星 10g

7剂,水煎服,日1剂。

二诊:7日后复诊,药后腹胀、腹痛减轻,大便基本成形,舌暗红,苔腻,脉弦。当辨为血瘀痰凝证,故去原方白头翁,加入丹参30g、玄参20g,治以活血解毒。

三诊:患者腹胀腹痛缓解,大便正常,但纳食欠佳,前方去水蛭、附片、胆南星,加入陈皮10g、甘松10g后下,继用10剂,药后食欲进一步好转。患者超高龄,肝占位主要采取中医的办法进行干预,让患者得以带瘤生存。

按语:本例以扶正固本为主,兼以攻毒散结。因患者年事已高,如行手术切除,风险较大,不甚适宜;因患者担心介入治疗毒副作用而拒绝治疗,所以一直采用中医药治疗,尽管肿块随着时间的推移逐渐增大,但患者生活质量良好,临床达到了"带瘤生存"的效果。刘老临证时擅长养阴,但从不偏废温补,方中选用附片,能上助心阳,中温脾阳,下补肾阳,胆南星有清热化痰、息风定惊的作用,临床上使用熟附片加胆南星,阴阳互济,能够化顽痰,除瘤疾。

[案6]

蔡某,男,44岁,2020年12月7日初诊。

主诉:确诊肝癌1年余,腹泻近半月。

患者1年前因间断左上腹部疼痛就诊于当地医院,完善检查后确诊左肝细胞癌肝内多发转移并门静脉癌栓,予多次肝脏介入栓塞治疗后肿瘤控制。7个月前肿瘤复发,予索拉非尼靶向治疗,肿瘤控制,但患者近半月来出现腹泻,每日3~6次,服用"蒙脱石散"后次数稍有减少,每日2~3次。刻下症见:腹泻,每日3~4次,未见脓血,全身散在斑丘疹,伴瘙痒,嗳气,腹胀,面色萎黄,舌暗,苔白腻,脉滑。

诊断:肝积。

辨证:肝郁脾虚,痰瘀互结。

治法:疏肝健脾,祛风散结。

处方:醋鳖甲20g^(先煎)　　莪　术10g　　猫爪草10g　　白　术20g
　　　白头翁20g　　　　茵　陈10g　　败酱草20g　　地肤子20g
　　　白鲜皮20g

10剂,水煎服,日1剂。

二诊:10日后复诊,药后腹泻减轻,大便日2~3次,舌暗红,苔薄白,脉濡。当辨为脾虚湿胜,故去原方败酱草,加入金钱草 20g、羌活 10g,治以清热燥湿。

三诊:患者大便基本成形,皮疹较前好转,前方去羌活,加入陈皮 10g、法半夏 10g,继用 15 剂,药后诸症进一步好转。患者肝癌靶向治疗中,此后门诊定期随诊,配合中药减毒增效,疗效不错。

按语:肝在调畅气机、调节水液代谢方面作用明显,病理上易亢易逆,刘老论治肝癌,常以风论治。脾为后天之本,脾气健旺,气血生化有源,肝血得充,肝气疏泄有常;如果脾胃受损,则人体气机不得正常升降,气机郁塞,气血运行失司,痰瘀易成,相互郁结最终形成肿瘤等恶性疾病。由此,肝癌当以脾虚为本,水饮、湿热、瘀血停滞蕴结为标。脾虚进一步加重导致脾阳不振,元气耗散,可加速肿瘤的进程,故对于肝癌的治疗常以健脾祛风论治,方中鳖甲、莪术、猫爪草与冬凌草组成"甲术二草汤",为刘老临床抗肿瘤常用方剂,具有养阴软坚,解毒散结之功。白术、陈皮、法半夏功能燥湿化痰,理气和中;地肤子、白鲜皮为临床常用的清热燥湿,祛风止痒药对,能驱膜内膜外湿邪,邪去则正安。

[案 7]

冉某,女,50 岁,2020 年 12 月 15 日初诊。

主诉:确诊肝细胞癌 7 月余,黄疸加重近半月。

患者 1 年前因右上腹胀痛住院治疗,查腹部 MRI、CT 提示肝脏占位,甲胎蛋白升高,且合并 HBV 病毒感染,确诊原发性肝癌,行肝脏化疗介入栓塞术,术后以仑伐替尼联合帕博利珠单抗抗肿瘤治疗,半月前,患者黄疸逐渐加重。刻下症见:目睛黄染,面色萎黄,腹部隐痛,乏力气短,皮肤瘙痒,纳差,眠欠佳,舌暗红,苔黄腻,脉滑数。

诊断:肝积。

辨证:肝郁气滞,瘀毒内蕴。

治法:疏肝理气,养阴软坚。

处方:醋鳖甲 20g^(先煎)　　莪　术 10g　　川　芎 10g　　烫水蛭 6g
　　　刘寄奴 10g　　　　茵　陈 20g　　田基黄 20g　　佛　手 10g
　　　郁　金 10g

10 剂,水煎服,日 1 剂。

二诊:10 日后复诊,药后黄疸稍减轻,舌暗红,苔黄腻,脉滑数。当辨为湿热内蕴,故加入金钱草20g、葛根20g,治以解肌透疹,利湿退黄。

三诊:患者黄疸基本消退,但仍感乏力,前方去水蛭,加入女贞子20g、墨旱莲20g,继用15剂,药后诸症继续改善。患者肝癌晚期综合治疗后,门诊定期随诊,中西医结合治疗,症状控制可。

按语:患者既往多年肝病病史,平素性情急躁易怒,肝郁失于疏泄日久化火,又外来湿热蕴结伤肝,火热最易伤津耗液,煎灼肝之阴血,肝郁气滞则血瘀,癥积内生而成"肝积"。刘老治疗时重视气化,强调"升降出入,虚实盈亏",由于脾胃为升清降浊之枢纽,脾助肝升,肝之升有赖于脾之升,反之,脾胃正常升降功能有赖于肝胆正常疏泄,肝和脾升,胆和胃降,湿热得除,则黄疸自愈。方中鳖甲软坚散结,化痰通络;莪术破血祛瘀;两药连用以养阴软坚。由于肝病日久,血行不畅,滞留于肝中,化为积块,治疗时常用活血化瘀法,如川芎、刘寄奴、水蛭。茵陈味苦降泄,寒以清热,善清利脾胃、肝胆湿热而退黄,田基黄苦凉清热解毒消肿,归肝经可退肝经湿热。佛手、郁金为临床常用的疏肝解郁,理气止痛药对,诸药合用,湿、瘀得消。三诊中患者仍感乏力,加用女贞子、墨旱莲,均具有滋补肝肾之功,可相须为用,同治肝肾阴虚诸症;墨旱莲性寒,可凉血止血,治阴虚血热出血;女贞子苦泻,能清退虚热,治阴虚内热之潮热、心烦等。

[案8]

龙某,男,60岁,2021年1月4日初诊。

主诉:肝癌根治术后2年余。

患者既往多年慢性乙肝病史,平素体虚多病。2年前因黄疸、腹痛就诊于我院,经系统诊治后确诊为肝癌,立即行右半肝癌切除术,术后患者因体质较弱,未进一步系统诊治,以中药内服调理。刻下症见:肢软乏力,面色萎黄,口苦,纳差,大便稀,小便黄,舌淡胖,苔白腻,脉细。

诊断:肝积。

辨证:气血亏虚证。

治法:益气养血,散结消癥。

处方:醋鳖甲20g^(先煎)　　莪　术10g　　猫爪草10g　　黄　芪30g
　　　当　归10g　　茵　陈20g　　田基黄20g　　金钱草20g
　　　白　术15g

10剂,水煎服,日1剂。

二诊：10 日后复诊，药后面色较前红润，小便调，但仍感乏力，舌淡，苔白腻，脉沉细。当辨为气血亏虚证，故去原方金钱草、田基黄，加入山茱萸20g、巴戟天20g，治以补益肝肾。

三诊：患者乏力仍存，前方加入女贞子20g、墨旱莲20g，继用15剂，药后诸症进一步好转。此后门诊定期随诊，扶正祛邪相兼，生活质量尚可，肿瘤未复发。

按语：对于肝癌的防治，应该在辨证论治的基础上注意顾护脾胃，宜采用健脾法。脾胃位居中焦，是升降运动的枢纽，脾主升清，胃主降浊，由于脾胃虚弱，中气不足，清阳不升，不能上荣于脑府、清窍，故见头晕，乏力。初证见正气亏虚，癌毒较甚，故重用白术之品健脾扶正，用黄芪、当归养血和营，协黄芪、白术以健脾养血，香附理气和胃，使诸药补而不滞。

［案9］

刘某，男，45岁，2021年1月6日初诊。

主诉：肝细胞癌根治术后3年余。

患者既往有多年慢性乙型病毒性肝炎病史，平素嗜酒，每日约2两，3年前因上腹部胀痛就诊于当地医院，查腹部 CT 提示肝脏占位，就诊于我院，完善检查后确诊原发性肝癌，排除禁忌后行右肝癌根治术，术后患者偶有右上腹胀痛，遂求诊于我院国医堂，予中药内服调理。刻下症见：腹胀，右上腹隐痛，口苦，小便稍黄，大便如常，舌淡红，苔薄白，脉弦。

诊断：肝积。

辨证：肝郁气滞证。

治法：养阴软坚，活血消癥。

处方：醋鳖甲20g^{先煎}　　莪 术10g　　川 芎10g　　烫水蛭6g

刘寄奴10g　　猫爪草10g　　茵 陈20g　　田基黄20g

炒芥子20g

10剂，水煎服，日1剂。

二诊：10 日后复诊，药后腹痛减轻，舌淡红，苔薄白，脉弦。当辨为气滞血瘀，药后诸症好转，患者肝癌术后，需防复发，前方加蜈蚣4 条攻毒散结。此后门诊定期随诊，扶正与祛邪兼顾，至今肿瘤未复发，腹胀、腹痛等症控制。

按语：患者平素嗜酒，酒本属辛甘湿热之品，加之脏腑虚损无力运化酒毒，发而为病。刘老认为过量饮酒主要伤及脾胃肝胆，酿生湿热毒邪，在演变中易夹痰湿、瘀血伤阴耗气，形成虚实夹杂之证，缠绵不愈。所以热、瘀是本例肝癌的病理因素。方中鳖甲、莪术养阴软坚，攻补兼施；川芎、水蛭、刘寄奴以增化瘀消癥之效；茵陈、田基黄为临床常用的清热利湿药对，清利湿热，相须为用，清肝利胆退黄；猫爪草能泻火解毒，化痰散结；久病入络，加用炒芥子化痰通络。二诊中患者诸症缓解，刘老权衡阴阳，扶正与祛邪并举，因药已中病，当继续守方服用。

十三、乳腺癌

（一）概述

1. 引疡入瘤用于乳腺癌的立论基础 中医对治疗乳腺癌有着深刻的认识，于病因病机有详尽描述和辨证及论治。《肘后备急方》言"痈结肿坚如石，或如大核，色不变，或作石痈不消"，其描述与现代医学乳腺癌癌体坚硬、表面不光滑非常接近。《外科证治全生集·乳岩》中也曾论述："初起乳中生一小块，不痛不痒，证与瘰疬恶核相若，是阴寒结痰……其初起以犀黄丸……或以阳和汤加土贝五钱，煎服，数日可消。"《外科正宗》中提到乳岩"初如豆大，渐若棋子……渐渐而大，始生疼痛，痛则无解，日后肿如堆栗，或如覆碗，紫色气秽，渐渐溃烂，深者如岩穴，凸者若泛莲，疼痛连心，出血则臭，其时五脏俱衰，四大不救，名曰乳岩。"中期"始生疼痛"、晚期"渐渐溃烂"的病变特征。基于乳腺癌有疮疡、溃烂、流脓流水等同疡科之症，且有相同的病因病机，故将治"疡"的思路运用到乳腺癌的防治中。

2. 乳腺癌病因认识 乳腺癌在中医学属于"乳岩"范畴。乳腺癌发病与肝脾肾密切相关，其主要病机为肝郁痰凝、冲任失调、热毒瘀结。乳部经络有赖肝之疏泄，肝疏泄功能失常，木郁克土，脾虚困惫致运化失司，痰浊内生，经络阻塞，气滞痰瘀互结，又或久郁化热成毒互结于乳房而发乳癌。嗜食烟酒辛辣，或饥饱失当，或恣食肥甘厚腻，损伤脾胃，导致正气亏虚，聚湿生痰，留滞中焦，日久血络瘀滞，形成积聚。

3. 乳腺癌病机分析 中医基础理论认为，女子乳头属肝，乳房属胃，乳汁的正常分泌又依靠冲任二脉。因此乳房与肝、肾、胃、冲任密切相关。中医很早就将情志作为乳腺癌发病的一个重要因素。历代对乳腺癌的记载无不提及忧思郁怒，气机不和，日久聚而成积的主要病因病机。元朝朱丹溪《格致余论》云："若夫不得于夫，不得于舅姑，忧怒郁闷，脾气郁阻，肝气横逆，十数年后方为疮陷，名曰奶岩。"综合历代医家的论述，本病病理过程复杂，由虚致积实，因积实更虚，虚实夹杂终成脏腑、气血、阴阳俱虚之证。虽然乳房发病为局部病变，但其发病根源或预后转归与多脏腑有直接关系。其主要病机可解读为乳腺癌患者具有忧虑抑郁性格，或长时间暴露于难以承受的精神刺激下，或生活环境改变超出了个体生理所能负荷调节的范围，令机体阴阳失衡，脏腑功能失调，经络气血运行障碍，渐积而导致乳腺癌的发生。

4. 乳腺癌辨识要点

（1）辨明邪正盛衰：需辨明邪正盛衰，根据乳腺癌病程的不同阶段，权衡扶正与祛邪，合理地遣方用药。其中早期乳腺癌多以实邪为主，随着病程进展以及放化疗手段的应用，患者正气逐渐亏损，临床多表现为虚证或虚实夹杂证。实证表现为乳房肿块，皮色不变，质地坚硬，边界不清，伴性情急躁，胸闷胁胀；气血虚弱表现为破溃外翻如菜花，不断渗流血水，疼痛难忍，伴面色苍白，动则气短，身体瘦弱，饮食不思。

（2）辨明正虚邪实性质：根据患者的临床症状、体征等情况，首先辨别正虚是属于气虚、血虚、气阴两虚、脾肾不足还是肝肾亏虚。同时是否兼有热毒、瘀滞、痰湿等实邪证候。胸闷胁胀，乳房作胀为肝郁气滞；乳房结块质硬，皮色不变，边界不清为痰凝结块；乳房痛甚，肌肤甲错，舌紫暗，有瘀斑为瘀血阻络。

5. 乳腺癌治法方药　中医认为"肝"在乳腺癌的发生发展中占据主导地位，肝主疏泄失常，肝郁气滞是乳腺癌发生的根本原因。刘尚义教授在治疗乳腺癌时推崇"疏肝解郁"为基本原则，以佛手、郁金等疏肝中药熬制的凤膏辅助治疗，能有效抑制乳腺癌的复发转移，改善相关中医症状。万宇翔等挖掘中医复方治乳腺癌的组方用药规律发现，肝气郁滞是该病的核心环节，柴胡是使用频次最多的药物，并多以柴胡、佛手等调达肝气的中药作为组方用药的核心基础，以疏肝理气为治疗原则，使用柴胡疏肝散随症加减治疗乳腺癌。

（1）肝郁痰凝：疏肝解郁，化痰散结，常用神效瓜蒌散合开郁散加减。

（2）冲任失调：调摄冲任，理气散结，常用二仙汤合开郁散加减。

（3）正虚毒炽：调补气血清热解毒，常用八仙汤加减。

（4）手术治疗期：主要以气血不足，气阴两虚，兼湿毒痰血内阻为主，归脾汤加减。

（5）化疗治疗期：以脾胃失和升降失司为主，参苓白术散加减。

（6）放疗期：以气阴两虚为主，常用沙参麦冬汤加减。

（7）内分泌治疗期：以脾肾不足为主，治疗以丹栀逍遥散加减。

6. 乳腺癌常见并发症

（1）上肢淋巴水肿：是乳腺癌术后常见的并发症之一。中医认为乳腺癌患者实施乳房及淋巴结清扫术必然会伤及气血和脉络。术后气血两虚加上手术损伤脉络更致耗气伤血，瘀血内停；气虚致水液失于气化而停滞，且气虚无力推动血行，血行不畅加重脉络瘀阻，而血行不利则为水，溢于肌肤而发为水肿，故乳腺癌术后患侧上肢水肿的主要病机是水瘀互结。

（2）皮下积液：为乳腺癌术后最常见的并发症之一，常见部位是腋窝、胸骨旁、锁骨下和肋缘上，其中腋窝积液的发生率最高。皮下积液易引起感染和其他并发症的发生，使伤口愈合延迟，影响后续治疗。中医认为乳腺癌患者术后外力作用于躯体使脉络损伤，血液流溢于脉道之外，停留在肌肉、皮肤间隙成为离经之血，导致瘀血内留，气血运行不畅，水湿内停则发为皮下积液。

（3）乳腺癌术后皮瓣坏死：亦是乳腺癌术后最为常见的并发症，最主要的原因则是皮瓣张力过大。中医认为乳腺癌术后脉络损伤，瘀血内停，阻遏气机，以及气血不足导致局部濡养欠佳，是术后发生皮瓣坏死的主要原因。皮瓣坏死后"筋骨肌肉不相等，经脉败漏"，血脉阻塞加重血瘀形成恶性循环。诸多医家将其辨证为瘀血阻滞，治法为活血化瘀。

（4）郁证：目前，尽管乳腺癌的早期诊断和治疗水平不断得到提高，但患者对癌症的恐惧心理、术后乳房损伤的心理压力及疾病的痛苦，都对患者的心理和身体造成较大的影响，其中以焦虑和抑郁最为常见。中医认为，女性乳头属肝，乳房隶属脾胃，其发病多为忧思恼怒，肝郁化热，内热扰其心神，则烦躁不安，郁气横逆，或克制脾胃，扰乱脏腑功能，或走窜肠间，导致口苦咽干、大便秘结。

（二）医案选录

[案1]

钱某，女，40岁，2021年10月27日初诊。

主诉：右乳癌改良根治术后3年。

患者在外院行"右乳改良根治术"，术后病理：右乳浸润性导管癌，已行放化疗，现口服内分泌治疗。刻下症见：周身酸痛，时有燥热汗出，胸闷气短，胃纳可，二便尚调，夜间辗转难眠，寐后梦多，舌质淡暗，苔薄白。

诊断：乳岩。

辨证：肝肾阴虚，瘀血内结。

治法：滋肾清肝，活血化瘀。

处方：醋鳖甲20g^{（先煎）}　莪　术10g　　冬凌草20g　　熟地黄20g

山茱萸20g　　　　　地骨皮20g　　牡丹皮20g　　女贞子20g

墨旱莲20g

7剂，水煎服，日1剂。

二诊：7日后复诊，患者夜寐改善，燥热减轻，日常胸闷不适，口中有异味，仍有多梦，二便成形，舌质淡暗，苔薄白，脉细滑。前方去地骨皮、牡丹皮，加远志12g、知母12g。

三诊：患者口腔异味、燥热减轻，夜寐可，仍有多梦，二便可，舌质淡，苔薄白，脉弦数弱，加郁金、佛手各10g。后患者据症续服中药调理至今，未见燥热汗出之象，夜寐亦改善。

按语：乳腺癌患者接受放疗及内分泌治疗后常出现火热阴伤之象，刘老认为遇到此类情况不必拘泥，可"舍病从证"，从肝肾出发调摄冲任则症状基本可缓解。本案患者燥热汗出，失眠多梦为肾水不足，肝阳偏亢之象，舌质淡暗，提示内有瘀血，方中熟地黄、山茱萸滋补肝肾，取"肝肾同源"之意；鳖甲散瘀通络；牡丹皮、地骨皮清虚热。本案病机总属肝肾阴虚，故以滋水清肝饮合二至丸为主方滋肾清肝。有临床研究表明，滋水清肝饮能显著缓解患者乳腺癌术后胁肋隐痛、失眠多梦、潮热盗汗等肝肾阴虚症状，并改善患者的生活质量，提升对放、化疗的耐受性。现代药理学显示二至丸具有抗肿瘤，增强免疫力，保肝降酶，降脂，降糖，改善凝血功能，抗衰老等多重作用。方中女贞子性甘平，色青黑，擅补少阴之精；墨旱莲性甘寒,汁黑入肾补精,能益下而荣上,强阴黑发;二药合用,共奏滋肾养肝之效。

[**案2**]

贺某,女,67岁,2021年3月25日初诊。

主诉:右乳癌根治切除术后1年余,发现骨转移1周。

患者于医院行"右乳癌根治切除术",术后病理:右乳浸润性导管癌,已行化疗4周期。后一直予内分泌治疗,患者1周前感右侧胁肋部疼痛,初为隐痛,后为阵发性刺痛,结合检查考虑乳腺癌骨转移。刻下症见:患者感右侧胁肋部时有针刺样疼痛,咳则痛甚,伴有腰膝酸软,头晕偶作,夜间多梦易醒,进食一般,大便正常,日行1~2次,小便如常,舌质红,苔薄黄,脉弦细涩。

诊断:乳岩。

辨证:肾精亏虚,瘀血内结。

治法:填精益髓,活血化瘀。

处方:醋鳖甲20g^(先煎)　莪　术10g　冬凌草20g　熟地黄20g
　　　川　芎20g　　　补骨脂20g　骨碎补20g　杜　仲20g
　　　枸杞子20g

7剂,水煎服,日1剂。

二诊:患者腰酸较前缓解,夜寐改善,头晕不著,胁肋部针刺感同前,但发作频率较前减少,口干较甚,胃纳尚可,大便偏干,1~2日一行,舌质红,少苔,脉细涩。证属瘀毒内结,阴液不足,一诊方加水蛭6g,玉竹、石斛各20g,前法煎服14剂。

三诊:患者胁肋部时有隐痛,但已无明显针刺感,口干症状亦较前改善,近日入睡困难,胃纳可,便质正常,日行1次,舌偏红,少苔,脉沉细涩。患者症状较前均有所改善,故以扶正抗癌方加以巩固,加炒酸枣仁15g,炙甘草20g。

按语:乳腺癌骨转移的病位主要在肾,主要症状为骨痛,刘老认为其原因不外乎"不荣则痛"及"不通则痛"两大方面。患者先天肾气不足,或他病损伤致肾精亏虚,生髓无源,骨失所养而致"不荣则痛"。另一方面,人体正气不足,癌毒易于流窜入骨,毒邪结聚发为癌瘤,阻滞气血经络而致"不通则痛"。故治疗时应以"补肾""祛瘀"为落脚点,并不忘癌毒为致病之源,而施以抗癌解毒之品。刘尚义教授常配以骨碎补、补骨脂等治乳腺癌骨转移；肾虚腰痛，耳鸣耳聋，牙齿松动，跌仆闪挫，筋骨折伤者，予熟地黄、山茱萸、益智仁等补肾益精药配伍。骨碎补，寸寸折之，寸寸皆生，处处折之，处处有计，倒插亦生，横埋亦生，不致血液之漏，故其接补伤折之力最强，性温助阳，入肾，温补肾阳，强健筋骨，可治肾虚所致的腰痛脚弱、耳鸣耳聋等症。

［案3］

张某，女，55岁，2021年11月10日初诊。

主诉：右乳癌改良根治术后3年。

患者因右乳肿块于2018年4月在肿瘤医院行手术治疗，术后病理示：右乳浸润性导管癌，术后予化疗6次，已完成，未行放疗，内分泌治疗中。刻下症见：神清，精神可，右乳缺如，左乳未及明显肿块，神疲乏力，四肢时有酸痛，眠可纳差，二便调，舌淡，苔薄白，脉沉细弱。

诊断：乳岩。

辨证：气血两虚。

治法：补气养血。

处方：醋鳖甲20g^(先煎)　　莪　术10g　　冬凌草20g　　黄　芪20g
　　　当　归20g　　白　术20g　　茯　苓20g　　黄　精20g
　　　肉苁蓉20g

7剂，水煎服，日1剂。

二诊：7日后复诊，药后自觉精神可，神疲乏力、四肢酸痛症状好转，纳眠可，二便调，舌淡，苔白腻，脉濡细。前方减黄精、肉苁蓉，改予淫羊藿20g、艾叶15g，治以补气养血。

按语：刘老认为乳腺癌术后患者治疗首当扶正，兼顾祛邪，所谓"先安未受邪之地"。肾乃先天之本，为一身精气藏纳之所，肾主骨生髓，肾阳虚衰，温煦失职，骨失充养，则见四肢酸痛；脾为后天之本，乃水谷精微化生之源，脾失健运，化源不足，脏腑失于濡养，则神疲乏力；因此扶正当以益气健脾，温阳补肾为主，故方中取生黄芪、当归、白术、茯苓等益气健脾；黄精、肉苁蓉、淫羊藿等温肾助阳，从而扶助正气以治根本。另外，乳腺癌患者虽经手术、放化疗等治疗，但癌毒其性顽劣，余毒终不能尽除，潜伏体内；当机体正气亏虚时，伏邪余毒则复发走窜；故以鳖甲、莪术活血化瘀攻坚使肿块消散于无形,改善局部组织血液循环,减少癌细胞着床的机会以降低复发和转移,并配合冬凌草清热解毒抗肿瘤。

[案4]

刘某,女,45岁,2021年11月10日初诊。

主诉:乳腺癌保乳术后4个月。

患者自述平素月经周期不规律,经期或经行前后乳房、下腹部胀痛,月经量少,色暗红,偶有血块。刻下症见:神清、精神可,神疲乏力,腰膝酸软,手足烦热,面色无华,舌苔白,质偏暗,脉涩。

诊断:乳岩。

辨证:气滞血瘀。

治法:疏肝理气,调经止痛。

处方:醋鳖甲20g^(先煎)　莪　术10g　冬凌草20g　佛　手10g
郁　金20g　　　当　归20g　川　芎10g　艾　叶20g
王不留行20g

7剂,水煎服,日1剂。

二诊:7日后复诊,患者用药后乳房、下腹部疼痛较前明显减轻,舌红少苔,脉涩,继以疏肝理气,调经止痛为法,前方去当归、川芎,加入金银花20g、玄参20g,继用7剂,药后诸症消失。

按语:刘老认为乳腺癌病机为情志不畅,肝郁气滞,气滞血瘀,忧思则气结而血亦结,忿怒则气逆而血亦逆,甚至乳硬管塞,胁痛烦热。平素抑郁,或忿怒伤肝,疏泄失司,经前或经期冲脉气血充盛,肝司冲脉,肝脉气血郁满,肝脉挟乳,乳络不畅,遂致乳房胀痛或乳头痒痛。刘老常用王不留行与香附、郁金等行气活血药配伍治疗乳汁不下、乳房胀痛,也常与路路通、穿山甲、瞿麦等下乳通经药伍用。本案例的一诊、二诊均以疏肝理气,调经止痛为法,刘老常用王不留行治疗妇人经行腹痛,闭经,乳汁不下,乳痛肿痛等。方中使用佛手、郁金疏肝解郁,理气止痛,川芎活血化瘀;患者二诊较初诊舌红少苔,予金银花、玄参清热。

[案5]

林某,女,43岁,2021年4月3日初诊。

主诉:右乳癌根治术后17年余。

患者于2003年6月5日行右乳癌改良根治术,病理:浸润性导管癌Ⅱ

级,术后化疗4次。半月前出现左乳胀痛伴有结块,已停经。刻下症见:自觉神疲乏力,口干欲饮,时有胃脘胀痛,食欲不振,嗳气,夜寐不易入睡,睡则易醒,舌质淡红,苔薄,脉细。

诊断:乳岩。

辨证:气血两虚。

治法:补气养血。

处方:醋鳖甲20g^(先煎)　莪　术10g　冬凌草20g　鸡内金20g
　　　酸枣仁20g　　夜交藤20g　厚　朴20g　槟　榔20g
　　　白　术20g

7剂,水煎服,日1剂。

二诊:服药后,大便欠畅,一日一行,时有腹胀,嘈杂,左乳胀痛已除,舌淡红,苔薄,脉濡。证属气血两虚,冲任失调,加生地黄20g、知母12g续服14剂,治以益气养血,调摄冲任。

按语:刘老认为,肿瘤发生的内在原因是正气亏虚,即气阴不足、冲任失调为乳癌术后共有的病机;乳腺癌复发转移与机体正气不足有极大关系。气虚则见身疲乏力、食欲不振等症,阴液亏虚可见口干欲饮、夜寐不易入睡、苔薄、脉细等症。用白术健脾益气,改善患者的脾胃虚弱,扭转营养不良状况,缓解乏力、消瘦、食欲不振等症状;腹胀、胃阴不足、大便干结加厚朴、槟榔;莪术、鳖甲活血软坚;夜寐欠安,用酸枣仁、夜交藤;综观全方,扶正祛邪,标本兼顾,一药多用,运筹帷幄。临床应用中还可用淫羊藿、肉苁蓉、巴戟天等补肾助阳,调补冲任;助阳药中加山茱萸、枸杞子等滋阴益肾药,以收阴生阳长,阴阳平补之功。

[**案6**]

徐某,女,65岁,2021年10月23日初诊。

主诉:左乳肿块隐痛6月余。

患者自觉左乳肿块数年,2021年3月发现左乳头凹陷,4月感左乳肿块有隐痛。9月在肿瘤医院行钼靶示:左乳癌待查。刻下症见:神清、精神可,神疲乏力,纳可,二便调,舌红,苔少中剥,脉细。

诊断:乳岩。

辨证:气血两虚。

治法:补气养血。

处方：醋鳖甲 20g^{（先煎）}　　莪　术 10g　　冬凌草 20g　　白　术 12g
　　　　茯　苓 20g　　　　　淫羊藿 20g　　黄　精 20g　　山茱萸 20g
　　　　黄　芪 20g

7 剂，水煎服，日 1 剂。

二诊：7 日后复诊，患者左乳肿块如前，隐痛较前好转，偶有刺痛，舌红苔少脉细，纳可，二便调。患者证属气阴两虚，兼有肝郁化火，加柴胡 20g、黄芩 20g，治以益气养阴，疏肝清热。

三诊：患者左乳肿块疼痛缓解，前方继服。

按语：患者为老年女性，平日忧思过度，肝郁气滞化火，脏腑功能衰退；又加之天癸绝，肾精亏虚，冲任失调；最终血瘀毒聚于乳络而成乳癌。患者罹患乳癌日久，未及时就治，又有消渴等基础疾病，实属晚期气阴两虚，故表现为舌红，苔少中剥，脉细。刘老认为乳癌应以扶正为主，扶正时尤重益气养阴。本例运用黄芪、白术益气健脾，使气血生化有源；予淫羊藿、黄精、山茱萸调冲任；冬凌草具有清热解毒，消肿散结功效，用于祛邪。全方以益气养阴为主，佐以调理冲任，再辅以祛邪，共奏扶正祛邪之效。

[案 7]

蒋某，女，47 岁，2021 年 2 月 3 日初诊。

主诉：左乳腺癌术后 1 月。

患者 2021 年 1 月 2 日在某医院行左乳癌保乳手术，浸润性导管癌，术后化疗 2 次；右乳胀痛，与月经周期、情绪等无明显关联，月经正常。刻下症见：自觉头晕目眩，恶心呕吐，口腔溃疡，胃脘胀满等不适症状，舌边有瘀斑，苔腻，脉细。

诊断：乳岩。

辨证：气阴两虚，冲任失调，肝胃不和。

治法：益气养阴，调摄冲任，疏肝和胃。

处方：醋鳖甲 20g^{（先煎）}　　莪　术 10g　　冬凌草 20g　　黄　芪 30g
　　　　肉苁蓉 20g　　　　　淫羊藿 20g　　白　术 20g　　茯　苓 20g
　　　　竹　茹 12g

7 剂，水煎服，日 1 剂。

二诊：7 日后复诊，药后仍恶心，心悸，口腔溃疡，纳差；右乳结节未消，仍稍有胀痛，较前减轻；舌边瘀斑，苔少，脉细，治则同前。

178

三诊：自觉精神可，神疲乏力、四肢酸痛症状好转，纳眠可，二便调，舌淡，苔白腻，脉濡细。前方减黄芪、肉苁蓉，改予艾叶15g，治以补气养血。

按语：乳腺癌的发生发展是一个因虚致实、因实更虚、虚实夹杂的过程，其病本虚而标实。故刘老临证以辨证与辨病、扶正与祛邪相结合为原则，分清虚实主次，辨别邪正盛衰，慎重权衡，以扶正培本为主，祛邪抗癌为辅，力争"扶正以祛邪，祛邪以扶正"，以提高机体抑制肿瘤能力，从而达到抗癌、抑癌目的。刘老强调乳腺癌贵在早期诊断及早期综合治疗；他主张早、中期乳腺癌应以手术、放疗、化疗为主，配合中药以减毒增效，术后重在调补气血、气阴，常以黄芪、白术、茯苓等益气健脾，当归、枸杞子等养血滋阴，莪术等祛除余毒。又因化疗后常出现恶心呕吐，胃脘胀满等症状，故加竹茹降逆止呕。临床中不易入睡者，刘老每用酸枣仁、合欢皮以安神助眠；术后另一侧乳房又见乳癖时，常加入水蛭以化痰散结，配合淫羊藿、艾叶等药，既治乳癖，又防其癌变。

[案8]

陈某，女，54岁，2021年9月13日初诊。

主诉：左乳腺癌改良根治术后1月。

患者2021年8月因发现左乳结节，穿刺活检后诊断为"乳腺癌"，立即行左乳腺癌改良根治术，术后病理：（左）乳腺浸润性小叶癌。术后化疗6周期，化疗后口服内分泌治疗。刻下症见：面部、双下肢水肿，伴肿胀感，神疲乏力，舌淡红，苔薄白，脉细。

诊断：乳岩。

辨证：脾肾两虚，水湿内停。

治法：健脾益肾，利水消肿。

处方：醋鳖甲20g^{（先煎）}　　莪　术10g　　冬凌草20g　　茯　苓20g
　　　　巴戟天20g　　　　枸杞子20g　　菟丝子20g　　淫羊藿20g
　　　　甘　草20g

7剂，水煎服，日1剂。

二诊：7日后复诊，面部、双手、双下肢水肿消失，稍乏力，腰膝酸软，腰痛，纳可，夜寐安，舌淡红，苔薄白，脉细。上方去菟丝子、甘草，加杜仲20g、川牛膝20g。

三诊：乏力，腰膝酸软及腰痛减轻，舌淡红，苔薄白，脉细。上方去茯苓，加山茱萸20g、女贞子10g。

按语：患者初诊为乳腺癌术后、化疗后，正气亏虚，脾肾两虚，水液运化失常，水湿内停，故面部、双手、双下肢水肿，伴肿胀感；刘老以四君子汤加减健脾，以巴戟天、枸杞子、菟丝子、淫羊藿等补肾固本。水湿、瘀毒为标，以茯苓加减利水消肿，莪术、冬凌草化痰解毒治标，标本兼治。其后患者面部、双手、双下肢水肿消失，二诊腰膝酸软、腰痛，刘老认为"腰为肾之府"，腰膝酸软、腰痛责之肾，肾之阴阳依赖后天脾胃所化气血的充养，故在健脾的基础上加杜仲、牛膝、山茱萸、女贞子等温肾阳、益肾精，肾强则腰健。

[案9]

王某，女，45岁，2021年8月22日初诊。

主诉：右乳癌改良根治术后2月。

患者因发现右乳肿块行乳腺癌根治术，术后病理：浸润性导管癌，免疫组化：ER（-），PR（-），CerbB-2（-），术后行辅助化疗6周期，放疗12次。刻下症见：神清，精神可，稍感心慌，纳可，二便调，舌红，苔黄，脉细。

诊断：乳岩。

辨证：肝郁脾虚，冲任失调。

治法：疏肝健脾，调补冲任。

处方：醋鳖甲20g（先煎）　　莪　术10g　　冬凌草20g　　郁　金20g
　　　佛　手20g　　　　　白　术20g　　茯　苓20g　　五味子6g
　　　甘　草20g

7剂，水煎服，日1剂。

二诊：7日后复诊，患者心慌较前好转，感手足心热，易疲劳，舌红，苔黄，脉细。上方去五味子、甘草，加墨旱莲15g、漏芦10g。

按语：该患者为三阴乳腺癌，手术、化疗、放疗结束后一直予中医治疗，未曾间断。三阴乳腺癌是一种特殊的乳腺癌类型，指雌激素受体（ER）、孕激素受体（PR）和人类表皮生长因子受体（HerbB-2）均不表达的乳腺癌。该类乳腺癌预后较差，短期复发率高，内脏易发生转移，复发转移在1～3年内达到顶峰，与其他类型的乳腺癌相比，从远处转移到死亡的时间较短，总生存率和无病生存期最差，是乳腺癌中较难治的类型。刘老认为此类乳腺癌病机多由肝气郁结不舒，日久结而成块所致；此外患者年龄已近"七七"，天癸竭,冲任失调,以脾肾亏虚为本,肝气郁结为标,疏肝理气,健脾益肾,化瘀解毒为其治法。患者近 3 年的治疗,治则不离攻补兼施四字。刘老遣方用药精良:以冬凌草、莪术、鳖甲等清热解毒,软坚散结;漏芦通乳络,并为引经药;墨旱莲补肾兼调补冲任;佛手、郁金疏肝理气;白术健脾。

十四、甲状腺癌

(一)概述

1. 引疡入瘤用于甲状腺癌的立论基础 甲状腺癌,据其临床症状可将其归于中医"瘿瘤""瘿病""石瘿"等范畴。甲状腺癌与其他肿瘤相比,更接近于人体体表皮肤,故其临床实践多从疡科着手,以疡科"消、托、补"三法治之。

2. 甲状腺癌病因认识 瘿病的病因主要是情志内伤,饮食、水土失宜,但也与体质密切相关。

3. 甲状腺癌病机分析 中医学认为本病多因情志不舒,肝郁气滞,痰湿凝聚所致。肝郁不舒,脾失健运,痰湿凝聚,随肝气上逆凝结于颈部;痰湿凝聚,气滞血瘀则瘿肿如石;阻于气道则声嘶气粗。若郁久化火,灼伤阴津则见烦躁、心悸、多汗。若病程日久则耗精伤血,气血双亏。气滞痰凝壅结颈前是本病的基本病理,日久引起血脉瘀阻,以致气、痰、瘀三者合而为患。部分病例由于痰气郁结化火,火热耗伤阴津而导致阴虚火旺的病理变化,其中尤以肝、心两脏阴虚火旺的病变更为突出。本病初起多实,病久则由实致虚,尤以阴虚、气虚为主,以致成为虚实夹杂之证。

4. 甲状腺癌辨识要点

(1)辨证候之虚实:甲状腺癌以气、痰、瘀壅结颈前为主要病机,所以一般属于实证,其中应着重辨明有无血瘀。病程日久由实致虚,常出现阴虚、气虚的病变及相应的症状,其中以心、肝之阴虚尤为多见,从而成为虚实夹杂的证候。

(2)辨火热之有无:甲状腺癌日久每易郁而化火,应综合症状和舌脉辨别其有无火热,若有则应辨别火热的程度。

5. 甲状腺癌治法方药 甲状腺癌以理气化痰,消瘿散结为基本治则。

临床上可将其分为肝郁气滞、痰湿凝聚、气血两虚三型,采用内外综合调理的方式进行治疗。内治法针对痰湿凝聚证,以健脾化痰,消瘿散结为法,方选四海舒郁丸加减;肝郁气滞证,以疏肝理气、消瘿散结为法,方选海藻玉壶汤加减;气血两虚证,以益气养血,解毒散结为法,方选八珍汤加减。外治法可选用瘿瘤膏等外用消散药物,配合内服药物共同消瘿散结。

6. 甲状腺癌常见并发症

（1）甲状腺肿瘤迅速扩大:早期影响外观,引起颈部不适,晚期可导致气管受压,侵犯食管及喉返神经,出现呼吸困难、声音嘶哑、发音困难、吞咽困难。

（2）甲状腺癌手术可能造成的相关并发症:甲状腺扩大切除后可能引起甲状腺功能减退、甲状腺癌患者术后剧烈运动或者术中止血不彻底可能出现伤口出血或者皮下出血、因术中神经损伤导致声带活动异常可能引起术后声音异常。

（3）少数恶性肿瘤随淋巴结转移:侵犯到周围组织引起相应症状,比如侵犯到颈部神经引起颈肩部疼痛、神经功能障碍,侵犯到其他位置或者出现远处转移时则出现相应症状。

（4）转移后症状:甲状腺癌转移包括颈部淋巴结转移、远处转移。颈部淋巴结转移主要包括颈部压迫、组织器官出现相应症状,如呼吸困难、吞咽困难、声音嘶哑;远处转移包括常见的肺、骨甚至少见的脑、颅内转移,这些器官会出现相应症状如呼吸困难、病理性骨折,或者颅内高压等。

（二）医案选录

［案1］

杨某,女,59岁,2019年9月16日就诊。

主诉:确诊甲状腺癌3月余。

患者3个月前体检发现甲状腺肿大,行病理穿刺活检确诊甲状腺癌。刻下症见:诉时有咽喉部胀痛,吞咽不利,反酸,口干口苦,头晕,纳差,眠差,小便可,大便硬结难解,舌质淡红,苔薄白,脉细弦。

诊断:石瘿。

辨证:肝肾阴虚。

治法:解毒散结,补益肝肾。

处方：醋鳖甲 20g^{（先煎）}　　醋莪术 10g　　黄　精 20g　　山茱萸 20g

　　　　肉苁蓉 20g　　　桑　椹 20g　　补骨脂 20g　　黄药子 6g

　　　　水　蛭 6g

7 剂，水煎服，日 1 剂。

二诊：患者服用上方 1 周，咽喉胀痛减轻，大便可，时有疲乏，睡眠好转，仍感反酸，烧心，口干口苦，胁肋部胀闷不适，舌质红，苔黄腻，脉弦数。当辨为肝胃不和，故去原方补骨脂、肉苁蓉，加黄连 6g、吴茱萸 3g、川芎10g，以疏肝和胃，散结消肿。

按语：石瘿乃癌毒之邪蕴结于甲状腺，脾失健运，痰湿凝聚，随肝气上逆凝结于颈部，故见咽喉胀痛；患者平素抑郁，肝气不舒，肝失疏泄，故见口苦；脾失运化，胃气上逆则食欲不振，嗳气反酸；脾虚生化乏源，头面肌肉四肢无以濡养，故见肢软乏力；舌淡红，苔薄白，脉细弦为肝肾阴虚之征象。四诊合参，本病辨为石瘿之肝肾阴虚。初诊方中鳖甲、莪术软坚散结，黄精、桑椹补肾养阴，黄药子清热解毒，散结消肿，水蛭活血解毒，补骨脂、肉苁蓉补肾健骨，润肠通便。二诊患者大便可，仍感反酸，烧心，口干口苦，胁肋部胀闷不适，辨证属肝胃不和，当疏肝和胃，散结消肿，故去补骨脂、肉苁蓉，加黄连、吴茱萸泄肝和胃，川芎解郁散结。刘老特别指出，石瘿的选方中坚持使用黄药子有重要意义，缪希雍《本草经疏》云：黄药根，解少阴之热，相火自不妄动而喉痹瘿矣。苦寒能凉血，得土气之厚者，又能解百毒也。

[**案 2**]

刘某，女，39 岁，2018 年 9 月就诊。

主诉：咽喉胀闷不适 1 周余。

患者 3 年前因"甲状腺黏液腺癌"行手术治疗，术后行 2 疗程辅助化疗，因化疗期间副反应明显故未坚持。化疗后长期于我院门诊口服中药治疗。刻下症见：咽喉胀闷不适 1 周余，伴胃脘部胀闷不适，进食后不易消化，纳差，两胁部胀痛，触之明显，怕冷，喜叹息，舌淡红，苔淡，脉弦。

诊断：石瘿。

辨证：肝胃不和。

治法：疏肝和胃。

处方：佛　手 10g　　郁　金 20g　　白　术 20g　　枳　实 15g

　　　　吴茱萸 10g　　黄药子 6g　　玉　竹 10g　　石　斛 6g

木　香5g

12剂，水煎服，日1剂。

二诊：患者服用上方12日，胃脘部胀闷不适，进食后不易消化明显改善，胸胁部胀闷不适改善欠佳，舌质红，苔黄腻，脉弦数。去原方佛手、郁金，加红花6g、川芎10g，治以活血散结消肿。

按语：石瘿伴有两胁胀痛、喜叹息的患者，常为肝胃不和之证，以疏肝和胃为正治，亦是调畅气机。故处方以佛手、郁金疏肝解郁，理气止痛；以白术、枳实健脾理气，化食消痞；以玉竹、石斛养胃阴，滋胃液；以吴茱萸散寒止痛，理气和胃；黄药子散结消肿解毒；以木香行气，助胃气通降。全方疏肝与和胃并用，散寒与养阴同施，诸药同用，使疾病向愈。二诊时患者胸胁部胀闷不适改善欠佳，故去原方佛手、郁金，加红花、川芎以增活血之效。此后患者门诊继服散结消肿中药调理。

[案3]

王某，男，48岁，2019年8月就诊。

主诉：确诊甲状腺黏液腺癌3月余。

患者3个月前体检发现甲状腺肿大，行病理穿刺活检确诊甲状腺黏液腺癌。刻下症见：患者诉咽喉部疼痛，持续不能缓解，疼痛影响睡眠及休息，吞咽时明显，伴咳嗽，咳痰，痰白，偶有血丝，色淡红，难以咳出，肢软乏力，纳眠差，舌淡，苔白腻，脉濡滑。

诊断：石瘿。

辨证：痰湿凝结。

治法：养阴散结，宣肺化痰。

处方：醋鳖甲20g^(先煎)　莪　术10g　冬凌草10g　　仙鹤草10g
　　　黄药子6g　　浙贝母10g　砂　仁6g^(后下)　黄　精20g
　　　山茱萸20g

15剂，水煎服，日1剂。

二诊：患者服用上方2周，咽喉部疼痛、咳嗽、咳痰减轻，未见出血，时有疲乏，偶感腹胀，二便调，舌质淡，苔白腻，脉濡滑。去原方冬凌草、贝母、砂仁、黄精、山茱萸，予黄连6g、吴茱萸3g、鸡内金20g、莱菔子20g、山楂20g、薏苡仁20g，共15剂以散结祛湿，补益气血，消食行气。

三诊：患者继服上方2周，腹胀明显好转，时有疲乏，舌质淡，苔薄白，脉弦细。故续用前法，继以散结祛湿，补益气血，消食行气为治疗大法，患者坚持服中药，症状明显改善。

按语：正气虚损，阴阳失调，邪毒乘虚入咽，邪滞于喉，导致甲状腺功能失调，宣降失司，气机不利，血行瘀滞，津液失于输布，津聚为痰。本病虚实夹杂，病位在甲状腺，与肺、肝、脾、肾关系密切。初诊方中鳖甲、莪术软坚散结，冬凌草、黄药子解毒散结消肿，黄精、山茱萸补益气血，仙鹤草补虚止血，浙贝母润肺化痰止咳，砂仁行气化痰。二诊根据患者腹胀及舌脉变化，辅以散结祛湿，补益气血，消食行气之品，以求患者诸症悉平。患者甲状腺黏液腺癌预后较差，故处方当根据病机变化辨证论治，有攻有守。三诊时，患者病机未变，故继以前法。

[案4]

王某，男，25岁，2010年10月就诊。

主诉：确诊甲状腺瘤2月余，小便不利2天。

患者2个月前学校体检发现甲状腺肿大，后穿刺活检确诊甲状腺瘤，暂未治疗。现症见：甲状腺肿大，吞咽不适感，伴小便灼热疼痛，尿血鲜红，心烦口渴，面红赤，口中生疮，夜眠差，舌红，脉数。

诊断：石瘿。

辨证：火热内盛，煎迫血瘀。

治法：清热凉血，散结止血。

处方：醋龟甲20g^(先煎)　　生地黄20g　　蒲　黄20g^(布包)　　焦山栀15g
　　　　地　榆10g　　　槐花10g　　　白茅根10g　　　黄　柏6g
　　　　黄药子6g

7剂，水煎服，日1剂。

二诊：患者服用上方7日，小便黄赤灼热感消失，尿液未见明显血色，心烦缓解，口疮未再发，舌淡红，苔少。故去焦山栀、白茅根，予淡竹叶10g减清热之效，加土茯苓10g、王不留行10g以助热邪从小便而解，为防伤阴又加知母10g，继服7剂，以清热凉血止血。

按语：针对患者尿血情况予凉血清热，养阴止血。方中选用醋龟甲、生地黄以养阴；配伍使用蒲黄、地榆、槐花、白茅根以凉血止血；因患者诉心烦、口舌生疮，故加焦山栀以泻火除烦，凉血解毒；尿血之症发在下焦，非至阴之物不可到，又予黄柏专清下焦之湿热；予黄药子散结消肿，共奏清热解毒，凉血止血之功。二诊患者症状改善，小便黄赤灼热感减退，心烦缓解，乃热退尔，故去焦山栀、白茅根予淡竹叶以减清热之效；以热退而邪留，故加土茯苓、王不留行助热邪从小便而解，为防伤阴又加知母以制之；诸药共收养阴清热，利尿止血之效。二诊继用 7 剂，药后诸症缓解。刘老指出，患者口中生疮、尿血等症乃在内脏腑之膜热，当用地榆、槐花、淡竹叶、土茯苓等清解膜热以止血。

[案 5]

张某，女，44 岁，2020 年 7 月就诊。

主诉：确诊甲状腺癌 1 年余。

患者 1 年前体检发现甲状腺肿大，行病理穿刺活检确诊甲状腺癌。刻下症见：患者近期觉左侧甲状腺胀闷不适，触之疼痛感明显，巩膜稍黄染，伴腰膝酸软，发白，脱发明显，视物不清，眼眶瘙痒，舌淡，舌下脉络迂曲扩张，苔微黄腻。

诊断：石瘿。

辨证：肝肾阴虚兼夹湿热。

治法：补肝肾，祛湿热。

处方：醋鳖甲 20g^(先煎)　莪　术 10g　川　芎 10g　水　蛭 15g

女贞子 10g　　墨旱莲 10g　茵　陈 10g　蒺　藜 6g

黄药子 6g

30 剂，水煎服，日 1 剂。

二诊：30 日后复诊，服药后视物不清改善明显，脱发减轻，仍觉甲状腺胀闷疼痛，巩膜黄染较前加重。继用前法，去黄药子、炒蒺藜，加用猫爪草 10g、田基黄 20g 以通络、祛湿。

按语：甲状腺癌同其他肿瘤疾病一样，细究不过气、火、湿之郁导致阴阳失调或瘀血结聚。其治包括疏肝解郁、活血化瘀、咸寒软坚、调整阴阳等多种方法，当据病机以辨证论治，尤当注意补肾之法的运用。通过补肾能激发人体免疫力，帮助免疫细胞抗击肿瘤。本案患者觉左侧甲状腺胀闷不适，触之疼痛感明显，乃气血瘀滞于咽喉，当用醋鳖甲、莪术、川芎、水蛭活血行气化瘀；患者巩膜稍黄染，用茵陈利湿退黄；腰膝酸软，发白，脱发明显，视物不清乃肝肾亏虚之故，用女贞子、墨旱莲补益肝肾；眼眶瘙痒，用炒蒺藜活血祛风，明目止痒，且平肝解郁，调畅气机；最后酌加黄药子以散结通络止痛。患者30日后复诊仍觉左侧甲状腺胀闷、疼痛，故仍以活血化瘀、补益肝肾为法，在前方基础上改黄药子为猫爪草增强化痰散结，通络止痛之效；服前药后视物不清改善明显，故去炒蒺藜；巩膜黄染较前加重，加田基黄以利湿退黄。继服30剂后上症明显缓解，嘱患者继续调理。

[案6]

徐某，女，42岁，2020年10月就诊。

主诉：甲状腺功能亢进3年余，确诊甲状腺瘤1年余，汗多1周。

患者3年前体检发现甲状腺功能亢进，1年前确诊甲状腺瘤。刻下症见：近1周以来，出汗明显，以睡时出汗为主，白天活动时出汗也较平时增多，形体消瘦，神萎不振，伴低热，口干，口苦，手足心发热，小便黄赤，伴咽喉部胀痛，吞咽时加重，舌质淡，剥苔，脉细数。

诊断：石瘿。

辨证：气阴亏虚。

治法：益气养阴。

处方：醋龟甲 20g^{（先煎）}　　黄　柏 20g　　知　母 20g　　生地黄 15g
　　　北沙参 10g　　　　麦　冬 10g　　天　冬 10g　　五味子 6g
　　　五倍子 5g

12剂，水煎服，日1剂。

二诊：12日后复诊，睡时汗出、口干、口苦症状改善明显，仍觉咽喉部胀痛，吞咽时加重，舌淡，少量剥苔，脉细数，故去五倍子、五味子，加用马勃 10g、北柴胡 10g 以疏肝利咽。

按语：甲状腺功能亢进使甲状腺激素分泌过多，从而增强新陈代谢速度，增加交感神经兴奋性，使得身体产热量上升，从而导致身体多汗和怕热等。汗是人体五液之一，由阳气蒸化津液而来。心主血，汗为心之液，阳为卫气，阴为营血，阴阳平衡，营卫调和，则津液内敛。反之，若阴阳脏腑气血失调，营卫不和，卫阳不固，腠理开阖不利，则汗液外泄。本案患者低热，口干，口苦，手足心发热，小便黄赤，伴咽喉部胀痛，乃阴虚之证，故治疗可从补肾阴入手。方中以龟甲、生地黄清虚热，补肾阴；知母、黄柏滋阴润燥退热，泻火解毒除湿；北沙参、麦冬、天冬、五味子清肺润燥，益气生津；五倍子敛肺止汗；诸药合用，共奏益气养阴，补肺益肾之功。二诊咽喉部胀痛、吞咽加重缓解欠佳，故去五倍子、五味子，加用马勃、北柴胡以增强疏肝利咽之效。

十五、恶性淋巴瘤

（一）概述

1. 引疡入瘤用于恶性淋巴瘤的立论基础 根据淋巴结肿大、消瘦等临床特点，可将其归属于中医"石疽""恶核""失荣""痰核"等疾病范畴。刘老认为在内之痈疽犹如在外之疮疡痈肿，同属于"膜疮"范畴，基于"肤膜同位""肤药治膜"思想，可将"石疽"按疡科理论进行治疗。

2. 恶性淋巴瘤病因认识 恶性淋巴瘤的病因有内因和外因两个方面。外因多由外感寒湿毒邪所致，内因则多与先天禀赋虚弱、先天胎毒未尽、饮食不节、七情内伤、劳欲过度、病后体弱有关。

（1）寒邪湿毒：寒邪湿毒内侵机体，加之先天禀赋虚弱，或先天胎毒未尽，寒邪凝滞，寒久化热，血行不畅，日久成瘀，寒、热、湿、毒、瘀蓄于体内，相互胶结，形成肿块，发为此病。

（2）痰浊内阻：后天饮食不节、七情内伤、劳欲过度、病后体弱等导致肝脾肾等脏腑功能失调，气血阴阳亏虚，痰浊内生，痰浊日久成瘀，痰瘀相互胶结形成肿块。

（3）血瘀阻滞：瘀血是病理因素，多因寒凝、气滞所致，瘀血导致气血运行不畅又会加剧气机阻滞和痰浊凝结，从而形成痰瘀互结。

（4）正气亏虚：机体正气亏虚，邪毒内侵，无力抵御外邪而致痰、毒、瘀相互胶结，遂成石疽。

3. 恶性淋巴瘤病机分析 恶性淋巴瘤的发病机理是正虚邪实，其中，正虚以气虚、阴虚、血虚及肝脾肾虚为主，邪实以痰浊、邪热、病毒多见。其发病机理的核心是脾肾亏虚为本，痰毒瘀结为标。脾主运化水湿，为生痰之源；肾者水脏，主津液。脾虚运化乏源，肾虚气化失常，体内水液代谢失常，水湿内停，聚而成痰。痰阻经络，血行不畅，停而成瘀，或因痰阻气机，气滞血瘀，久而成积。气滞血瘀亦是瘤的病因，所以热、瘀是两者共有的病理因素。正虚无力抵御外邪，而致邪毒内侵，痰、毒、瘀相互胶结，遂成石疽。

4. 恶性淋巴瘤辨识要点

（1）辨主因，辨病位：恶性淋巴瘤以正虚为本，邪实为标，在整个病程中二者可致痰、瘀、毒,痰瘀毒邪气又可加重前者,疾病的不同阶段主导因素、病位不同,治疗原则亦不同。

（2）辨标本缓急：病有标本,治有缓急。石疽肿块迅速、红肿、紧缩感,痞坚之下定有伏火,故肿瘤发生以火毒为标,常规化放疗副反应为标。脾肾亏虚,痰湿内蕴,或情志不畅,气失调达为本。急则治其标,缓则治其本,标本调治,需弛张有度。

5. 恶性淋巴瘤治法方药　刘老治疗恶性淋巴瘤以扶助正气,健脾温肾,化痰解毒为原则；使用频次靠前的药物有鳖甲、莪术、冬凌草、葎草等,具有养阴散结,破血化瘀,软坚消癥的功效,能缩小瘤块,减轻或解除梗阻。根据临床表现不同进行辨证论治：

（1）寒痰凝滞证：以散寒解毒,化痰散结为法。配伍熟地黄、白芥子、白附片、黄药子、半夏、厚朴、麻黄、苍术、草豆蔻等。

（2）气郁痰阻证：以疏肝解郁,化痰散结为法。配伍佛手、郁金、胆南星、柴胡、陈皮、香附、枳壳、白芍等。

（3）阴虚痰结证：以滋补肝肾,化痰散结为法。配伍生地黄、女贞子、墨旱莲、玉竹、石斛、知母、黄柏、龟甲、浙贝母、玄参等。

（4）痰瘀毒蕴证：以逐瘀解毒,化痰散结为法。配伍当归、川芎、白僵蚕、蝉蜕、大黄、赤芍等。

（5）正虚邪恋证：以扶正托毒,调和营卫为法。配伍黄精、山茱萸、百合、茯苓、白术、甘草等。

6. 恶性淋巴瘤常见并发症

（1）皮肤瘙痒：风性开泄为阳邪,易搏结于皮肤黏膜；风善行而数变,或窜于皮肤黏膜经络,或客于腠理,营卫不和；风为百病之长,寒、湿、热等邪气易随风而入侵袭人体,湿毒内蕴,腠理失和而致皮肤黏膜瘙痒。刘老常用羌活、防风、蝉蜕、荆芥、白芷等药物；再配伍刺蒺藜、皂角刺、当归、川芎、莪术、刘寄奴等化瘀通络,以祛络中之邪；湿热者加地肤子、白鲜皮清热利湿；血热者加生地黄、牡丹皮清热凉血；痰湿者加藿香、胆南星清化痰湿。

（2）皮肤疱疹：素体阴虚,或劳倦思虑、大病久病耗伤阴液,肝肾阴虚,虚热内扰,正不胜邪而致皮肤黏膜疱疹发作,治宜养阴清热,此为疡科治疗托法的运用。常用玉竹、石斛、黄精、桑椹、山茱萸补益肝肾,化生精血促进皮肤黏膜濡养,而精微物质的化生可以促进功能恢复,即阴中求阳;肝郁者加石决明、珍珠母疏肝解郁,平肝潜阳,恢复肝体阴用阳的功能;血热者加生地黄、牡丹皮清热凉血;湿热者加冬凌草、地肤子、白鲜皮清热利湿,使邪有出路;血瘀者加莪术、当归、川芎、刘寄奴、刺蒺藜活血通络,促进局部皮肤黏膜的血液运行,加速创面愈合。

(3)皮肤溃烂:肝失疏泄,脾失运化,痰湿内生,气滞血瘀,痰瘀互结,缠绵难愈,日久生毒,痰、瘀、毒互结而致皮肤黏膜肿块、溃疡;热盛肉腐,热伤血络而致疮面糜烂,流血或脓血;正不胜邪,邪毒内陷而致迁延难愈;邪毒流注而致全身蔓延,治宜软坚散结,化瘀通络。温药可振奋阳气,阳气通达则恢复肺通调水道,脾运化水湿,肾开合气化功能,水液代谢正常。常用鳖甲滋阴潜阳,软坚散结,化瘀通络,同时鳖甲血肉有情之品滋阴托补促进疮疡恢复,且助正气抗邪,将下陷之毒托举于外;莪术破血祛瘀,行气止痛;冬凌草、猫爪草、厚朴、苍术、萆薢、六月雪化痰散结,解毒消肿;仙鹤草、地榆、紫珠叶收敛止血,清热解毒,消肿敛疮;蜈蚣、水蛭搜风通络。

(4)癌性疼痛:恶性淋巴瘤患者常伴随局部骨骼疼痛,肿块,好发于胸椎、长骨,可产生神经压迫症状,发生于椎骨者表现更为明显,出现双下肢麻木,双下肢截瘫,大小便功能障碍等症状。常用水蛭、蜈蚣通络止痛,当归、川芎活血止痛。

(二)医案选录

[案1]

刘某,男,56岁,2021年6月19日初诊。

主诉:确诊非霍奇金淋巴瘤放化疗后8月余。

患者8个月前无诱因下发现左颈部淋巴结肿大,经穿刺活检后明确诊断为非霍奇金淋巴瘤,后多次行放化疗。其间患者出现颜面部浮肿,小便不利等不适症状,遂就诊。刻下症见:颜面部浮肿,涕泪不断,无汗出,纳眠尚可,小便少,大便可,舌胖有齿痕,苔薄腻,脉沉细。

诊断:石疽。

辨证:寒痰凝滞。

治法:散寒解毒,化痰散结。

处方：醋鳖甲 20g ^(先煎)　　莪　术 10g　　冬凌草 20g　　葎　草 20g

　　　陈　皮 20g　　　　　半　夏 9g　　　茯　苓 20g　　益母草 20g

　　　半枝莲 20g

15 剂，水煎服，日 1 剂。

二诊：15 日后复诊，患者面部浮肿、涕泪好转，足冷，遇寒加重，舌淡，苔薄，脉紧。考虑寒湿内蕴，故去苦寒之葎草，加白附子 10g（先煎）治以温阳散寒。

三诊：患者无面部浮肿，涕泪减少，小便正常，无汗出，去茯苓、益母草，加蜜麻黄 10g、桂枝 10g 治以解表散寒。此后门诊定期随诊，扶正祛邪相兼，生活质量尚可。

按语：刘老认为该患者寒痰凝滞经络，与血气相搏，血涩结而成疳，发为淋巴结肿大。一诊时刘老予鳖甲软坚散结，化瘀通络；莪术破血祛瘀；茯苓、益母草利水渗湿消肿，通利小便；陈皮、半夏燥湿化痰；半枝莲、冬凌草、葎草清热解毒。二诊时患者诸症较前好转，刘老考虑寒湿偏甚，故去苦寒之葎草，加白附子温阳散寒。三诊时患者诸症进一步好转，无汗出，身痒，刘老考虑痰湿内阻，表阳闭郁，故去茯苓、益母草，加蜜麻黄、桂枝解表散寒，发汗。

［**案 2**］

周某，女，60 岁，2020 年 7 月 27 日初诊。

主诉：周身浅表淋巴结肿大 3 月余。

患者 3 个月前发现左颈部及腹股沟多处淋巴结肿大，最大可达鸡蛋大小，完善骨髓系列检查明确诊断为小淋巴细胞淋巴瘤，遂行 4 疗程 FC 方案化疗，化疗期间神疲乏力，气短，大便不调，遂就诊。刻下症见：神清，精神萎靡，形体消瘦，左侧颈部、腹股沟可触及肿大淋巴结，大小约 2cm×2cm，胸腹满闷，两胁胀满，食欲不振，大便溏结不调，眠可，舌淡，苔腻，脉弦滑。

诊断：石疽。

辨证：气郁痰阻。

治法：疏肝解郁，化痰散结。

处方：醋鳖甲 20g ^(先煎)　　莪　术 10g　　冬凌草 20g　　葎　草 20g

　　　猫爪草 10g　　　　　佛　手 10g　　浙贝母 10g　　白　术 10g

　　　郁　金 10g

191

10 剂，水煎服，日 1 剂。

二诊：10 日后复诊，患者诉精神好转，肿大淋巴结缩小，胸腹满闷，两胁胀满症状较前好转，大便可，纳差，舌淡，苔薄，脉弦。故上方去猫爪草，加建曲 20g 治以健脾和胃。

三诊：患者诉诸症较前明显好转，未触及肿大淋巴结，故去建曲、白术，加黄精 20g、山茱萸 20g。此后门诊定期随诊，扶正祛邪相兼，生活质量尚可。

按语：刘老认为"痰"邪贯穿淋巴瘤发生、发展及预后，从"痰"论治恶性淋巴瘤对提高临床疗效，改善患者生活质量，延长生存周期具有极为重要的指导意义。一诊时刘老以鳖甲软坚散结，化瘀通络；莪术破血祛瘀；佛手、郁金疏肝解郁；浙贝母化痰祛湿，散结解毒；白术健脾化痰；冬凌草、蕤草、猫爪草清热解毒。二诊时患者肿大淋巴结缩小，胸腹满闷，两胁胀满症状较前好转，纳差，故上方去猫爪草，加建曲健脾和胃。三诊时患者诸症较前明显好转，淋巴结未触及肿大，故刘老去建曲、白术，加黄精、山茱萸补益肝肾，扶正抗癌。

［案3］

王某，男，68 岁，2020 年 8 月 13 日初诊。

主诉：右锁骨上霍奇金淋巴瘤术后放化疗后 1 年余。

患者 1 年前发现右锁骨上淋巴结肿大，遂于外院行活检穿刺，病理回示：霍奇金淋巴瘤（混合细胞型），术后行化疗及局部放疗，其间患者出现口干、口苦、乏力、咳嗽、咳痰等不适，遂就诊。刻下症见：神清，精神萎靡，肢软乏力，右锁骨上淋巴结肿大，口苦，口干，咳嗽，咳少量白色稀痰，易咳出，偶有腹胀，上腹部隐痛，矢气频多，纳眠欠佳，大便干结，2～3 日 1 次，小便可，舌红，少苔，脉细数。

诊断：石疽。

辨证：阴虚痰结。

治法：滋补肝肾，化痰散结。

处方：醋鳖甲 20g（先煎）　莪　术 10g　冬凌草 20g　蕤　草 20g
　　　山茱萸 20g　　　　山慈菇 20g　生地黄 20g　紫　菀 20g
　　　决明子 20g

15 剂，水煎服，日 1 剂。

二诊：15 日后复诊，患者诉精神好转，肿大淋巴结较前缩小，口干、口苦症状改善，未见咳嗽、咳痰，腹胀、腹痛较前减轻，大便已解，但吞咽困难，咽部异物感，纳眠尚可，舌淡，苔薄，脉滑。当辨为痰湿证，故去原方紫菀、决明子，加射干 10g、枳壳 10g，继以化痰散结。

三诊：患者未触及肿大淋巴结，吞咽困难，咽部异物感较前好转，感五心烦热，腰部酸痛，前方去生地黄，加女贞子 20g、墨旱莲 20g 继用 20 剂，药后诸症进一步好转。此后门诊定期随诊，扶正祛邪相兼，生活质量尚可。

按语：患者老年男性，脏腑功能减退，正气不足，故见精神萎靡，肢软乏力；脾胃受损，运化失调，气机不畅，故见纳欠佳，腹胀，腹痛，大便干结，矢气频多；子病犯母，肺失宣降，故见咳嗽、咳痰；阴液亏虚，津液不能上乘则见口干、口苦、少苔；痰瘀搏结，正虚邪实，相因为患，日久则见肿块，故见右颈部淋巴结肿大，舌红，少苔，脉细数为阴虚之象。一诊时刘老予鳖甲软坚散结，化瘀通络；莪术破血祛瘀；山慈菇消痰散结；辅以冬凌草、蓖草清热解毒；山茱萸、生地黄补益肝肾，滋阴益气；紫菀润肺止咳兼通便；决明子加强通便之效，诸药合用，滋补肝肾，化痰散结。二诊时患者肿大淋巴结较前缩小，吞咽困难，咽部异物感，刘老考虑痰湿证，故加强化痰祛湿，软坚散结，予射干化痰利咽，枳壳化痰祛湿。"五脏之伤，穷必及肾"，三诊时患者五心烦热，腰部酸痛为典型的肝肾阴虚之象，故刘老加入女贞子、墨旱莲补益肝肾，滋阴清热。

[案4]

李某，女，62 岁，2021 年 3 月 2 日初诊。

主诉：周身皮肤瘙痒伴左颈部肿块 2 年余。

患者 2 年前无诱因下发现左侧颈部淋巴结肿大，伴周身皮肤瘙痒，无恶寒发热，无咽痛，无咳嗽、咳痰等不适，病理结果回示：左侧颈部淋巴结非霍奇金淋巴瘤。行多次化疗后患者颈部淋巴结缩小，上述症状好转，病情缓解故停止化疗。现淋巴结复发肿大，伴周身皮肤瘙痒，遂就诊。刻下症见：左颈部、腋下、腹股沟可触及肿大淋巴结，最大约蚕豆大小，周身皮肤瘙痒，口咽干燥，纳眠可，二便调，舌红，苔腻，脉弦数。

诊断：石疽。

辨证：痰毒内蕴。

治法：逐瘀解毒，化痰散结。

处方：醋鳖甲 20g^{（先煎）}　　莪　术 10g　　冬凌草 20g　　葎　草 20g
　　　白鲜皮 20g　　　　　地肤子 20g　　生地黄 20g　　山茱萸 20g
　　　浙贝母 10g

10 剂，水煎服，日 1 剂。

二诊：10 日后复诊，患者诉淋巴结较前缩小，皮肤瘙痒、口咽干燥好转，舌淡，苔薄，脉弦。辨为痰毒内蕴，原方去葎草，加枳壳 10g，治以逐瘀解毒，化痰散结。

三诊：患者诉诸症好转，淋巴结较前进一步缩小，无皮肤瘙痒及口咽干燥，去白鲜皮、地肤子，加黄精 20g、百合 20g。此后门诊定期随诊，扶正祛邪相兼，生活质量尚可。

按语：该患者为老年女性，痰毒内蕴经络，与血气相搏，血涩结而成疽，发为淋巴结肿大。一诊时刘老予鳖甲软坚散结，化瘀通络；莪术破血祛瘀；浙贝母清热化痰，散结解毒，三药合用以祛瘀消积；"百病、怪病生于风"，从风论治皮肤瘙痒往往取得满意疗效，故辅以地肤子、白鲜皮清热利湿，祛风止痒；冬凌草、葎草加强清热解毒之功；生地黄、山茱萸补益肝肾，滋阴清热。二诊时加枳壳以增强逐瘀解毒，化痰散结之功。三诊时加黄精、百合扶正抗癌。

［案 5］

吴某，男，58 岁，2021 年 9 月 25 日初诊。

主诉：确诊非霍奇金 B 细胞淋巴瘤放化疗后 3 年余。

患者 3 年前于外院行纵隔淋巴结穿刺活检术明确诊断为非霍奇金 B 细胞淋巴瘤，后多次行放化疗治疗，复查胸部 CT 提示部分缓解（PR），故就诊。刻下症见：右侧颈部淋巴结肿大，周身皮肤瘙痒，咽部异物感，虚烦不眠，二便调，舌淡，苔少，脉细弱。

诊断：石疽。

辨证：正虚邪恋。

治法：扶正托毒，调和营卫。

处方：醋鳖甲 20g^{（先煎）}　　莪　术 10g　　冬凌草 20g　　猫爪草 10g
　　　浙贝母 10g　　　　　枳　壳 10g　　山慈菇 20g　　射　干 10g
　　　地肤子 20g

20 剂，水煎服，日 1 剂。

二诊：20日后复诊，患者淋巴结较前缩小，皮肤无瘙痒，咽喉异物感明显缓解，刺激性干咳，纳眠可，大便干结，2～3日1次，小便调，舌质红，苔薄白，脉细。前方去甘寒之冬凌草，加紫菀20g治以止咳通便。

三诊：患者淋巴结无肿大，咽喉部无异物感，咳嗽好转，纳眠可，二便调。舌淡红，苔薄白，脉细。前方去射干，加百部20g。此后门诊定期随诊，扶正祛邪相兼，生活质量尚可。

按语：该患者为恶性淋巴瘤放化疗后就诊，由于先天及后天因素导致脏腑亏虚渐成恶变，癌瘤耗伤人体气血津液，疾病晚期正气虚弱愈加显著；加之放化疗消灭癌细胞的同时损伤人体正气，进一步加重气血阴阳亏损，故而发病。气虚则津液停聚而成痰，痰气交结于咽喉则喉中异物感欲咳为快；痰气交结于体内，日久化火，灼津为痰，痰火凝结，结聚成核；血虚则肌肤失养，风胜血燥，风动作痒；气血亏虚日久，则见舌淡，苔少，脉细弱。一诊时刘老予鳖甲软坚散结，化瘀通络；莪术破血祛瘀；冬凌草、猫爪草清热解毒，活血消癥；浙贝母、枳壳、山慈菇化痰散结；射干利咽；地肤子祛风止痒。三诊时患者诸症好转，偶有咳嗽，故刘老去前方射干，加百部增强止咳之功。在整个诊疗过程中刘老始终重视"化痰"，同时兼顾扶正解毒，并取得最佳疗效。

[案6]

张某，女，34岁，2021年10月13日初诊。

主诉：霍奇金淋巴瘤放化疗后10月余。

患者10个月前无明显诱因出现右颈部淋巴结肿大，遂行右颈部淋巴结穿刺活检明确诊断为经典型霍奇金淋巴瘤，行放化疗后复查CT，提示疗效PR，遂就诊。刻下症见：周身皮肤可见散在红色疱疹，瘙痒，无疼痛，纳眠可，小便黄，大便可，舌红，苔黄，脉数。

诊断：石疽。

辨证：风热蕴肤，痰瘀毒蕴。

治法：祛风散热，逐瘀解毒，化痰散结。

处方：醋鳖甲20g^(先煎)　　莪　术10g　　冬凌草20g　　葎　草20g
　　　　地肤子20g　　　　白鲜皮20g　　蝉　蜕10g　　当　归20g
　　　　生地黄20g

10剂，水煎服，日1剂。

二诊：10日后复诊，患者诉全身红疹稍好转，偶有瘙痒，纳眠可，小便稍黄，大便干结，1～2日1次。前方去冬凌草，加紫菀20g。

三诊：患者诉皮疹明显好转，无明显瘙痒，无口干、口苦，二便调。前方去紫菀，加浙贝母10g。此后门诊定期随诊，扶正祛邪相兼，生活质量尚可。

按语："诸痛痒疮，皆属于心。"该患者红色疱疹为热毒内蕴，风热血燥，热入营血所致。治疗上刘老以祛风散热，逐瘀解毒，化痰散结为法。一诊时刘老予鳖甲软坚散结，化瘀通络；莪术破血祛瘀；冬凌草、萆草清热解毒，活血消癥；生地黄、当归滋阴养血，且生地黄善清血热，当归兼活血，二者合用有"治风先治血，血行风自灭"之理；地肤子、白鲜皮凉血活血，清热解毒；蝉蜕疏散风热，透疹解毒。二诊时加紫菀通便。"百病多由痰作祟"，故刘老三诊时加浙贝母增强化痰散结之功。在整个诊疗过程中，刘老始终重视以风论治，治疗以祛风为主，同时兼顾化痰、解毒、活血、扶正，并取得最佳疗效。

［案7］

杨某，女，49岁，2021年5月16日初诊。

主诉：右侧颈部肿物4年，伴皮肤溃烂7月余。

患者7个月前于洗澡时发现右侧颈部有一大小约5cm×3cm椭圆形肿物，触之不痛，按之柔软，遂就诊于外地医院行穿刺活检，后病理结果提示恶性淋巴瘤，考虑弥漫性大B细胞淋巴瘤，行化疗后颈部淋巴结缩小，但右颈部皮肤溃烂，感潮热，盗汗，遂就诊。刻下症见：右颈部皮肤轻度溃烂，形体消瘦，面色晦暗，疲乏无力，少气懒言，口咽干燥，纳差，眠可，二便调，舌质暗，苔白，脉细涩。

诊断：石疽。

辨证：阴虚痰结，痰瘀毒蕴。

治法：滋补肝肾，化痰散结，逐瘀解毒。

处方：醋鳖甲20g^{（先煎）}　　莪　术10g　　冬凌草20g　　猫爪草10g

浙贝母10g　　枳　壳10g　　五味子6g　　白　芷10g

生地黄20g

10剂，水煎服，日1剂。

二诊：10日后复诊，患者溃烂处皮肤好转，淋巴结较前变小，疲乏无力、少气懒言好转，纳渐佳，仍感口咽干燥，舌质暗，少苔，脉细涩。仍辨为气阴两虚,前方去猫爪草,加麦冬 20g。

三诊:患者未触及淋巴结肿大,皮肤溃烂处愈合,活动耐力增加,无明显疲乏无力、少气懒言,无口咽干燥,纳可,舌质淡,苔薄白,脉沉细。前方去生地黄,加荔枝核 10g。此后门诊定期随诊,生活质量尚可。

按语:该患者因脏腑阴阳功能失调,津液不化,湿聚成痰,碍气阻络,血行不畅,日久成瘀;痰瘀既成,蕴酿热毒,痰瘀毒结而见颈部淋巴结肿大。后化疗属久病消耗,加之药毒损伤,虽核消及半,但正气已伤,托毒无力,余毒未尽,当辨证为气阴两虚,痰瘀互结之证。治疗上以扶正祛邪为治疗总则。一诊时刘老予鳖甲软坚散结,化瘀通络;莪术破血祛瘀;冬凌草、猫爪草清热解毒,活血消癥;辅以浙贝母、枳壳化痰软坚;五味子益气养阴;生地黄滋阴清热,诸药合用,扶正祛邪,攻补兼施以使气阴复,津液生,痰瘀去,恶核消。二诊时加麦冬增强养阴生津之功。三诊时加荔枝核增强化痰软坚之功。在整个诊疗过程中刘老始终重视扶正祛邪,攻补兼施以使气阴复,津液生,痰瘀去,恶核消,并取得最佳疗效。

[案 8]

陈某,男,79 岁,2020 年 10 月 18 日初诊。

主诉:颈部肿胀不适伴僵硬 11 月余。

患者 11 个月前发现颈部肿块,遂就诊于省人民医院行穿刺活检,病理结果示非霍奇金淋巴瘤,弥漫性大 B 细胞淋巴瘤,行 R-CHOP 方案化疗后复查提示肿瘤进展,后患者出现肿瘤复发,遂再次行 R-CHOP 方案化疗及颈部局部放疗,在放疗过程中患者出现颈部肿胀不适,僵硬,遂就诊。刻下症见:颈部皮肤色红,见皮损,皮肤粗糙,颈部肿胀不适伴僵硬,活动受限,口干咽痛,纳眠欠佳,双下肢无力,舌暗红,苔白腻,脉弦滑。

诊断:石疽。

辨证:正虚邪恋,痰瘀毒蕴。

治法:扶正托毒,逐瘀解毒,化痰散结。

处方:醋鳖甲 20g^(先煎)　　莪　术 10g　　冬凌草 20g　　莪　草 20g
　　　当　归 20g　　　　白　术 10g　　黄　芪 20g　　生地黄 20g
　　　猫爪草 10g

15 剂,水煎服,日 1 剂。

二诊:15 日后复诊,患者诉颈部肿胀感减轻,仍僵硬,畏寒,双下肢有力，二便正常，舌淡暗，苔白腻，脉弦滑，故前方去葎草，加白附片10g（先煎）。

三诊：患者诉颈部肿胀、僵硬明显好转，畏寒较前缓解，夜尿频多，大便可，舌淡，苔薄，脉弦细，故前方去生地黄，加桑螵蛸20g。此后门诊定期随诊，扶正祛邪相兼，生活质量尚可。

按语：该患者老年男性，年老体虚，脾胃失调，水湿运化功能障碍，凝结成痰，痰瘀互结日久出现颈部肿块；患者经二次化疗配合放疗气血已伤，故出现双下肢无力；放射线属热毒，热毒侵袭，津液受损，故口干咽痛。治疗上以扶正托毒，逐瘀解毒，化痰散结为法。一诊时，刘老予鳖甲软坚散结，化瘀通络；莪术破血祛瘀；冬凌草、葎草、猫爪草清热解毒，活血消癥；辅以当归、生地黄补血；白术、黄芪健脾益气；全方用药平和，辨证与辨病相结合，标本兼治。二诊时加白附片温阳散寒。三诊时患者夜尿频多，故去前方生地黄，加桑螵蛸固涩缩尿。

[案9]

蒋某，男，46岁，2020年7月29日初诊。

主诉：纵隔非霍奇金淋巴瘤8月余。

患者8个月前因体检发现纵隔肿块，行纵隔穿刺活检，病理诊断为恶性淋巴瘤，未行放化疗，遂就诊。刻下症见：左肩胀痛，疼痛影响患者休息及睡眠，腰膝酸软，口干，眠差，纳尚可，二便调，舌淡，苔薄，脉细。

诊断：石疽。

辨证：脾肾亏虚，痰瘀毒蕴。

治法：健脾益肾，逐瘀解毒，化痰散结。

处方：醋鳖甲20g^{（先煎）}　　莪　术10g　　冬凌草20g　　葎　草20g
　　　　巴戟天20g　　　　酸枣仁20g　　肉苁蓉20g　　水　蛭6g
　　　　生地黄20g

20剂，水煎服，日1剂。

二诊：20日后复诊，患者诉左肩疼痛控制可，眠可，但仍感腰酸楚，右半身汗出，入寐后明显，舌红，少苔，脉细数。前方去酸枣仁，加麻黄根20g。

三诊：患者诉左肩部疼痛控制可，半身盗汗已解，腰酸明显好转，自觉走路乏力，有时头晕，夜尿多，舌淡红，苔薄，脉细。前方去麻黄根，加金樱子20g。此后门诊定期随诊，扶正祛邪相兼，生活质量尚可。

按语：该患者脾肾亏虚，外不能抵御邪毒入侵，内不能输布津液，终至痰毒瘀结于局部，发为有形之石疽。治疗上刘老始终立足于扶助正气，以健脾益肾为根本，辅以逐瘀解毒，化痰散结。一诊时刘老予鳖甲软坚散结，化瘀通络；莪术破血祛瘀；冬凌草、猫草清热解毒，活血消癥；辅以水蛭通络止痛；肉苁蓉、巴戟天温补肾阳，既能充养先天以助脾气，又能阳中求阴以资肾阴；酸枣仁安神；生地黄滋阴。二诊时患者半身汗出乃阳气亏虚，阴阳失调所致，故刘老去酸枣仁加麻黄根敛汗。三诊时患者夜尿多，刘老考虑其肾虚不固，故去麻黄根加金樱子固涩缩尿。在整个诊疗过程中，刘老始终重视健脾益肾，软坚解毒，兼顾祛邪扶正，同时内外皆修，并取得最佳疗效。

十六、膀胱癌

（一）概述

1. 引疡入瘤用于膀胱癌的立论基础 刘老认为在内之膜犹如在外之肤，肤膜同位，肤膜同病，故可异病同治。膀胱作为人体的囊性空腔器官，其内层黏膜就好比外表肌肤，即"肤膜同位"的具体体现；加之疮疡之病的发生多与热毒、气滞、血瘀等多种病理因素密切相关，与癌病气滞、血瘀、痰凝、热毒等病理因素相互搏结成积有异曲同工之处；故临证时刘老常运用疡法、疡药治疗膀胱癌。

2. 膀胱癌病因认识 中医将膀胱癌称为"胞积"，其病因不外乎内因与外因两大类，即内因主要包括正气虚损、情志失调、饮食不节以及久病不愈；外因则与外感六淫邪毒有关。

（1）外感六淫邪毒：六淫之邪侵袭机体，若机体正虚，无力抗邪，致客邪久留，影响脏腑功能，气血阴阳失调，而致气滞、血瘀、热毒等病理产物。目前认为膀胱癌的发生与接触外界致癌物质密切相关，例如吸烟、接触芳香胺类化合物等，这些均可看作外感六淫邪毒。

（2）情志失调：情志不畅，气机郁滞，进而影响机体血液、津液运行，气滞、血瘀、痰饮，相互搏结，日久成积。

（3）饮食不节：饮食失节损伤脾胃，脾胃虚弱，运化失调，痰湿内生，郁而化热，下注膀胱而发为本病。

（4）久病正虚：久病正虚，脏腑功能失调，无力祛邪外出，气血津液运行失常，易致痰湿、血瘀等蕴结于膀胱。

3. 膀胱癌病机分析 对于胞积的发生，刘老认为与水湿停聚密切相关，膀胱具有贮存尿液、排泄小便的生理功能，在肾的气化作用下，膀胱开阖有度，与肺、脾、肾三脏相互配合以维持体内水液平衡；当机体正虚、多种病因影响到肾与膀胱的气化功能时，膀胱开阖失司，水液排出受阻，水湿停聚，影响全身的气血津液运行，日久成积化毒，下注于膀胱发为胞积；机体水液输布、排泄失调，继而可能出现小便不利、水肿等多种病变，故本病亦为本虚标实之证，病位在膀胱。

4. 膀胱癌辨识要点

（1）辨证候虚实：疡科治病以消、托、补为三大治法，在疡法治瘤的观点中，刘老将其化裁运用到肿瘤不同分期的诊治中，故临证辨证论治时应首先根据患者的疾病分期、症状辨明标本虚实，分清虚实主次。

（2）辨病邪性质：其次还应辨明病邪性质，有无兼夹，辨别气血阴阳失调的不同。

5. 膀胱癌治法方药 根据对膀胱癌中医病机的认识，刘老认为治疗膀胱癌应以养阴散结，清热利湿为治疗大法，同时兼顾治肺、脾、肾三脏，通过调节肺气宣降、通调水道，助脾之运化，恢复肾气温化开合以调节水液代谢；在养阴清热、利湿通淋的基础上可辨证佐以化瘀、行气、通络等药物，正虚者可予补肾、健脾等治法。同时刘老根据"引疡入瘤、从膜论治"学术思想创立的膜热、膜痒、膜疮、膜烂出血四种病症治法也适用于膀胱癌的诊治，对于膜热、膜疮配伍清热解毒药，膜痒配伍祛风药，而膜烂出血则主要配伍止血药。此外刘老依据"阳常有余、阴常不足"理论认为肿瘤属阳，为"亢烈之火"，故治疗还应注重"阴阳双消，滋阴起亟"，亦体现了疡科"平衡阴阳"的治疗理念。

在遣方上，刘老多以"甲术二草汤"为基础方进行加减，甲术二草汤由鳖甲、莪术、冬凌草、葎草组成，方中鳖甲养阴散结、莪术破血消癥、冬凌草清热解毒、葎草清热利湿，四药合用，兼顾化瘀、行气、清热、化痰、利湿、养阴，对于膀胱癌具有很好的疗效。在用药配伍上，常运用当归、川芎、刘寄奴活血化瘀，水蛭、蜈蚣等虫类药通络散结，金银花、猫爪草清热解毒，王不留行、芜蔚子、六月雪、泽泻化湿通淋，苍术、厚朴燥湿消痰，北沙参、麦冬、玉竹、石斛等养阴生津。在"疡药治瘤"的理论指导下,刘老运用金银花、当归、玄参的药对以清热解毒,取四妙勇安汤之意;防风、羌活、独活以祛风除湿,体现了刘老治疗膀胱癌从"久病入络"角度出发,运用风药辛香走窜之特性以透络达邪。基于膀胱癌水湿停聚的病机特点,刘老还常辨证运用大补阴丸以滋阴补肾,或配伍黄精、山茱萸、肉苁蓉、桑螵蛸等中药帮助恢复肾的气化功能,以助膀胱之开合。

(1)湿热下注证:以清热化湿、消癥散结为法,配伍黄柏、苍术、木通、车前草、萆薢等。

(2)痰瘀阻滞证:以消癥散结、化瘀消痰为法,配伍水蛭、当归、川芎、刘寄奴、白芥子、山慈菇、半夏等。

(3)脾肾两虚证:以补肾健脾、消癥散结为法,配伍白术、黄精、山茱萸、肉苁蓉等。

6. 膀胱癌常见并发症

(1)尿潴留:多因肿瘤生长梗阻于膀胱出口引起排尿困难,进而出现尿潴留,可伴有下腹部疼痛,当并发感染时可出现腰痛、发热,部分患者可能发展为肾功能衰竭。尿潴留属于中医"癃闭"范畴,实证多与湿热、气滞、血瘀等病理因素有关,使尿路不畅,虚证则以脾肾亏虚多见,肾与膀胱气化不利,排尿无力,对此类患者,刘老常以附片、肉桂等辛温之品温补肾阳,或以大补阴丸滋养肾阴。

(2)肾功能衰竭:当膀胱癌侵犯至双侧输尿管时尿液无法排至膀胱,引起输尿管及肾脏积水,导致肾功能受损,严重者可引起肾功能衰竭。对于肾功能损伤的患者,刘老在遣方时常以莪术、川芎、刘寄奴、萆薢、六月雪、水蛭六味药为基础方进行加减,此六味药为刘老治疗慢性肾病的自拟方,具有化瘀去浊,行气消痰的功效。

(3)癌性疼痛:骨骼为膀胱癌血行转移的部位之一,膀胱癌发生骨转移则可引起癌性疼痛,此外肿瘤直接侵犯也可引起腹痛、腰痛等情况。刘老论治癌性疼痛多从痰、瘀出发,擅于运用虫类药以化瘀生新、消痰通络、祛邪散结,如蜈蚣、水蛭、土鳖虫等中药;再结合患者病程情况,适时予以补益之品,以治疗各种虚、实疼痛。而对于肿瘤骨转移的患者,刘老常以骨碎补、补骨脂为药对以补肾强骨,以期控制肿瘤进一步转移。

(4)全身症状:膀胱癌晚期患者可出现贫血、恶病质等情况。刘老认为癌病晚期的患者应以"补"为主,顾护正气,在扶正的基础上适当佐以消癥散结之品,但切不可攻伐太过。

(二)医案选录

[案1]

王某,男,55岁,2021年4月15日初诊。

主诉:尿血1月余,确诊膀胱癌1周。

患者1个月前无明显诱因出现肉眼血尿,色鲜红,当时无尿痛、排尿困难等症,就诊于当地医院,经相关检查后确诊为膀胱癌,建议行手术治疗,患者因自身原因拒绝,现为寻求中医诊疗而就诊。刻下症见:间断肉眼血尿,色鲜红,尿少,伴尿道口灼热感,时有尿频急,心烦少寐,舌红,苔黄腻,脉滑数。

诊断:胞积。

辨证:膀胱湿热。

治法:清热利湿,凉血止血,散结消癥。

处方:醋鳖甲20g^(先煎)　　莪　术10g　　冬凌草20g　　葎　草20g
　　　黄　柏10g　　　地肤子20g　　木　通10g　　小　蓟10g
　　　地　榆20g

10剂,水煎服,日1剂。

二诊:10日后复诊,患者药后感尿量较前增多,尿道口灼热感及尿频较前明显缓解,偶有肉眼血尿,现感口渴,仍有心烦少寐,考虑为湿热伤阴,故在前方基础上去地榆、地肤子,加入天花粉20g以清热生津,酸枣仁30g以养心安神,继服10剂。

三诊:10日后复诊,患者诉已无肉眼血尿,口渴较前改善,睡眠可,故予前方去小蓟,加入白术10g以燥湿健脾助运,继服15剂巩固疗效;劝导患者进一步专科就诊评估抗肿瘤治疗方案,并配合中医药治疗以延长生存期。

按语:该患者出现肉眼血尿考虑与恶性肿瘤侵犯有关,出血位于膀胱内壁黏膜,根据"肤膜同病"理论,可从疡法论治。患者平素嗜好饮酒伤及脾胃,脾失健运,水湿内生,湿从热化,下注膀胱,日久成积,湿热又损伤膀胱脉络,故见尿血;膀胱气化不利,失于开合,故见小便量少;湿热蕴结下焦,故见尿道口灼热、尿频;心神被扰,故见心烦少寐;舌红,苔黄腻,脉滑数均为湿热之象。热毒蕴结者当清热，湿阻者当化湿，此为疡科消法，刘老治疗本病以清热利湿通淋为主。方中黄柏擅于清利下焦湿热，木通利尿通淋，兼能清心除烦，地肤子清热利湿，本药对于膀胱湿热及湿热蕴肤证均有较好疗效，三药合用使邪有出路；方中加入小蓟、地榆利尿通淋，凉血止血，最后加入甲术二草汤散结消癥。二诊中患者出现阴亏之象，故应减少清热利湿之品以免进一步伤阴化燥，故加入天花粉清热生津，酸枣仁养心安神，同时能加强本方生津之效。三诊中患者症状已除大半，但因湿邪缠绵难愈之特性仍需化湿燥湿，故方中加入白术一方面助燥湿之力，另一方面以健脾助运，防湿邪再生。

[案2]

李某，男，43岁，2021年4月24日初诊。

主诉：确诊膀胱癌放化疗后1年余。

患者1年前因无痛性肉眼血尿就诊于当地医院，行相关检查后诊断为膀胱癌，予放疗联合化疗抗肿瘤治疗，此后患者时感尿频、尿急、尿痛，定期复查未见肿瘤进展，再次就诊于外院行膀胱镜检查诊断为放射性膀胱炎，予抗生素（具体不详）治疗后症状无明显缓解，遂就诊。刻下症见：尿频、尿急、尿痛，伴尿道烧灼感，无肉眼血尿，口干咽燥，夜间盗汗，大便干，舌红，少苔，脉细数。

诊断：胞积。

辨证：阴虚内热。

治法：养阴清热，消癥散结。

处方：醋鳖甲20g^{（先煎）}　莪　术10g　　冬凌草20g　　金银花20g
　　　当　归20g　　　玄　参20g　　王不留行20g　黄　精20g
　　　麦　冬20g

15剂，水煎服，日1剂。

二诊：15日后复诊，患者药后感尿频、尿急、尿痛及尿道烧灼感均有改善，口干咽燥及盗汗较前缓解，仍感大便干燥，故予前方去黄精，加入生地黄20g以增强养阴生津之力，继服15剂。

三诊：15日后复诊，患者感大便干结已改善，继服原方15剂巩固疗效。

按语：放射性膀胱炎为常见的膀胱癌治疗相关并发症之一。中医将放疗视为火热毒邪，癌病患者正气本虚，体内癌毒搏结，放疗后外感火热毒邪复而侵犯机体，灼伤津液，耗气伤阴；热毒蕴结于膀胱，故见尿频、尿急、尿痛、尿道灼热感；热邪伤阴，故见口干咽燥；阴虚内热，故见夜间盗汗；津液输布失常，大肠传导失司，故见大便干结；舌红，少苔，脉细数均为阴虚内热之象。本病符合"膜病"中"膜热"的疾病特点，治疗当以清热解毒为法，配伍养阴生津之品，因患者为膀胱癌基础，故方中须加入消癥散结之品以巩固放化疗疗效。方中醋鳖甲养阴散结，莪术消癥散结，冬凌草清热散结，为刘老抗肿瘤基础方；金银花、当归、玄参配伍，为刘老清热解毒常用药对，取自四妙勇安汤，是疡药疗瘤的具体体现；方中再加入王不留行利尿通淋，以助小便排出；黄精补益养阴，兼顾肺、脾、肾三脏，助机体津液输布运行；最后加入麦冬养阴生津。二诊中患者热邪较前消退，但大便仍难解，需加强养阴生津，故加入生地黄，一方面取其清热之效，另一方面与麦冬、玄参配伍寓有增液汤之意，以增水行舟，润燥通便，药后患者诸症自除。

[案3]

张某，女，58岁，2020年6月18日初诊。

主诉：膀胱癌术后2年余。

患者2年前于外院确诊膀胱癌后行手术治疗，术后长期饮食欠佳，肢软乏力，未定期复查；2个月前患者无明显诱因出现肉眼血尿，无尿痛，当时未予重视，后上症逐渐加重，遂就诊。刻下症见：间断肉眼血尿，色淡红，伴肢软乏力，活动耐力下降，时有头昏，面色淡白，纳食差，睡眠欠佳，大便调，舌淡，苔白，脉细弱。

诊断：胞积。

辨证：气不摄血。

治法：补中健脾，益气摄血，消癥散结。

处方：醋鳖甲20g^(先煎)　　莪　术10g　　猫爪草10g　　黄　芪30g
　　　党　参20g　　　　白　术20g　　当　归20g　　仙鹤草20g
　　　炒麦芽20g

15剂，水煎服，日1剂。

二诊：15日后复诊，患者药后肉眼血尿已改善，但仍感肢软乏力，头昏，纳眠欠佳，考虑患者气血尚未恢复，故予前方去仙鹤草，加入茯苓20g，继服30剂，并建议患者完善相关检查进一步明确病情，患者拒绝。

三诊：30日后复诊，患者感肢软乏力及头昏较前稍改善，活动耐力较前稍有提升，口唇淡红，纳食欠佳，睡眠可，偶有大便溏稀，舌淡红，苔薄白，脉细。患者经补气养血后症状有所改善，出现大便溏稀仍与脾虚有关，故予前方去党参，加入薏苡仁30g健脾渗湿，继服30剂后症状明显缓解，嘱其定期门诊随诊。

按语：本病患者出现尿血，结合既往病史不排除肿瘤进展可能，因患者病位在膀胱，故可按"膜烂出血"论治。患者术后正气亏虚，加之年老脏腑功能衰退，脾胃虚弱致使气血化生无源，气虚不能摄血，故见尿血，色淡红；气血亏虚，不能濡养机体，故见肢软乏力、头昏、面色淡白；脾胃受损，失于运化，故见纳食差；心神失养，故见睡眠欠佳；舌淡，苔白，脉细弱均为气血亏虚之象，故本病当辨为气不摄血之胞积。基于疡科"消、托、补"的治则，刘老认为中晚期癌病患者应以"补"为主，加之本病患者年老体弱，故治疗当以补益气血为法，兼顾止血、散结。方中醋鳖甲养阴散结，莪术消癥散结，猫爪草化痰散结，以发挥抗肿瘤的作用；黄芪为疮家圣药，可用于治疗气虚疮疡，本病患者膀胱出血即可看作是皮肤疮疡破溃出血，故予黄芪健脾益气，配以当归活血养血；所谓有形之血不能速生，无形之气需当速固，故加入党参、白术健脾益气；最后加入仙鹤草收敛止血，防止出血太过；炒麦芽健脾开胃，脾气得健，使气血化生有源。二诊中患者已无尿血，故去仙鹤草加入茯苓，健脾的同时亦能宁心安神，改善患者睡眠。三诊中患者出现大便溏稀，考虑与脾虚失运，水湿内生有关，故加入薏苡仁以助茯苓健脾渗湿，疗效颇佳。

[案4]

向某，男，64岁，2020年7月25日初诊。

主诉：确诊膀胱癌3年余，小便难解4月余。

患者3年前因排便困难就诊于当地医院，诊断为膀胱癌，住院经相关治疗后（具体不详）症状缓解出院。4个月前患者无明显诱因再次出现排尿困难，排尿不尽感，无明显尿痛及肉眼血尿，伴腰膝酸冷，肢软乏力，遂就诊。刻下症见：排尿困难，感排尿不尽，时有小腹胀满，无明显腹痛、尿痛及肉眼血尿，伴腰膝酸冷，肢软乏力，舌淡胖，苔薄白，脉沉细。

诊断：胞积。

辨证：肾阳虚证。

治法：温补肾阳，化气利水，消癥散结。

处方：醋鳖甲 20g^(先煎)　　莪　术 10g　　猫爪草 10g　　附　子 10g^(先煎)

　　　　桂　枝 10g　　　　肉苁蓉 20g　　黄　精 20g　　山茱萸 20g

　　　　王不留行 20g

15 剂，水煎服，日 1 剂。

二诊：15 日后复诊，患者药后感排尿不尽感较前稍改善，小腹胀满较前减轻，仍感腰膝酸软、肢软乏力，但较前有所缓解，偶有腹泻，为肾阳虚衰不能温助脾阳所致，故前方去猫爪草，加五味子 6g 以涩肠止泻，继服 15 剂。

三诊：15 日后复诊，患者诉已无腹泻，排尿不尽感较前缓解，排小便后小腹胀满感已消失，仍时感腰膝酸软，但已明显缓解，故予前方去五味子，加入熟地黄 20g 以滋养肾阴使阴阳并调，继服 15 剂，药后患者上症均显著改善。

按语：排尿困难为膀胱癌常见的临床症状之一，本病患者为老年男性，脏腑功能渐衰，加之癌病日久，久病及肾，肾与膀胱气化不利，失于开合，小便排出不畅，故见排尿困难，伴排尿不尽感；津液输布失常，进而影响全身气血运行，致使中焦气机不利，故见腹部胀满；肾阳亏虚不能温养腰府及骨骼，故见腰膝酸冷；舌淡胖，苔薄白，脉沉细均为肾阳虚之象，故本病为本虚标实之证。刘老认为该患者排尿困难是在膀胱癌的基础上发生的，而癌病又正是因机体阴阳失调而产生的，故尽管该患者表现出肾阳虚之象，但治疗时仍需注重平衡阴阳，体现出疡法治瘤的学术理念。方中以甲术二草汤为基础方加减，在调补阴阳之时兼顾消癥散结以控制肿瘤生长；加入附子补火助阳，桂枝通阳化气，肉苁蓉补肾益精，使命门之火得以旺盛；再加入黄精、山茱萸滋养肾阴，使阴中求阳，阴阳并补，气化得利，膀胱开合有度；最后加入王不留行利尿通淋，标本兼顾。二诊中患者因脾阳不足发生腹泻，究其根本仍与肾阳虚有关，故继予前方阴阳并补之剂，加五味子以收敛固涩，补肾，患者腹泻得以缓解，此为治病求本。

[案 5]

刘某，男，61 岁，2021 年 7 月 2 日初诊。

主诉：膀胱癌术后 2 月余。

2 个月前患者因肉眼血尿就诊于外院，确诊为膀胱癌，住院予手术治疗（具体不详），术后因患者家属护理不当出现尿频、尿急、尿痛，自行服用抗生素后症状无明显缓解，遂就诊。刻下症见：尿频、尿急、尿痛，伴尿道灼热感,时有腰部疼痛,小便色黄,大便泻而不爽,舌红,苔黄腻,脉滑数。

诊断:胞积。

辨证:湿热下注。

治法:清热利湿,通淋散结。

处方:醋鳖甲20g^(先煎) 莪 术10g 冬凌草20g 萆 草20g

黄 柏10g 紫花地丁20g 萹 蓄20g 草 薢20g

知 母10g

7剂,水煎服,日1剂。

二诊:7日后复诊,患者感尿频、尿急、尿痛及尿道灼热感较前缓解,腰部疼痛较前减轻,小便色淡黄,现大便仍黏腻不爽,故前方去紫花地丁、知母,加入茯苓20g、白术20g以助脾健运,继服7剂,并嘱患者多饮水,多排尿。

三诊:7日后复诊,患者尿路感染症状已除,大便调,故嘱患者定期复查,并门诊随诊予中药调护。

按语:本病患者因术后护理不当引起尿路感染,从中医角度分析,即是外来湿热之邪侵及机体尿道及膀胱,感染的黏膜发生充血水肿,同湿热之邪侵及肌表引起皮肤黏膜红肿相类似,故本病可按"膜疮"论治。湿热下注膀胱,故见尿频、尿急、尿痛及尿道灼热感,小便色黄;湿热之邪阻滞,气机不畅,不通则痛,故见腰部疼痛;膀胱气化失司,湿热无以从小便出,下注大肠,故见大便泻而不爽;舌红,苔黄腻,脉滑数均为湿热之象,故本病治疗当以清利湿热为主。方中黄柏清热燥湿,草薢利湿去浊,萹蓄利尿通淋,配以知母清热养阴,以防湿热伤阴;紫花地丁具有清热解毒利湿的功效,常用于疡科痈肿,刘老在方中遣以紫花地丁,体现了肤膜同治的诊疗思想;患者已行手术治疗,但刘老在遣方时仍以消癥散结之甲术二草汤为基础方,意在防止肿瘤复发。二诊中患者大便黏腻,为湿热之邪下注大肠,故加以茯苓、白术健脾渗湿,使湿邪从小便而去,则大便自调。

[案6]

吴某,男,61岁,2021年7月2日初诊。

主诉:确诊膀胱癌放化疗后半月余,便血2天。

患者2周前于外院确诊为膀胱癌后行化疗联合放疗抗肿瘤治疗,当时未诉特殊不适。2天前患者出现便血,经肠镜检查后考虑放射性肠炎,遂就诊。刻下症见：便血，色鲜红，大便溏稀，时感下腹部疼痛，口干不欲饮，纳食欠佳，睡眠可，舌红，苔黄腻，脉濡数。

诊断：血证。

辨证：肠道湿热。

治法：清利湿热，凉血止血。

处方：醋鳖甲20g^{（先煎）}　莪术10g　冬凌草20g　地榆20g

　　　槐花20g　　　黄连6g　　茯苓20g　　黄柏10g

　　　防风10g

15剂，水煎服，日1剂。

二诊：15日后复诊，患者便血较前减少，大便偶有溏稀，仍时有下腹部疼痛，伴口干欲饮，纳食较前改善，考虑湿热之邪未尽，营阴已亏，故前方去槐花、黄连，加入白术20g燥湿健脾，石斛20g养阴生津，继服15剂。

三诊：15日后复诊，患者已无便血，大便调，纳食尚可，下腹部疼痛较前缓解，偶有口干，故上方去地榆，加入玉竹20g增强养阴生津之效，继服7剂，药后诸症自除。

按语：本病患者因膀胱癌放疗后出现放射性肠炎从而引起便血，故病位涉及膀胱与大肠两部位，膀胱与大肠均为刘老膜病理论中的"膜位"脏器，故本病可按膜烂出血论治，遣方当以止血药为主。膀胱癌以正虚为本，水湿内聚为标，加之放疗热毒内侵，湿热相互搏结，下注肠道，损伤血络，故见便血；肠道传导失司，故见大便溏稀；湿热内阻下焦，气机运行不畅，故见下腹部疼痛；湿热内蕴，阻碍津液输布，津液不能上承，故见口干不欲饮；湿热损伤脾胃，故纳食欠佳；舌红，苔黄腻，脉濡数均为湿热之象，故在止血的同时，应重视清利湿热以去邪之根本。方中仍以甲术二草汤为基础方，加入地榆、槐花凉血止血，此为刘老止血常用药对，黄连、黄柏清热燥湿，茯苓健脾渗湿；最后加入防风以祛风胜湿，癌病的发生多是体内病理因素日久搏结而成，故湿热之邪日久伤及血络，需借助辛散走窜之风药才能更好地抵达病位，祛邪外出。二诊及三诊中患者逐渐出现阴伤的表现，故在方中增加养阴生津之品，同时加入白术以燥湿健脾助运，防止脾虚湿邪复生。

［案7］

谢某，男，52岁，2020年5月28日初诊。

主诉：确诊膀胱癌综合治疗术后 1 年余，小便不利 3 天。

患者 1 年前因尿急、尿痛就诊于外院后确诊为膀胱癌，行综合治疗后仍偶有尿急，患者未予重视及诊治。3 天前患者外出后出现排尿不畅，伴咳嗽，遂就诊。刻下症见：小便点滴而出，伴咳嗽，无明显咳痰，咽干、口渴喜饮，纳眠可，大便调，舌红，苔薄黄，脉数。

诊断：胞积。

辨证：肺热壅盛。

治法：清泻肺热，通利水道。

处方：醋鳖甲 20g^{（先煎）}　　莪　术 10g　　冬凌草 20g　　猫爪草 20g
　　　　黄　芩 10g　　桑白皮 10g　　天花粉 20g　　泽　泻 10g
　　　　桔　梗 10g

15 剂，水煎服，日 1 剂。

二诊：15 日后复诊，患者仍有排尿不畅，但较前已明显改善，偶有咳嗽，仍感咽部干痒，故前方去猫爪草，加入薄荷 10g 利咽解表，继服 7 剂。

三诊：患者 7 日后复诊，诉小便调，无明显咳嗽，偶有咽干、口渴，考虑肺热已去大半，膀胱气化恢复，故治疗予前方去泽泻，加入麦冬养阴生津，清余热，继服 7 剂，药后患者诸症均除。

按语：本病患者因外出感受外邪，首犯肺卫，肺气宣降失常无以通调水道，致使膀胱气化不利，开合失司，故见小便点滴而出；邪热蕴肺，故见咳嗽；热邪伤阴，故见咽干、口渴；舌红，苔薄黄，脉数均为肺热之象。因此刘老认为治疗当从三方面出发，一方面清泄肺热，恢复肺气宣降功能：以黄芩清泄肺热，桑白皮泻肺行水，天花粉清热生津，桔梗宣肺利咽，寓有"提壶揭盖"之意；同时刘老亦根据肺主皮毛的生理特性，将治肺看作疡法治瘤的基础。另一方面当通利小便，使邪有出路：予泽泻清热通淋。此外针对患者膀胱癌基础，还应配伍消癥散结之品，以控制肿瘤生长：予醋鳖甲养阴散结，醋莪术消癥散结，冬凌草、猫爪草清热散结。诸药合用，共奏清泻肺热、通利水道、消癥散结之效。二诊中患者仍感咽部不适，故加入薄荷利咽解表，宣发肺气。三诊中患者出现热邪伤阴之象，前方去泽泻，加予麦冬养阴生津，清余热。

［案8］

赵某，男，47 岁，2021 年 3 月 2 日初诊。

主诉：确诊膀胱癌 2 年余，腰部疼痛 1 月。

2 年前患者因排尿不畅就诊于外院确诊为膀胱癌，因自身原因未行手术及放化疗，经对症治疗后出院，此后未定期复查。1 个月前患者逐渐出现腰部疼痛，疼痛不影响休息，自行服用"布洛芬"后疼痛控制可，于我院复查提示肿瘤腰椎转移，遂就诊。刻下症见：时感腰部疼痛，疼痛不影响患者休息及睡眠，小便量少，未见肉眼血尿，无尿频、尿急、尿痛等症，大便尚可，纳眠可，舌暗，苔白，脉弦。

诊断：胞积。

辨证：气滞血瘀。

治法：行气活血，通络止痛，散结消癥。

处方：醋鳖甲 20g^(先煎)　莪　术 10g　　冬凌草 20g　　猫爪草 20g
　　　补骨脂 20g　　　骨碎补 20g　　蜈　蚣 4 条　　王不留行 20g
　　　羌　活 10g

15 剂，水煎服，日 1 剂。

同时，予温阳化癥膏外敷腰部疼痛处。

二诊：15 日后复诊，患者感腰部疼痛较前缓解，仍小便量少，考虑与气血阻滞，影响机体水液输布运行有关，故前方去猫爪草，加入川芎 10g 以增强行气活血祛风之力，继服 15 剂，并配合温阳化癥膏外敷止痛。

三诊：15 日后复诊，患者诉腰部疼痛控制尚可，小便调，故前方去蜈蚣、王不留行，加黄精 20g、山茱萸 20g 配伍补骨脂、骨碎补以补肾强骨，同时兼顾调理脾、肺，继服 15 剂，并嘱患者尽早专科就诊评估下一步抗肿瘤治疗。

按语：疼痛的发生不外乎不荣与不通，该患者因肿瘤骨转移引起癌性疼痛，故当属"不通之痛"。癌毒阻滞，气血津液运行不畅，阻塞于腰部，故见腰部疼痛；气不能行其津液，津液输布失调，无以下输膀胱，故见小便量少；舌暗，苔白，脉弦均为气滞血瘀之象。因此刘老认为治疗当行气活血，又因久病邪入血络，故需配伍通络之品，兼顾消癥散结。方中醋鳖甲养阴散结，醋莪术消癥散结，冬凌草、猫爪草清热散结，补骨脂、骨碎补补肾强骨，蜈蚣通络止痛，王不留行活血通淋，羌活祛风止痛。并外用温阳化癥膏外敷止痛。本病治疗内治与外治合用，不拘泥于一法，体现了疡科内外兼修的治疗理念。二诊中患者小便量少，仍考虑与全身气血津液运行失调有关，故应继续配伍行气活血之品，加入川芎祛风，搜络中邪气。三诊时患者症状已除，故改予黄精、山茱萸使肺、脾、肾三脏同调，维持水液生成、输布、排泄平衡。

[案9]

周某，女，55岁，2021年8月21日初诊。

主诉：确诊膀胱癌5月余，间断尿痛4月余。

患者5个月前体检时发现腹部占位，经进一步检查后确诊为膀胱癌，并行手术治疗，术后恢复可。4个月前患者逐渐出现尿痛，呈间断发作，自行予"金钱草"泡水服用后症状无明显缓解，遂就诊。刻下症见：间断尿痛，伴尿不尽感，无明显尿急，无肉眼血尿，时感胁肋部及少腹胀痛，情绪低落，善太息，纳眠可，大便调，舌淡红，苔薄白，脉弦。

诊断：胞积。

辨证：肝郁气滞。

治法：疏肝解郁，利尿通淋。

处方：醋鳖甲20g（先煎）　莪　术10g　冬凌草20g　萹　草20g
　　　郁　金10g　　　　佛　手10g　冬葵子10g　车前子10g
　　　百　合20g

15剂，水煎服，日1剂。

二诊：15日后复诊，患者尿痛及尿不尽感较前改善，仍时感胁肋部及少腹部胀痛，需继予疏肝理气之品调节全身气机，故前方去冬葵子，加入白芍10g柔肝缓急止痛，继服15剂，并按疗程配合针刺治疗舒经活络，调理气机。

三诊：15日后复诊，患者感胁肋部及少腹部疼痛明显缓解，排尿无异常，继予原方服用15剂，并对患者进行心理开导，减轻患病后心理负担，药后患者诉已无疼痛。

按语：本病患者为膀胱癌术后，病情较稳定，但因患病后心理负担极大，情绪低落使肝气不舒，故善太息；肝郁气滞，气结膀胱使膀胱气化不利，故见尿痛，尿不尽感；气机不畅，不通则痛，故见肝经循行部位胀痛；舌淡红，苔薄白，脉弦均为肝郁气滞之征象，故治疗本病重点不仅在利尿通淋，更应注重调理肝气。刘老在方中予郁金、佛手疏肝解郁，此为刘老治疗肝郁气滞证最常用的药对；配伍百合宁心安神，冬葵子利水通淋，车前子清热通淋，以防止肝经郁而化火；最后以甲术二草汤巩固抗肿瘤疗效，以助延长患者生存期。二诊中患者症状较前改善，但仍情绪焦虑、抑郁，感肝经循行部位疼痛,故在前方基础上加入白芍柔肝止痛,亦是为了防止木旺乘土,损伤脾胃功能;在中药内服基础上加予针刺疗法以疏通经络,调理脏腑气机,内外兼顾。三诊时患者症状已明显缓解,故嘱原方继服巩固疗效,并耐心对患者进行宣教与心理疏导,以期减轻其心理负担,提高生活质量。

后　记

　　跟师数载，光阴荏苒，转瞬即逝，回首学途，感慨良多。在职求学，每日忙碌，唯恐学业事业两不济，辜负师恩。书稿付梓，无限宽慰，心中感恩。

　　昔云：一日为师，终身为父。师父循循善诱，悉心指导，或随诊带教，或专题讲座，或字斟句酌批阅论文，或闲暇趣谈评述医理，释疑解惑，指点迷津，启发思维，开创新知，"师者，所以传道授业解惑也"。师父谆谆教导："医为何物？救死扶伤。德在哪里？菩萨心肠。"师恩重如泰山，难用言语表述心境。

　　过往数载，承蒙杨柱教授鼎力相助，或探究学术，或推敲文字，凡此种种，不胜枚举。吴文宇、吴曦、郭伟伟、谢甦、李珍武等同门倾力相助，硕士研究生李军、王镜辉、郭斌、牛小杰、柯龙珠、金露露、琚皇进、吴慧、陈启亮、黄雯琪、杨兵、冉光辉、李娟、王倩、陈杰、李高、邓茜等刘老徒孙辈相与分忧，若仅凭一己之力，实难完成。

　　余才疏学浅，定有纰漏，不妥之处，敬请斧正。

唐东昕

2023 年 3 月